Berührungen und Beziehungen bei Menschen mit Demenz

Berührungen und Beziehungen bei Menschen mit Demenz

Luke J. Tanner

Luke J. Tanner

Berührungen und Beziehungen bei Menschen mit Demenz

Ein person-zentrierter Zugang zu Berührung, Beziehung, Berührtsein und Demenz

Aus dem Englischen von Heide Börger

Deutschsprachige Ausgabe bearbeitet und herausgegeben von Carsten Niebergall

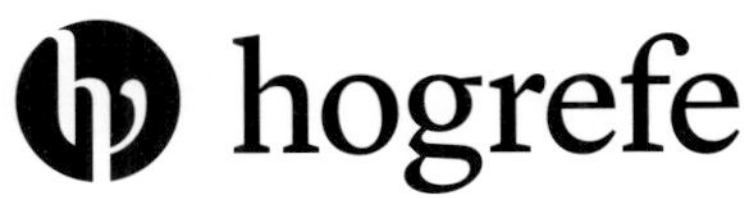

Luke J. Tanner. Massagetherapeut, Körperpsychotherapeut und Dementia Care Trainer, UK-London
E-Mail: Dementiacare@luketanner.co.uk
Website: http://www.luketanner.co.uk/contact-us/

Carsten Niebergall (dt. Hrsg.) Gerontologe, Philosoph. Ehemaliger Leiter der Tertianum Bildungsinstituts, Berlingen sowie Bereichsleiter Alte(n) & Generationen am Careum Weiterbildung in Aarau
E-Mail: carsten.niebergall@bluewin.ch
Website: http://alter-n.ch

Bibliografische Information der Deutschen Nationalbibliothek
Die Deutsche Nationalbibliothek verzeichnet diese Publikation in der Deutschen Nationalbibliografie; detaillierte bibliografische Daten sind im Internet über http://www.dnb.de abrufbar.

Anregungen und Zuschriften bitte an:
Hogrefe AG
Lektorat Pflege
z.Hd.: Jürgen Georg
Länggass-Strasse 76
3012 Bern
Schweiz
Tel: +41 31 300 45 00
E-Mail: verlag@hogrefe.ch
Internet: www.hogrefe.ch

Lektorat: Jürgen Georg, Martina Kasper
Bearbeitung: Carsten Niebergall
Herstellung: Daniel Berger
Umschlagabbildung: Martin Glauser, Uttigen
Umschlaggestaltung: Claude Borer, Riehen
Satz: Claudia Wild, Konstanz
Druck und buchbinderische Verarbeitung: Finidr s. r. o., Český Těšín
Printed in Czech Republic

Das vorliegende Buch ist eine Übersetzung aus dem Englischen.
Der Originaltitel lautet „Embracing Touch in Dementia Care" von Luke J. Tanner.

1. Auflage 2018

(E-Book-ISBN_PDF 978-3-456-95855-2)
(E-Book-ISBN_EPUB 978-3-456-75855-8)
ISBN 978-3-456-85855-5
http://doi.org/10.1024/85855-000

Inhalt

Für Sophie und Rori. Ich hoffe, dass ihr in schwierigen Zeiten Trost, Sicherheit und Freude in der Zuneigung anderer Menschen findet.

Danksagung

Ich möchte allen danken, die mich zu diesem Buch inspiriert haben, ebenso wie den vielen anderen, die zu seiner Realisierung beigetragen haben.

Ich bedanke mich bei: Gladys Moore, die in hohem Alter in mein Leben getreten ist und mir in den wenigen Jahren unserer Bekanntschaft eine gute Begleiterin war. Michael Michell, der mich unterstützt und dabei immer wieder auf die Bedeutung zwischenmenschlicher Kontakte hingewiesen und mich dazu gebracht hat, mich gründlich mit den Auswirkungen meines eigenen Umgangs mit Berührung im Rahmen der Pflege auseinanderzusetzen. Gill Westland und dem Cambridge Body Psychotherapy Centre dafür, dass sie die Therapie, Theorie und Praxis entwickelt haben, auf denen meine Arbeit im Wesentlichen basiert. Der Association of Biodynamic Message Therapy, die meine Einstellung gegenüber Berührungen geprägt und meine Arbeit in den Anfangsstadien finanziell unterstützt hat. Ohne diese Unterstützung zu Beginn des Projekts hätte ich dieses Buch nicht schreiben können.

Ich danke auch: Benet Omerand, der mir gleich zu Anfang die richtige Richtung aufgezeigt und mich auf dem Weg unterstützt hat. Karen Poulter und allen Mitarbeitern des Red Oaks Care Home, Sussex, für ihr Vertrauen und dafür, dass sie mir die Möglichkeit gegeben haben, die Massage in der Behandlung von Menschen mit Demenz auf eine außergewöhnliche und person-zentrierte Art und Weise durchzuführen. Penny Dodds von der Brighton University für ihre Anleitung, ihr Wissen und ihren Enthusiasmus. Fraser Dyer für die Beratung in Sachen Trainings- und Vermittlungsprozess, die für meine Workshops über Berührungen sehr wichtig war. David Sheard, weil er an mich geglaubt, mir viele Türen geöffnet und zu vielen interessanten Gelegenheiten verholfen hat, meine Arbeit weiterzuentwickeln. Peter Priednieks, weil er ein freundlicher Mentor für mich war. Sally Knocker für ihre Freundschaft, ihren Scharfblick und ihre Integrität. Helen Walton, die ein offenes Ohr für meine Belange hatte und meine Selbstvertrauen gestärkt hat. Daren Felgate für seine Aufrichtigkeit und Freundlichkeit. Allen anderen Mitarbeitern von Dementia Care Matters, die großartige Arbeit leisten und mit denen ich sehr gerne zusammengearbeitet habe. Bill und Anita von Wren Hall, Nottingham, die mich ermutigt haben, meine Ideen weiterzuentwickeln, es mir ermöglicht haben, sie in die Tat umzusetzen und mir Rückmeldungen gegeben haben, die für mich von unschätzbarem Wert waren.

Ich danke zudem allen Pflegepersonen, die sich ernsthaft, aufrichtig und unbefangen auf die seltsamen und wundervollen Trainingsübungen eingelassen haben. Ihre Erkenntnisse, Erfahrungen und Rückmeldungen waren von großer Bedeutung für dieses Buch. Außerdem danke ich den Familien Tanner, Kuipers und Rook, die mich enorm unterstützt und ermutigt haben. Ich brauchte viel Ermutigung und Bestätigung, die zu geben sie jederzeit bereit und in der Lage waren.

Zu guter Letzt danke ich den vielen Menschen in der stationären Demenzversorgung, mit denen ich Zeit verbracht habe. Sie haben mich inspiriert und herausgefordert, waren manchmal liebenswürdig und manchmal abweisend, aber immer aufrichtig. Ich hoffe, dass Sie irgendwo in diesem Buch auch Ihre Stimme hören können.

Copyright-Nachweis

Die Bilder der Copper Sky Lodge auf S. 201 wurden mit freundlicher Genehmigung von Nancy Cunningham verwendet.

Die Bilder des Deerhurst Nursing Home auf S. 203 wurden mit freundlicher Genehmigung von Lesley Hobbs verwendet.

Die Bilder von The Royal Star und Garter Home auf S. 202 wurden mit freundlicher Genehmigung von Michelle Danks verwendet.

Die Bilder des Clydach Court Residential Care Home auf S. 201 wurden mit freundlicher Genehmigung von Sharon Griffith verwendet.

Vorwort von Danuta Lipinska

Ab dem Zeitpunkt unserer Empfängnis berühren wir und werden berührt. Diese Erfahrungen begleiten uns durch unser ganzes Leben, wie lang oder kurz, schön oder traumatisch es auch sein möge, und meistens nehmen wir sie als selbstverständlich hin. Luke Tanners inspirierendes und informatives Buch führt uns anschaulich vor Augen, wie wichtig dieser Sinn ist, sowohl für uns selbst als Menschen wie auch für unsere Beziehungen mit der Außenwelt.

Wie aktuelle statistische Zahlen nahelegen, ist die Wahrscheinlichkeit groß, dass immer mehr Menschen, auch die, die wir lieben, eine Demenz entwickeln. Doch in den heutigen modernen Pflegeumgebungen, die dadurch gekennzeichnet sind, dass Risiken vermieden werden und „Berührung nur im Rahmen von Aufgaben stattfinden", lassen selbst Pflegemodelle mit bewährter Praxis, bedingt durch unzureichendes Wissen, Furcht und mangelndes Vertrauen, informierten und proaktiven Umgang mit Berührungen vermissen. Dieses Buch konfrontiert uns hautnah mit der Bedeutung von Berührungen, ohne die wir alle verkümmern und zugrunde gehen würden. Es kontrastiert die subjektiven Wahrnehmungen von Demenzpatienten mit unseren und ist in einem persönlichen, aber professionellen Stil geschrieben, der uns ermutigt, unsere Methoden zu überprüfen und uns zu fragen, wie wir Menschen mit Demenz behutsamer unterstützen können.

Das Buch ist ein Geschenk an alle, deren Aufgabe es ist, Männer und Frauen mit Demenz professionell zu pflegen und zu unterstützen, kurzum, ich finde, es ist genau das, worauf wir alle gewartet haben.

Luke Tanner vermittelt in seinem Buch seine umfangreichen Erkenntnisse und Erfahrungen als Massagetherapeut und Ausbildungstrainer in diversen Pflegeumgebungen für Menschen mit Demenz und gibt Einblick in seine neue Rolle als Vater dieses praktischen Ansatzes. Seine umfangreichen und profunden Erkenntnisse und Erfahrungen geben uns Lesern die Gewissheit, in guten Händen zu sein. Der Text verzichtet auf Fachterminologie und ist weder dogmatisch noch auf Selbstdarstellung aus, er ist poetisch, doch überzeugend. Er zeugt von zahllosen Stunden, angefüllt mit harter Arbeit, Gesprächen und therapeutischen

Beziehungen, und stärkt unser Vertrauen in eine Arbeit, die auf Forschung, Erfahrung und Integrität basiert.

Die Integration von Berührungen in die Versorgung von Menschen mit Demenz ist ein Musterbeispiel für Authentizität, Klarheit, Aufrichtigkeit, Offenheit und Verständlichkeit. Erreicht wird dies durch reflektive Praxis, persönliche Geschichten, konkrete Beispiele, einfache Erklärungen komplexer Sachverhalte, anschauliche Vignetten und eine Vielzahl inspirierender, sinnvoller Übungen. Unprätentiös präsentiert Luke Tanner am Beispiel seiner kleinen Tochter seine eigenen Bedürfnisse und Wahrnehmungen von Berührungen und vermittelt so auf leicht verständliche Art, wie frühe Wahrnehmungen von Berührungen uns bis ins Erwachsenenalter begleiten, egal ob wir Demenz haben oder nicht.

Man wird im Zusammenhang mit dem Thema Berührungen schwerlich eine treffendere und klarere Beschreibung der Bindungstheorie finden. Wir erfahren konkret, wie wir unser Verhalten an bestimmte Bindungsstile anpassen können. Hilfreich ist auch die Bezugnahme auf Gesetze, die die Zustimmung und geistigen Fähigkeiten betreffen und vereinfacht dargestellt werden, um uns nicht zu überfordern.

In den einzelnen Kapiteln werden die Rolle der person-zentrierten Pflege und die verschiedenen Berührungsarten auf eine leicht verständliche Art präsentiert, die unser Wissen erweitert und uns entweder veranlasst, unsere Arbeitsweise umgehend zu verändern oder sie bestätigt. Wir lernen bewährte Übungen kennen, die wir am Arbeitsplatz weitergeben können, und erfahren, wie es durch Veränderungen unserer Sprache gelingt, unsere Intentionen und erwünschten Ergebnisse besser zu reflektieren.

Luke Tanner kritisiert weder unsere aktuelle Praxis oder Vorgehensweise, noch präsentiert er seinen Ansatz dogmatisch als die wahre Alternative, wenn er schreibt:

> *Berührungen sind und können in der Demenzpflege niemals eine Randerscheinung sein.*
> *Sie sind ein zentraler Aspekt, der großen Einfluss auf die Lebensqualität der Menschen hat; sie können Beziehungen aufbauen oder zerstören, Leid erzeugen oder lindern, die Persönlichkeit zerstören oder stärken, die Autonomie fördern oder sabotieren. Zerstören sie die Persönlichkeit, summieren sich die Wahrnehmung von Berührungen im Rahmen der Pflege und die Wahrnehmung der Demenz und verstärken so die verhaltensbezogenen und psychologischen Symptome der Demenz.*

Luke Tanner nimmt die Gefühle und Reaktionen von Menschen mit Demenz, ihren Betreuern und ihren Verwandten akribisch wahr und würdigt sie entsprechend. *Die Integration von Berührungen in die Versorgung von Menschen mit Demenz* richtet sich vor allem an professionelle Betreuer, Pflegende und Manager von Pflegeheimen und vermittelt ihnen Erkenntnisse und Einblicke, die sie beim Thema Berührungen zu einem erfolgreichen Umgang mit Risiken ermutigen sollen. Dank Luke Tanners person-zentrierter Sichtweise, die Einzelpersonen und Beziehungen in den Blick nimmt, gelingt es uns, authentischere Möglichkeiten zu finden, andere zu berühren und uns berühren zu lassen. Auf den ersten Blick mag diese Gegenseitigkeit befremdlich erscheinen, doch dann wird uns wieder bewusst, dass es bei der echten Betreuung genau darum geht. Wir müssen zum Kern der Dinge vorstoßen. Ich habe mich bei der Lektüre des Buches dabei ertappt, dass ich mich mit den Betreuern, Verwandten und Menschen mit Demenz gefreut habe, wenn sie einander auf körperlicher und seelischer Ebene aufrichtig umarmten.

Danuta Lipinska, MA, RegMBACP (accred.)
Beraterin, Supervisorin, Trainingsberaterin,
Spezialistin für Alten- und Demenzpflege
Autorin von *Menschen mit Demenz person-zentriert beraten. Dem Selbst eine Bedeutung geben* (2010, Hogrefe Verlag)

Vorwort des deutschen Herausgebers

Der Weltkuschel- oder Knuddeltag (National Hugging Day) will immer am 21. Januar die Wichtigkeit von Umarmungen und Berührungen aufzeigen. Menschen organisieren Kuschelpartys und es werden kostenlose Umarmungen (Free Hugs) auf der Straße angeboten. Das ethisch verwerfliche und historisch nicht gesicherte Experiment des Stauferkönigs Friedrich II. um 1300, der Säuglinge von Ammen aufziehen ließ, ohne dass diese umarmt wurden, zeigt dass Berührungen lebensnotwendig sind. Die Säuglinge sind nach kurzer Zeit gestorben, obwohl ihre körperlichen Bedürfnisse erfüllt waren.

Der Psychologe, Martin Grunwald (2017), Leiter des weltweit einzigartigen Haptik-Labors der Universität Leipzig, zeigt in seinen Forschungen auf, dass der Tastsinn stärker mit der Psyche verbunden ist als der Seh- und Geruchssinn. Es gibt kein Säugetier, das sich ohne Berührung adäquat weiterentwickelt.

„Aus der Praxis für die Praxis“ so kann man die Vorgehensweise von Luke J. Tanner, dem Massage- und Körpertherapeut mit einer umfangreichen Expertise und Erfahrung in der Pflege von Menschen mit Demenz umschreiben. Sein Buch *„Berührungen und Beziehungen bei Menschen mit Demenz. Ein person-zentrierter Zugang zu Berührung, Beziehung, Berührtsein und Demenz“* basiert auf jahrelangen Beobachtungen in britischen Pflegeheimen mit sehr unterschiedlichen Berührungskulturen. Es schließt eine große Lücke in der person-zentrierten Pflege und Betreuung und gleichzeitig eröffnet es neue Aufgabenbereiche für die professionell Pflegenden: es plädiert für einen spielerischen und suchenden Umgang mit Berührungen. Auch im neuen „Expertenstandard: Beziehungsgestaltung in der Pflege von Menschen mit Demenz“ (DNQP, 2018) ist keine gesonderte Untersuchung über die Wirksamkeit und Notwendigkeit von freundschaftlichen Berührungsformen zu finden. Durch die sicherlich notwendige Professionalisierung von Pflegedienstleistungen sind freundschaftliche und auf Nähe basierende Berührungsformen durch eine missverstandene Angst vor Übergriffen in den Hintergrund getreten und gelten im „klinischen“ Pflegedienst häufig als Distanzüberschreitung und übergriffig. Professionelle oder emotionale Distanz wird zum Teil gefordert. Wenn berührt wird z. B. in der Körperpflege oder bei Transfers vom Bett auf den Rollstuhl, dann ist es ein Teil der pflegerischen Aufgabe und erwünscht. Eine Pflegefachperson verbringt im Durchschnitt etwa zwei Drittel ihres ganzen Handelns damit, Menschen zu berühren: Pflege ist auch „Handarbeit". Darüber hinausgehende Berührungsformen, die nicht einem klinischen Zweck dienen, gelten nicht als Teil des pflegerischen Auftrages in einer Berührung vermeidenden Pflegekultur. Es ist ein Paradoxon: Obwohl zumindest im Pflegeheim viel berührt wird, leiden Bewohner, aber auch ältere Menschen im häuslichen Kontext, unter chronischen Berührungsmangel und wünschen sich mehr anteilnehmende und freundschaftliche Berührung außerhalb der Behandlungspflege. Das ist eine Form von emotionaler Vernachlässigung. Tom Kitwood (2017) nennt das eine maligne Pflegekultur.

In Pflegedokumentationen ist z. B. zu lesen, dass der Bewohner unkooperatives Verhalten in der Körperpflege bzw. der Widerstand gegen die Pflege zeigt. Anstatt sich zu überlegen, ob die Widerstände eventuell mit der distanzierenden und instrumentellen Berührungsart zu tun haben, wird es als Teil der dementiellen Erkrankung angesehen, weil keine kognitive Einsicht in die Notwendigkeit der Körperpflege besteht. Luke J. Tanner zeigt in eindrucksvollen Praxisbeispielen auf wie durch gezielte und anteilnehmende Beobachtung phantasievolle Alternativen gegenüber paternalistischen Pflegeinterventionen entwickelt werden können.

Hier gibt es sinnvolle Anknüpfungspunkte mit der Validationsmethode, die aber in manchen Ausformungen sich zu stark auf instrumentelle Techniken der verbalen und nonverbalen Kommunikation fokussiert. Der phänomenologisch-beschreibende Ansatz von Tanner ordnet sich nicht einer Methode unter und das ist sein Vorteil gegenüber normativen Pflegeinterventionen, weil offener und weniger dogmatisch.

Im deutschsprachigen Raum bietet das Konzept der Basalen Stimulation (Fröhlich, 2003) mit seiner Betonung der Leiblichkeit der menschlichen Existenz Anschlussmöglichkeiten für den Tannerschen Ansatz und ein fruchtbarer Austausch ist in Zukunft wünschenswert.

Für die Pflegepraxis sehr wertvoll wird dieses Buch durch seinen umfangreichen Anhang mit in der Praxis erprobten Beobachtungstools und Trainingsübungen, um im Pflege-Team die person-zentrierten Berührungsformen weiterzuentwickeln.

Luke J. Tanner hat dieses Buch nicht aus einer wissenschaftlichen Perspektive verfasst und verliert sich auch nicht in endlosen Diskussionen. Dennoch wartet es mit einer überzeugenden Systematik auf mit gleichzeitigen sehr persönlichen Erfahrungen und Praxisbeispielen. Dass eine gute Praxis aber auch Theorie braucht, zeigt sich bei Tanner darin, dass er sich sehr intensiv mit Kitwoods Bedürfnistheorie und der Bindungstheorie von John Bolwby (1979) auseinandersetzt und diese für die lebensnotwendigen Berührungen bei Menschen mit Demenz fruchtbar macht.

Ich wünsche diesem Buch viele Leser und dass es letztendlich das Wohlbefinden der Menschen unterstützt.

Carsten Niebergall im August 2018

Bowlby, J. (1979). *The Making and Breaking of Affectional Bonds.* London: Tavistock.

Deutsches Netzwerk für Qualitätsentwicklung in der Pflege – DNQP (2018). *Expertenstandard Beziehungsgestaltung in der Pflege von Menschen mit Demenz.* Osnabrück: Hochschule Osnabrück.

Grunwald, M. (2017). *Homo hapticus. Warum wir ohne Berührung nicht leben können.* München: Droemer Knaur.

Kitwood T. (2016). *Demenz* (7. Aufl.). Bern: Hogrefe.

Fröhlich, A. (2016). *Basale Stimulation in der Pflege – Das Arbeitsbuch* (3. Aufl.). Bern: Hogrefe.

Würdigungen

„Luke Tanner hat einen umfassenden und detaillierten Ansatz für den Umgang mit Berührungen entwickelt, mit dem es gelingt, zwischenmenschliche Kontakte in allen Stadien der Demenz aufrechtzuerhalten und neu aufzubauen. Mit seinem Wissen und seiner Kompetenz verhilft er anderen zu neuen Sichtweisen, Kenntnisse und Fähigkeiten. Er vermittelt nützliche und effiziente Strategien, die die Anbieter von Pflegedienstleistungen befähigen, ihren Mitarbeitern durch strukturierte, individuelle Lernangebote den Schritt vom Betreuer zum Pflegepartner der Menschen mit Demenz zu ermöglichen. Die Arbeit von Luke Tanner ist ein Plädoyer für eine authentische person-zentrierte Ausbildung in der Demenzpflegekultur!“

Teepa Snow, international anerkannte Ausbilderin im Bereich Demenz und Initiatorin der Demenzpflegeberatung Positive Approach™ to Care

„Luke Tanner vermittelt in diesem Buch seine umfangreichen Erkenntnisse und Erfahrungen als Massagetherapeut und Trainingsberater in diversen Pflegeumgebungen für Menschen mit Demenz und gibt Einblick in seine neue Rolle als Vater des „praktischen Ansatzes“. Seine umfangreichen und profunden Erkenntnisse und Erfahrungen ... geben uns die Gewissheit, dass seine Arbeit auf Forschung, Erfahrung und Integrität basiert.“

Danuta Lipinska, Beraterin, Spezialistin für Alten- und Demenzpflege und Autorin von Menschen mit Demenz person-zentriert beraten

„Individuelle person-zentrierte Pflege ist von entscheidender Bedeutung für die Verbesserung der Lebensqualität von Menschen mit Demenz. Es gibt viele Ansätze, die dieses Ziel anstreben und entsprechende Strategien anbieten, die gegebenenfalls zur Verbesserung der Beziehungen beitragen. Luke Tanner verdient Anerkennung dafür, dass er den Umgang mit Berührungen als einen solchen Ansatz so eindrucksvoll dargestellt hat.“

Alistair Burns, Professor für Alterspschiatrie, Universität of Manchester

“Ich hatte noch nie ein Buch über Berührungen gelesen und fand dieses hier sehr inspirierend und informativ. Ich halte den darin empfohlenen Umgang mit Berührungen für äußerst effizient, wenn es darum geht, Kontakt zwischen Menschen herzustellen.

Als examinierte Pflegeperson, die Menschen mit Demenz unterstützt, sind Berührungen für mich ein wichtiges Instrument zur Unterstützung der Kommunikation. Ich freue mich, dieses Buch den Mitgliedern meines Teams vorstellen zu können, damit sie die Chance haben, ihr Wissen über den Umgang mit Berührungen und deren emotionale Bedeutung zu erweitern.“

Anita Astle MBE, examinierte Pflegefachperson und Managerin des Wren Hall Nursing Home, Nottingham

Einleitung

Körperkontakt ist Routine in der pflegerischen Arbeit. Je mehr Hilfe eine Person braucht, umso mehr muss sie auf die eine oder andere Art berührt werden. Professionelle Betreuer gehören zu den Menschen, die ihr Leben lang andere Menschen berühren und von diesen berührt werden. Dennoch haben professionelle Betreuer selten Gelegenheit der Frage nachzugehen, welche Bedeutung Berührungen im Rahmen ihrer Arbeit haben oder wie sie sich auf die von ihnen zu betreuenden Menschen auswirken. Infolgedessen führt die Frage, was in puncto Berührungen angemessen ist, häufig zu großer Verwirrung in den professionellen Pflegesettings. Addiert man zu dieser Verwirrung die mit der Berührung verletzlicher Menschen verbundenen Risiken hinzu, gibt es zahlreiche Gründe, die viele Betreuer daran zweifeln lassen, ob die professionelle Pflege der richtige Ort für körperliche Zuneigung ist. Da über Berührungen im Rahmen der professionellen Pflege und Pflegebeziehungen nicht gezielt diskutiert und debattiert wird, werden die Einstellungen gegenüber Berührungen im Bereich der Pflege oft von Gesprächen über Misshandlung, Ausbeutung und Gerichtsverfahren verdrängt.

Obwohl viele Gesundheitsfachleute die Begriffe „emotional distanziert“ und „professioneller Distanz“ ablehnen, haben viele professionelle Betreuer Angst, den Menschen, die sie betreuen, „zu nahe“ zu kommen. Anders ausgedrückt, professionelle Betreuer haben keine Ahnung, wie viel oder wie wenig Abstand sie halten sollten – 100 cm, 50 cm, 25 cm? Natürlich ist es völlig absurd, einen genauen Abstand anzugeben! Denn es ist metaphorisch und nicht wortwörtlich gemeint, wenn wir sagen, dass uns jemand „nahe“ oder „weniger nahe“ steht. Wir meinen also die Qualität der Beziehungen zwischen Menschen und nicht den konkreten Abstand zwischen ihnen. In Pflegesettings, in denen Berührungen tabu sind, hat dies unweigerlich Auswirkungen auf die Beziehungen zwischen den Menschen, die dort leben und denen, die dort arbeiten. Schließlich haben wir die engsten, innigsten und vertrauensvollsten Beziehungen in der Regel zu den Menschen, die wir freundschaftlich berühren: Wir halten beispielsweise ihre Hand, begrüßen sie mit der „high five“, lehnen uns an sie an, umarmen, küssen, streicheln sie oder raufen mit ihnen (ich hatte einen großen Bruder!). In der Tat haben wir die längsten und engsten Beziehungen zu Menschen, die wir auf diese Art und Weise berühren und in der Regel bedeuten uns diese Beziehungen auch am meisten. Es sind Beziehungen, zu denen wir in schwierigen Zeiten Zuflucht nehmen, die uns das Gefühl geben, dazuzugehören, geliebt zu werden und die uns zeigen, wer wir sind. In diesem Buch geht es um solche Beziehungen und um Berührungen. Denn wie wir einander berühren, beeinflusst unweigerlich unsere Beziehung zueinander. Freundschaftliche Berührungen spielen in der Tat eine wichtige Rolle für den Erhalt der Beziehungen, die für unser Wohlbefinden von Belang sind. Finden Berührungen in der Demenzpflege nur im Rahmen von Behandlungen und der Durchführung von Aufgaben statt, werden es Betreuer schwer haben, Beziehungen aufzubauen, die Menschen mit Demenz brauchen, um sich geliebt, sicher und geborgen zu fühlen.

Während meiner Recherche für dieses Buch bin ich Betreuern begegnet, die außergewöhnlich geschickt im Umgang mit Berührungen waren. Sie waren jedoch weder ausgebildete Massagetherapeuten noch wendeten sie komplizierte Techniken an. Wahrscheinlich war ihnen nicht einmal bewusst, wie gut sie es schafften, mit ihren Berührungen auf die elementaren Bedürfnisse der Betroffenen zu reagieren, weil sie einfach intuitiv das Richtige taten. Es wirkte genauso natürlich wie ein Vater, der auf dem Sofa mit seinem Kind kuschelt, wie Kinder, die zusammenspielen, wie Partner, die einander trösten, wie eine Mutter, die ihr Baby beruhigt oder wie Freunde, die einander beglückwünschen. Es waren elementare Fähigkeiten, die sie im Laufe ihres Lebens gelernt hatten. Einer Betreuerin wurde dies bewusst, als sie mir beschrieb, wie sie eine Frau, die Kummer hatte, während eines Besuches in deren Heim in Monmouthshire, Südwales, getröstet hatte. Beim Erzählen ihrer Geschichte musste die Betreuerin plötzlich an eine Situation denken, die sie als Kind erlebte und ihr wurde klar, dass sie sich einfach so verhielt wie ihre Mutter, wenn sie Kummer hatte: „Sie berührte und streichelte mein Haar und ich beruhigte mich schnell und hörte auf zu weinen.“ Diese Betreuerin hatte erkannt, dass sie ihre Fähigkeit, andere zu trösten und zu beruhigen, der Erfahrung verdankte, dass sie selbst getröstet und beruhigt worden war. Dieses natürliche oder intuitive Verhalten kann und sollte seinen Platz in der Praxis der Demenzpflege haben. Die Anbieter von Pflegedienstleistungen werden mit Sicherheit Probleme bekommen, wenn sie speziellen Interventionen, Technologien und professionellen Techniken mehr vertrauen als diesen elementaren menschlichen Verhaltensweisen.

Ziel dieses Buches ist es, das Vertrauen in Berührungen wiederherzustellen und die Hindernisse zu benennen und zu eliminieren, die Menschen davon abhalten, sich anderen gegenüber menschlich zu verhalten. Meine Arbeit als Therapeut, Trainer und Berater hat es mir ermöglicht, viele Betreuer und Pflegeheimmitarbeiter in ganz Irland und dem Vereinigten Königreich auf das

Thema Berührungen anzusprechen und darüber zu diskutieren. Dabei bin ich auf Faktoren aufmerksam geworden, die Menschen davon abhalten können, auf hilfreiche Art und Weise mit Menschen in Berührung zu kommen. Diese Faktoren sind:

- die persönliche Einstellung gegenüber Berührung,
- feste Überzeugungen in puncto Berührungen in der Pflege,
- feste Überzeugungen in puncto alte Menschen und Menschen mit Demenz,
- routineabhängige Pflege und Aufgabenorientiertheit,
- Furcht vor Missbrauchsanschuldigungen,
- Bedenken wegen der Meinung anderer Leute,
- Mobiliar und Gestaltung von Gesellschaftsräumen.

Wahrscheinlich wird es uns nicht gelingen, die Einstellung von Menschen gegenüber Berührungen zu verändern, aber wir können viele andere Dinge verändern, die Teil der Pflegekultur sind. In diesem Buch geht es nicht darum, Menschen empfindsamer zu machen als sie sein wollen, es geht vielmehr darum, ihr Wissen über Berührungen zu erweitern, um zu erreichen, dass die Pflegekultur personzentrierter wird. Folglich greift das Buch auch Themen auf, die die Bedeutung, die Durchführung und die Auswirkungen von Berührungen im Kontext des normalen Lebens und im Kontext professioneller Demenzpflegesettings betrachten.

Den Lesern wird auffallen, dass das Buch in einem sehr persönlichen Stil geschrieben ist. Es schildert persönliche Wahrnehmungen von Beziehungen, die im Rahmen von und durch verschiedene Kontakte aufgebaut, gepflegt und aufrechterhalten wurden. So begann meine Arbeit über Berührungen. Alles fing an in einem kleinen Pflegeheim in West Sussex und mit dem Kontakt zu Great Aunt Gladys. Als sie die Bedeutung von Worten immer weniger verstand, wurden Berührungen zunehmend wichtiger für sie. Ich lernte nicht nur das Potenzial von Berührungen kennen, sondern auch die negativen Auswirkungen einer funktionalen, aufgabenorientierten Pflegekultur. Bald nach ihrem Tod begann ich meine Arbeit als Massagetherapeut in Pflegeheimen für Menschen mit Demenz. Dabei kam ich in Kontakt mit den Tanten und älteren Verwandten anderer Menschen. In dieser Zeit habe ich sehr viel gelernt und erkannt, dass Berührungen und Körpersprache die therapeutische Beziehung prägen und dass die Pflegekultur Einfluss darauf hat, wie Menschen einander berühren. In einem Pflegeheim wurde eine Handmassage eher akzeptiert als die Massage anderer Körperteile. In einem anderen Pflegeheim wurde die therapeutische Massage akzeptiert, aber Umarmungen waren tabu. Eine Frau, die in diesem Heim lebte, fand dies ziemlich seltsam und sie fragte: „Braucht eine Hand denn wirklich eine Massage?“ Als ich über ihre Frage nachdachte, musste ich zugeben, dass eine Hand, wenn überhaupt, dann nur äußerst selten eine Massage braucht! Was Menschen allerdings manchmal brauchen ist: eine Hand zu halten oder einen anderen Menschen zu halten oder jemandem körperlich nahe zu sein.

Ich hatte auch das Glück, in wirklich vorbildlichen Pflegeheimen zu arbeiten, in denen die Menschen, die dort lebten und diejenigen, die dort arbeiteten, die Möglichkeit und die Freiheit hatten, den ganzen Tag mit anderen auf sinnvolle Art in Kontakt zu treten. In meiner Funktion als Massagetherapeut hatte ich mir vorgenommen, den Menschen jede Woche einige Momente der Sicherheit, des Wohlbefindens und der Verbundenheit zu bereiten. In manchen Pflegekulturen wurde jedoch darauf geachtet, dass es jeden Tag möglichst viele von diesen Momenten gab. Zudem war jeder Mitarbeiter angehalten, solche Momente zu ermöglichen. Durch den Kontakt zu den Menschen, die in diesen Pflegesettings lebten und denen, die dort arbeiteten, lernte ich, wie eine person-zentrierte Pflegekultur aussieht, sich anhört und anfühlt. Ohne diesen Kontakt hätte ich vielleicht nicht geglaubt, dass es möglich ist, einen Ort zu schaffen, an dem Menschen mit Demenz sich sicher, frei und leistungsfähig fühlen. Die Entdeckung dieser besonderen Heime hat mich veranlasst, den Fokus meiner Arbeit zu verändern und anstatt einer Berührungstherapie für Einzelpersonen eine therapeutische Berührungskultur zu entwickeln. Obwohl das Buch die Literatur zum Thema Berührungen einbezieht, beruht es im Wesentlichen darauf, dass ich mir die Zeit genommen habe, Menschen, die im Bereich der Demenzversorgung leben und die, die dort arbeiten, zu beobachten, ihnen zuzuhören, mit ihnen zu sprechen und sie zu berühren (das klingt sonderbar!). Die Menschen in diesen Pflegeheimen haben also einen maßgeblichen Beitrag zu diesem Buch geleistet. Sie haben mich gezwungen, jede Idee und jede Theorie über Berührungen im Kontext ihrer subjektiven Wahrnehmungen zu überprüfen und zu evaluieren. Aus diesem Grunde bin ich sicher, dass dieses Buch sich ausschließlich mit den Themen befasst, die maßgeblichen Einfluss darauf haben, wie die Pflege von den Betroffenen wahrgenommen wird.

Ein Mensch hat das Buch unwissentlich und auf unerwartete Art und Weise geprägt – meine Tochter Rori. Ohne ihre Geburt, die in die Zeit fiel, kurz bevor ich mit dem Schreiben begann, wäre ein völlig anderes Buch entstanden. Durch den Kontakt zu Rori habe ich sehr viel über die Rolle von Berührungen in der Pflege gelernt – wie die Wahrnehmung von Berührungen ihr Befinden beeinflusst (**Kap. 4**), wie sich die Berührung von Dingen auf ihr weiteres Verhalten auswirkt (**Kap. 12**) und natürlich die Angst und Verzweiflung der Betreuer, wenn sie mit „Widerstand gegen die Pflege“ konfrontiert werden (**Kap. 10**). Wenn man Erkenntnisse über die Rolle von Berührungen in der Pflege gewinnen will und dabei auf persönlichen Erfahrungen setzt, gilt dies in vielen professionellen Zirkeln als kontraproduktiv (in einigen der überwiegend akademisch und wissenschaftlich orientierten sogar als tabu). Doch genau dieses Wissen ist wichtig für person-zentrierte Pflegeansätze, die ihre Existenz der Tatsache verdanken, dass wir uns mit unseren emotionalen Bedürfnissen und den Erfahrungen und Beziehungen, die uns zu der Person machen, die wir sind, auseinandergesetzt haben. Wir brauchen unser Selbstgefühl für unsere person-zentrierte Praxis. Ohne dieses Wissen mangelt es der Pflege nicht nur an Bedeutung, sondern auch an gesundem Menschenverstand. „Experten" oder „Spezialisten" für person-zentrierte Pflege demenzkranker Menschen können die subjektive Wahrnehmung der Pflege nur dann verbessern, wenn ihre Erkenntnisse von eigenen Erfahrungen abgeleitet sind. Das heißt, wir können uns gegenseitig helfen, Experten für person-zentrierte Pflege zu werden, wenn wir einander auffordern zu bedenken, was uns zu der Person macht, die wir sind. Bitte nutzen Sie die in den folgenden Kapiteln präsentierten Ideen, Erkenntnisse und Übungen in diesem Sinn.

Kapitel 1 diskutiert den Umgang der Betreuer mit Berührungen im Kontext der Pflegekultur und stellt vier verschiedene Berührungskulturen vor, die auf unterschiedlichen Pflegemodellen basieren. Wenn wir das Pflegemodell kennen, in dem wir arbeiten, können wir die Bedeutung von Berührungen in unseren Pflege-Settings nachhaltig verändern.

Kapitel 2 enthält eine Liste mit unterschiedlichen Berührungsarten, die als Ausgangsbasis für ergiebige Diskussionen und Debatten über die Rolle von Berührungen in der Pflege genutzt werden können. Da diese Diskussionen auf verschiedene Arten der Kontaktaufnahme sowie deren Platz in der Demenzpflege eingehen, berühren sie wichtige Themen und Belange und offenbaren den Umgang des jeweiligen Settings mit Berührungen.

In **Kapitel 3** geht es um die subjektive Wahrnehmung von Berührungen und um Faktoren, die sie beeinflussen. Die Kenntnis dieser Faktoren und die Auswirkungen einer kognitiven Beeinträchtigung auf diese lässt uns die Rolle von Berührungen in der Pflege und die demenzbedingte, veränderte Einstellung gegenüber Berührungen besser verstehen.

Kapitel 4 präsentierte wichtige Konzepte der Bindungstheorie und zeigt auf, dass die Wahrnehmung von Bindungen in den ersten Lebensjahren die Einstellung gegenüber Berührungen und Betreuung das ganze Leben bis ins hohe Alter beeinflussen kann. Viele Menschen mit Demenz lehnen es ab, Kontakt zu ihren Betreuern zu haben oder sich von ihnen trösten zu lassen. Dies erweckt oft den Anschein, als könnten oder wollten diese Menschen sich nicht helfen lassen. Die Aufklärung über instabile Bindungsstile hilft den Betreuern, manch eigenartige und oft schwer erträgliche Verhaltensweisen besser zu verstehen und zeigt ihnen, wie sie ihren Umgang mit Berührungen und pflegerischer Betreuung verändern können, damit sie Menschen mit instabilem Bindungsstil besser betreuen und leichter Kontakt zu ihnen aufzunehmen können.

Kapitel 5 führt einige der bereits angesprochenen Themen und Probleme weiter aus und schildert die Angst, Unsicherheit und Verwirrtheit, die die Erfahrung der Demenz mit sich bringen kann. Es zeigt auf, wie es kommt, dass diese Stress auslösende und sehr befremdliche Situation die Betroffenen für die Körpersprache anderer und deren Umgang mit Berührungen sensibilisiert. Dies bedeutet, es hängt maßgeblich von der Körpersprache des Betreuers und dessen Umgang mit Berührungen ab, wie Menschen mit Demenz sich in jedem Moment fühlen. Um einige dieser für Betreuer sehr belastenden Verhaltensweisen zu mildern, wird ihnen geraten, langsam zu gehen, sich häufiger hinzusetzen, zur Ruhe zu kommen und sich zu entspannen.

Kapitel 6 widmet sich dem Thema Zustimmung zu Berührungen. Da eine kognitive Beeinträchtigung die Fähigkeit, eine informierte Zustimmung zu geben, einschränken kann, haben die Betreuer oft Bedenken, ob die Menschen mit Demenz mit einer Berührung einverstanden sind. Diese unklare Situation lässt sie befürchten, man könnte ihnen Fehlverhalten und/oder Missbrauch vorwerfen. Das Kapitel geht auf diese Befürchtungen ein und benennt körperliche Signale, die Wohlbefinden oder Unbehagen anzeigen, etwa ein bestimmter Gesichtsausdruck oder die Atmung. Da diese Signale Reaktionen des autonomen Nervensystems auf Berührungen sind, werden hier nonverbale Indikatoren genannt, die Zustimmung zuverlässig anzeigen. Betreuer, die die nonverbalen Anzeichen der Zustimmung kennen, können besser einschätzen, ob die Reaktion des Empfängers auf eine Berührung ihren pflegerischen Zielen entspricht.

Auf der Basis von Tom Kitwoods Modell der Bedürfnisse und verschiedenen Bildern, die Berührungen in alltäglichen sozialen Interaktionen zeigen, präsentiert **Kapitel 7** ein System, das die Rolle von Berührung in der person-zentrierten Pflege erläutert. Aus der Darstellung des Zusammenhangs zwischen den verschiedenen Berührungsarten und den unterschiedlichen emotionalen Bedürfnissen geht hervor, dass „person-zentrierte Berührungen" im Hinblick auf die Stärkung der Persönlichkeit und die Förderung des Wohlbefindens eine maßgebliche Rolle spielen.

Kapitel 8 beschäftigt sich intensiver mit person-zentrierten Berührungen, um über die Rolle von Beziehungen in der person-zentrierten Pflege aufzuklären. Person-zentrierte Berührungen sind Ausdruck einer Beziehung, die auf die emotionalen Bedürfnisse einer Person reagiert. Die Auseinandersetzung mit Beziehungen bringt das Thema Intimität in der professionellen Pflege ins Spiel und benennt eine Reihe von Faktoren, die die Entwicklung person-zentrierter Beziehungen verhindern.

In **Kapitel 9** werden person-zentrierte und zielorientierte Berührungen, die Teil pflegerischer Aufgaben sind, verglichen und gegenübergestellt. Es wird zeigt, dass „aufgabenorientierte Berührungen" in der Demenzpflege beinahe allgegenwärtig sind und den Lesern wird vor Augen geführt, wie die Beziehungen aussehen, die durch solche Berührungsart entstehen und wie sich diese auf die Persönlichkeit und das Wohlbefinden auswirken.

Kapitel 10 legt dar, wie eine schwere kognitive Beeinträchtigung die Wahrnehmung aufgabenorientierter Berührungen verändern kann. Betreuer, die über Berührungen und die Auswirkungen einer Demenz Bescheid wissen, sehen Berührungen im Rahmen von Pflegeroutinen in einem völlig anderen Licht. Aufgabenorientierte Berührungen werden von Menschen, die nicht logisch denken können, oft als Tortur empfunden. Betreuer, die Berührungen unter diesem Blickwinkel betrachten, können den „Widerstand gegen die Pflege" deutlich besser nachempfinden. Das Kapitel enthält zudem eine Reihe von inspirierenden Beispielen, die zeigen, wie kreativ die Betreuer vorgegangen sind, um Betroffene, die nicht logisch denken können, zu motivieren, der Durchführung pflegerischer Aufgaben zuzustimmen. Die praktischen Richtlinien am Ende des Kapitels zeigen, wie Betreuer Betroffene zur „nicht kognitiven Zustimmung" motivieren können, wenn diese aufgrund mangelnder geistiger Fähigkeiten Widerstand gegen die Pflege leisten.

Kapitel 11 setzt sich mit dem umstrittenen Thema erotischer Berührungen zwischen Menschen mit Demenz auseinander. Da dies in den Settings der stationären Pflege häufig als Verhalten wahrgenommen wird, das behandelt und unterdrückt werden muss, stellt dieses Kapitel einen alternativen Ansatz vor, der das Bedürfnis nach sexueller Intimität anerkennt und die beteiligten Menschen stärkt.

In **Kapitel 12** geht es nicht mehr um interpersonelle Berührungen, sondern um das Berühren von Dingen. Es beleuchtet die Nachteile von tristen, unpersönlichen Pflegeumgebungen, in denen alles vor Menschen mit Demenz sicher verwahrt wird, und es macht deutlich, in welchem Ausmaß Dinge (ja, ich meine wirklich Dinge!) unsere Gefühle, unser Verhalten und unsere Identität prägen.

Jedes Kapitel enthält Maßnahmen zur Veränderung der Kultur, die den einzelnen Betreuern helfen, ihr Wissen in die Praxis umzusetzen, und Anbieter von Pflegedienstleistungen in die Lage versetzen, einen Praxisentwicklungsprozess zu starten, der die Vorzüge von Berührungen in der Pflege maximiert und das Potenzial für Missbrauch minimiert.

Das Buch enthält durchgängig Verweise auf die Trainingsübungen in den Anhängen, die den Betreuern die Möglichkeit bieten, durch Erfahrung, Reflexion und Analyse mehr über Berührungen zu erfahren. Das Buch beschäftigt sich hauptsächlich mit der Berührungskultur in professionellen Pflegesettings, aber es enthält auch eine Fülle von Informationen, Beispielen und Anleitungen, die wichtig sind für Menschen, die eine Person mit Demenz betreuen oder sich um sie sorgen. Das Buch thematisiert sowohl die Rolle von Berührungen in der Pflegeindustrie als auch die von Berührungen innerhalb von Pflegebeziehungen im Allgemeinen. Unabhängig davon, ob Sie Betreuer, Pflegeperson, Manager, Beauftragter, Gesundheitsexperte, Vormund, pflegender Familienangehöriger, Wissenschaftler oder Forscher auf dem Gebiet Berührungen sind, möchte ich Sie einladen, mit mir gemeinsam das Thema Berührungen zu erforschen und darauf zu vertrauen, dass Sie, genau wie ich, mehr darüber erfahren, was person-zentrierte Pflege ausmacht.

1 Pflegemodelle und Berührungskulturen

„Ja, uns wurde gesagt, wir sollen sie nicht in den Arm nehmen, aber manchmal kann ich einfach nicht anders!“
(Äußerung einer Betreuerin, die in einem Pflegeheim für Menschen mit Demenz arbeitet)

Ich habe gehört, wie eine Betreuerin in einem Pflegeheim für Menschen mit Demenz, in dem ich als Massagetherapeut gearbeitet habe, dies sagte. Als ich diese Äußerung zum ersten Mal hörte, war ich schockiert, doch nachdem ich das Thema Berührungen mit einer großen Anzahl von Betreuern diskutiert habe, sind mir Äußerungen dieser Art inzwischen vertraut und sie haben mich veranlasst, mich mit folgende Fragen auseinanderzusetzen:

- Wer hat ihr gesagt, dass freundschaftliche Arten der Berührung verboten sind?
- Wie würde ich mich fühlen, wenn ich eine von „ihnen“ wäre?
- Warum fiel es der Mitarbeiterin schwer, sich an das Verbot zu halten?
- Warum wird eine Massage akzeptiert und warum ist eine Umarmung verboten?
- Was ist, aus Sicht des Empfängers, der Unterschied zwischen einer Umarmung und einer Massage?
- Inwiefern wird diese Sicht durch die Erfahrung einer kognitiven Beeinträchtigung beeinflusst?

Die Betreuerin hat diese Äußerung gegenüber einem Familienangehörigen eines Pflegeheimbewohners gemacht. Es war die Tochter eines Herrn, den ich als Massagetherapeut besucht hatte. Die Tochter war über die Äußerung der Betreuerin, es sei besser, wenn die Mitarbeiter, den von ihnen zu betreuenden Menschen nicht zu nahekommen, nicht weiter verwundert. Obwohl ich erst seit ein paar Wochen in dem Heim arbeitete, hatte ich schon mehrere Bewohner in den Arm genommen. Ich fragte mich, ob die anderen dachten, ich käme den Bewohnern „zu nahe“. Bei meiner Einführung in den Dienst hatte man mir nicht gesagt, ich solle „sie nicht umarmen", deshalb wusste ich nicht, woher die Einstellung gegenüber Berührungen kam. Es war eindeutig nicht die Meinung der Betreuerin, denn die hatte ja gesagt, dieses Berührungsverbot sei eine Anweisung, die für sie nicht leicht einzuhalten sei! In den folgenden Monaten stellte ich fest, dass diese Einstellung gegenüber Berührungen einfach existierte. Sie kam weder von einer bestimmten Person noch stammte sie aus einem Trainingsprogramm oder schriftlichen Richtlinien, sondern sie war einfach Teil der Kultur des Pflegeheims. Die Atmosphäre war, was Berührungen anbelangte, geprägt von Misstrauen und Skepsis.

Ich erinnere mich noch an die besorgten Blicke von zwei Betreuerinnen, als ich einer Frau, die ich wegen einer Massage besuchte, erlaubte, zehn Minuten ihren Kopf auf meine Schulter zu legen. Etwas später kam eine Pflegeperson zu mir mit weiteren Formularen, die ich ausfüllen sollte und erklärte mir, ich solle genau aufschreiben, was bei jeder Massage passiert. Mir wurde gesagt, diese zusätzliche Arbeit diene „meiner eigenen Sicherheit". Ich fragte mich, wovor ich beschützt werden musste und war noch stärker verunsichert, was die Mitarbeiter wohl von mir dachten. Es passierte regelmäßig bei meinen Besuchen, dass ich die Hand eines Bewohners hielt, einem Bewohner über den Kopf strich, dass die Bewohner sich an mich lehnten oder mich in den Arm nahmen; viele Bewohner hatten oft Angst, fühlten sich nutzlos und allein gelassen. Angesichts dessen schien mir eine Umarmung sehr viel tröstlicher als eine Massage. Denn im normalen Leben trösten wir Menschen, die Kummer haben, ja auch nicht mit einer Massage, sondern mit einer Umarmung oder einer anderen freundschaftlichen Berührung. Dennoch hielt man in diesem Heim für Menschen, die Kummer hatten, eine Massage für die geeignetere Lösung als eine Umarmung. Welch merkwürdige Situation; viele Heimmitarbeiter riskierten eine Berührung nur, wenn diese wie eine Behandlung oder eine klinische Maßnahme aussah. Dies hatte für mich eine unsinnige Schreibarbeit zur Folge – und so kam es, dass ich Handhalten als „Handmassage" und meine Umarmung als „Rückenmassage" dokumentierte!

Wenn heute ein Anbieter von Pflegedienstleistungen verkündet, er glaube an die Bedeutung von Berührungen und stolz darauf hinweist, er biete Massagen an, werde ich misstrauisch! Denn ich befürchte, dies bedeutet, dass Menschen, die ängstlich, eingeschüchtert und alleine sind, eine professionelle Handmassage bekommen anstatt eine Person, die ihre Hand hält, oder einen Freund, der sie in den Arm nimmt. Um die Vorzüge von Berührungen zu maximieren und die durch den Umgang mit Berührungen erzielten Verbesserungen zu erhalten, muss unsere Pflegekultur verändert werden, und zwar deshalb, weil die Durchführung, Bedeutung und Auswirkung von Berührungen im Rahmen der Pflege maßgeblich von der vorherrschenden Kultur geprägt werden. Pflegekulturen sind gekennzeichnet durch die Art und Weise, in der die Pflege organisiert, durchgeführt und evaluiert wird sowie durch die Werte und Prinzipien, die diese Prozesse strukturieren und beeinflussen. Diese Faktoren haben unweigerlich Auswirkungen auf die Menschen, die davon abhängig sind, denn sie beeinflussen die sozialen Rollen, die Beziehungen, die Kommunikation, die Qualität von Interaktionen, die Gestaltung der Umgebung und natürlich auch den Umgang mit Berührungen und die Einstellungen gegenüber diesen. Um die Rolle von Berührungen innerhalb eines Pflegedienstes zu erkennen und zu beeinflussen, muss man sich mit seiner Pflegekultur auseinanderzusetzen.

Offenbar gibt es große Uneinigkeit, was dieses Thema anbelangt. Es kommt vor, dass Betreuer, die in dem gleichen Pflegesetting arbeiten, unterschiedliche Auffassungen darüber vertreten, welche Berührungsarten in der Versorgung von Menschen mit Demenz angemessen sind, und von Pflegeheim zu Pflegeheim wird der Umgang mit Berührungen oft sehr unterschiedlich gehandhabt. Doch in beiden Fällen gibt die Art und Weise, wie das Pflegeteam mit Berührungen umgeht, Aufschluss über das Pflegemodell. David Sheard beschreibt vier unterschiedliche Pflegemodelle: klinische, gemischte, kreative und kongruente (Sheard, 2014). Jedes Pflegemodell ist geprägt durch die Pflegephilosophie, die Werte und Überzeugungen, die Qualität der Beziehungen und das Ausbildungskonzept. Die Beschreibung der einzelnen Pflegemodelle hat nichts mit der Persönlichkeit der Mitarbeiter zu tun, die in diesen Diensten arbeiten, sondern mit der Pflegekultur, von der die Mitarbeiter abhängig sind. Da Berührungen ein fundamentaler Aspekt jeder Pflegekultur sind, ist der Umgang mit Berührungen typisch für die einzelnen Modelle. Nachfolgend stelle ich meine Version dieser Pflegemodelle vor und beschreibe gleichzeitig die vier dazu passenden Berührungskulturen.

1.1 Der klinische Dienst

Der klinische Dienst zielt auf die Grundpflege der Betroffenen ab und lässt emotionale Bedürfnisse, die die Persönlichkeit stärken und das Wohlbefinden fördern, außer Acht. Die Ausbildung vermittelt Kenntnisse in pflegerischen Maßnahmen, die für die körperliche Pflege nötig sind, und Wissen über die Ursachen und Symptome der Demenz. Um die emotionalen Auswirkungen dieser Pflegekultur zu begrenzen, müssen die Mitarbeiter, die von diesem Modell abhängig sind, emotional auf Distanz bleiben. Ihre Gefühle und Bedürfnisse werden nicht wahrgenommen als Phänomene, die die Pflege beeinflussen und bereichern, sondern als etwas, was die „Professionalität" des Dienstes gefährden könnte.

Den Mitarbeitern, die in diesem distanzierten, aufgabenorientierten Pflegemodell arbeiten, wird auf die eine oder andere Art signalisiert, dass es unangemessen ist, die Hände der „Dienstleistungsnutzer“ oder „Bewohner“ zu halten oder sie in den Arm zu nehmen. Es wird Wert auf die Aufrechterhaltung der professionellen Distanz gelegt. Die Interaktionen sind fast ausschließlich aufgabenorientiert, das heißt, ihr Ziel ist die Durchführung einer bestimmten pflegerischen Aufgabe, wichtige soziale oder emotionale Dimensionen spielen dabei keine Rolle. In der Praxis bedeutet dies, dass die Mitarbeiter die Menschen nur während der Durchführung einer bestimmten pflegerischen Aufgabe berühren und sonst nicht. Solche Interaktionen werden von den Empfängern als kontrollierend und bevormundend wahrgenommen. Mitarbeiter, die den von ihnen betreuten Menschen gewöhnlich nahekommen, sie berühren und liebevoll behandeln, werden von ihren Kollegen argwöhnisch beäugt.

Die Ausstattung der Gemeinschaftsbereiche mit großen, in einer Reihe aufgestellten Sesseln verhindert, dass die Mitarbeit sich zu den Bewohnern setzen, Zeit mit ihnen verbringen und ihnen näherkommen. Der Verbrauch von Gummihandschuhen ist enorm – die Mitarbeiter laufen mit Handschuhen herum, die sie während der Durchführung pflegerischer Aufgaben, in der Zeit dazwischen und während der Mahlzeiten und Teerunden tragen. Um „Verletzungsgefahren“ vorzubeugen, findet man in den Gemeinschaftsbereichen keinerlei Gegenstände, die die Bewohner berühren, befühlen oder halten können, außer den Dingen, die für bestimmte pflegerische Aufgaben wie Essen, Trinken, Säubern und Anziehen gebraucht werden. All dies wird nach Durchführung der Aufgabe unverzüglich weggeräumt. Manchmal sieht man, dass die Bewohner ihr Bedürfnis nach taktiler Stimulation befriedigen, indem sie mit Besteck, Tassen, Untertassen und Servietten hantieren, sie verschieben und neu ordnen und indem sie mit dem Stoff ihrer Kleidung herumspielen.

1.2 Der gemischte Dienst

Der gemischte Dienst kennt die Hierarchie der Bedürfnisse – physische, emotionale und spirituelle –, und dementsprechend findet in seinem Pflegemodell die Bedeutung der elementaren Bedürfnisse, die die Persönlichkeit stärken, Berücksichtigung. Die Aufklärung über Demenz vermittelt den Mitarbeitern person-zentrierte Werte und Überzeugungen, doch die Organisation selbst macht sich diesen Ansatz nicht zu eigen und bleibt somit aufgabenorientiert. Ihr Streben nach Kontrolle, das mit einem person-zentrierten Ansatz unvereinbar ist, verhindert, dass die Organisation die Voraussetzungen dafür schafft, dass ihre Mitarbeiter eine person-zentrierte Philosophie in die Praxis umzusetzen können. Dieses inkongruente Verhalten kann bei den Mitarbeitern zu Stress, Frustration und Burn-out führen.

In diesem gemischten Dienst sind die Mitarbeiter unsicher, welche Berührungsarten akzeptabel sind und welche nicht. Infolge dieser Ungewissheit werden sie von Befürchtungen gehemmt, andere könnten ihr Verhalten gegenüber den Betroffenen als „zu nah" empfinden. Zeit mit Bewohnern zu verbringen, ihre Hand zu halten und sich zu ihnen zu setzen wird nicht als „Arbeit" wahrgenommen. Da die Interaktionen zwischen Mitarbeitern und Bewohnern in dieser Pflegekultur überwiegend unpersönlich sind, sind freundschaftliche Berührungen außerhalb pflegerischer Aufgaben tabu. Zudem glauben die Mitarbeiter vermutlich, freundschaftliche körperliche Kontakte zu den Bewohnern seien aufgrund ihrer Demenz besonders heikel und versuchen daher, sich nicht von den Menschen, die sie betreuen, berühren zu lassen. Da diese Pflegekultur Gelegenheiten zu gegenseitigen taktilen Interaktionen unterbindet, wird sie als bevormundend und hierarchisch wahrgenommen.

So gibt es auf der einen Seite die Mitarbeiter (Betreuer und Pflegepersonen), die bis zu einem gewissen Grad physischen Kontakt zu den Bewohnern haben, und auf der anderen diejenigen, (Reinigung- und Küchenpersonal, „Mädchen für alles" und Führungspersonal), die nie Kontakt zu ihnen haben. Betreuer, Pflegepersonen und Besucher müssen sich über die Sessel lehnen oder sich zwischen die Sessel hocken, wenn sie den Bewohnern näherkommen wollen. Da die Gemeinschaftsbereiche nur mit Sesseln ausgestattet sind, wird verhindert, dass die Bewohner sich näherkommen. Möglicherweise bietet der Dienst Hand- oder Fußmassagen durch einen Aktivitäten-Koordinator oder einen externen Massagetherapeuten an. Die Intimität, die durch die Nähe zu den Bewohnern in der Privatheit ihres eigenen Raumes vermeintlich entsteht, gilt als zu hohes Risiko, wenn man mit verletzlichen Erwachsenen arbeitet. Um das Risiko eines Missbrauchsverdachts auszuschließen, werden Massagetherapien daher oft nur in den öffentlich zugänglichen Bereichen des Heims durchgeführt.

Unter Aufsicht und im Rahmen von planmäßigen Gruppenaktivitäten werden andere Aktivitäten für die taktile Stimulation angeboten: Tiere streicheln und die Beschäftigung mit künstlerischen und handwerklichen Arbeiten sowie mit Backutensilien. Nach den planmäßigen Aktivitäten werden die Dinge und Objekte, die die Bewohner berühren, befühlen und halten können, weggeräumt und im Aktivitäten-Schrank sicher verstaut. Diese Dinge den Bewohnern zu überlassen, damit sie sich selbst damit beschäftigen können, gilt als Risiko, das vermieden werden muss und nicht als betreuungsrelevante Ressource, die es zu managen gilt. Alle Objekte, die in den Gemeinschaftsbereichen verbleiben und nicht für pflegerische Aufgaben gebraucht werden, gelten als dekorative Elemente und nicht als Dinge, die zur Interaktion mit der Umgebung motivieren.

1.3 Der kreative Dienst

Die Philosophie des kreativen Dienstes ist person-zentriert. Er orientiert sich an person-zentrierten Prinzipien, fördert einen beziehungszentrierten Ansatz und legt bei der Bewertung der Pflegequalität die Lebensqualität zugrunde. Die pflegerischen Interaktionen sind herzlich und familiär und die Organisation erlaubt ihren Mitarbeitern, ihrer Persönlichkeit, ihren Gefühlen und Emotionen Ausdruck zu verleihen. Dieser person-zentrierte Grundsatz wird jedoch nicht vollständig in der Praxis umgesetzt. Die Pläne der Organisation, die der Philosophie des Dienstes entsprechen, weisen Merkmale einer alten Pflegekultur auf. Die Ausbildung setzt zur Verbesserung der Lebensqualität auf einen person-zentrierten Ansatz, erkennt jedoch emotionale Intelligenz nicht als Primärkompetenz an.

Diese inhomogene neue Kultur der Organisation ist gekennzeichnet durch eine positive Einstellung gegenüber Berührungen und Nähe. Freundschaftliche physische Kontakte zwischen den Menschen, die in dem Heim leben und denen, die dort arbeiten, finden ungehindert und regelmäßig statt und ermöglichen persönliche und familiäre Interaktionen. Da es mehr Reziprozität gibt, wirken die Mitarbeiter nicht wie Personen, die die Verantwortung tragen. Die Betreuer und Pflegepersonen können darauf bauen, dass die anderen Mitarbeiter körperliche Nähe nicht missbilligen. Bei den für Hauswirtschaft, Küche und Wartung zuständigen Mitarbeiter könnte allerdings der Eindruck entstehen, dass für sie andere Regeln gelten. Im Großen und Ganzen beziehen Bedenken im Zusammenhang mit Berührungen sich jedoch meistens auf die jeweiligen Vorlieben und die Persönlichkeit der Empfänger und nicht auf die Art ihrer Defizite. Die Mitarbeiter haben allerdings immer noch ein wachsames Auge darauf, wie ihr Umgang mit Berührung von externen Gesundheitsfachleuten oder Vertretern der lokalen Behörde wahrgenommen wird. Sie haben also immer noch Angst vor externer Kritik oder externen Verdächtigungen. Zudem könnten einige Mitarbeiter die Überzeugung hegen, dass es wichtiger ist, früh am Morgen sofort die Betten zu machen, als sich zu Bewohnern zu setzen, die sich verloren fühlen und Kummer haben und ihre Hand zu halten.

Während der arbeitsintensiven Tageszeiten, wenn Pflegeroutinen anstehen, kommen die Beziehungen zwischen den Menschen, die im Heim leben und denen, die dort arbeiten, zu kurz. Die Mitarbeiter, die von den rigiden Pflegeroutinen abhängig sind, haben keine Möglichkeit, auf sinnvolle Art Kontakt zu den Bewohnern aufzunehmen. Der kreative Dienst bietet den Bewohnern auch außerhalb der planmäßigen Aktivitäten in den Gemeinschaftsbereichen eine Vielzahl von Objekten und Gegenständen an, die sie berühren, befühlen, halten und mit denen sie sich selbst beschäftigen können. Die Ausstattung des Gesellschaftsraums stört das Zusammensein mit anderen nicht und auf den Sofas können die Menschen, die in dem Heim leben und diejenigen, die dort arbeiten, direkt nebeneinandersitzen. Auf physischer Ebene pflegen die Bewohner einen freundschaftlichen Umgang miteinander.

Falls sich eine Beziehung zwischen zwei Bewohnern anbahnt und ihr Umgang miteinander „zu freundschaftlich" wird, misstrauen die Mitarbeiter dieser Nähe. Folglich mangelt es diesem Pflegemodell an Mut, das Bedürfnis der Heimbewohner nach körperlicher Intimität zu akzeptieren. Die Interessen der Heimbewohner werden somit der Angst vor der Wahrnehmung externer Fachleute, von Vertretern lokaler Sicherheitsbehörden und der Meinung von Familienangehörigen geopfert. Die Aufrechterhaltung einer positiven Beziehung zwischen Dienstleistungsanbieter, Familienangehörigen und Vertretern lokaler Behörden hat somit Vorrang. Die Richtlinien und Verfahrensregeln des Dienstleistungsanbieters erkennen die emotionale und psychologische Bedeutung sexueller intimer Beziehung nicht in ausreichendem Maße an und dies hat zur Folge, dass erotische Berührungen zwischen Menschen in der Demenzpflege immer noch tabu sind.

1.4 Der kongruente Dienst

Der kongruente Dienst setzt die person-zentrierte Philosophie auf allen Ebenen der Organisation vollständig um. Die Leiter der Bereiche Pflege und Betreuung kennen die Faktoren, die eine maligne Pflegekultur begünstigen und die Maßnahmen, die helfen, sie zu eliminieren. Emotionale Intelligenz spielt bei der Rekrutierung, Ausbildung und Beurteilung der Mitarbeiter eine wichtige Rolle. Die Ausbildung fördert diese Kompetenz der Mitarbeiter aktiv und stärkt ihre Selbstwahrnehmung, weil beides hilft, kontrollierende Pflege zu vermeiden. Zur Evaluierung des Dienstes wird ein qualitatives Beobachtungs-Tool verwendet und die Qualität der pflegerischen Interaktionen orientiert sich an der Lebensqualität. Das Wohlbefinden der Menschen mit Demenz erzielt hohe Werte, weil auf das Wohlbefinden der Mitarbeiter Wert gelegt wird. Die Leitung investiert gezielt in diese Lebensqualität, weil sie weiß, dass es auf diese Art und Weise gelingt, die Mitarbeiter zu halten und die Profite zu maximieren.

Das kongruente Pflegemodell sieht Berührungen zwischen Heimbewohnern und Mitarbeitern nicht nur gerne, sondern fördert sie ganz gezielt. Sofas in den Gemeinschaftsbereichen bieten die Gelegenheit, einander nahe zu sein und das Mobiliar und die Ausstattung im Gesellschaftsraum laden die Mitarbeiter ein, sich neben die Bewohner zu setzen. Den Mitarbeitern ist bewusst, dass Handhalten, Umarmen und sich neben die Bewohner setzen genauso zu ihrer Arbeit gehören wie Betten machen, Medikamente verabreichen und die Bewohner bei den Mahlzeiten unterstützen. Daher gibt es außerhalb der pflegerischen Aufgaben viele freundschaftliche Kontakte zwischen Bewohnern und Mitarbeitern. Dieser Umgang mit Berührung wird von allen Mitarbeitern befürwortet; Unterschiede im Umgang mit Berührung werden somit eher von ihrer Einstellung als von ihrer Aufgabe bestimmt. Die Durchführung von Berührungen ist abhängig vom Stadium der Demenz, in dem der Empfänger sich befindet. Die Interaktionen mit Menschen in den Endstadien der Demenz sind gekennzeichnet durch mehr Nähe und körperliche Zuneigung. Die Betroffenen werden während der Durchführung der pflegerischen Aufgaben liebevoll berührt, um ihnen ein Gefühl der Sicherheit zu vermittelten und eine von Vertrauen und Zuneigung geprägte Beziehung zu ihnen aufzubauen. Beispielsweise kann eine Person, die in eine andere Position gebracht werden soll, so hochgehoben werden, dass es wie eine Umarmung wirkt, weil die Betreuerin die Arme um die Person legen muss, wenn sie ihr einen Tragegurt umlegt. Die Mitarbeiter lassen sich von den Menschen, die sie betreuen, freundschaftlich berühren, weshalb sie eher wie gute Freunde wirken und nicht wie Mitarbeiter, die ihrer Arbeit nachgehen. Familienangehörige, die zu Besuch kommen, sind nicht wählerisch, wenn es darum geht, anderen ihre körperliche Zuneigung zu zeigen. Manchmal fällt es schwer, zwischen Besuchern, Bewohnern und Mitarbeitern zu unterscheiden. Wenn sich zwischen zwei Bewohnern eine intime Beziehung anbahnt, nehmen die Mitarbeiter eine Risikoeinschätzung vor, um Risiken, Rechte und Wohlbefinden gegeneinander abzuwägen.

In den Gemeinschaftsbereichen gibt es eine Vielzahl von Objekten und Dingen, die die Bewohner zu jeder Tageszeit berühren, befühlen und halten können und die Mitarbeiter nutzen diese Dinge für ihre Interaktionen. Einige Dinge haben etwas mit der Lebensgeschichte der Bewohner zu tun, so dass man herausfinden kann, wer die Person ist, wenn man beobachtet, was sie auswählt. Die Heimbewohner identifizieren sich stärker mit den Dingen innerhalb und außerhalb der Umgebung. Die während der Interaktionen genutzten Dinge und Objekte entsprechen dem Grad der Demenz und der funktionellen Fähigkeiten der Bewohner; Menschen in den Endstadien der Demenz können Stoffe und Textilien berühren oder ein weiches Spielzeug im Arm halten; Menschen, die die Realität anders wahrnehmen, können eine Puppe versorgen oder eine Aktentasche mit Arbeitsunterlagen tragen; Menschen in den Frühstadien der Demenz können einen Staubsauger nehmen und sich um die Hausarbeit kümmern.

1.5 Berührungen im Rahmen der Pflege

In den letzten vier Abschnitten wurden Modelle von Pflegediensten vorgestellt und keine real existierenden Dienste beschrieben. Ich habe anhand dieser Modelle vier verschiedene Berührungskulturen dargestellt, die für vier unterschiedliche Pflegemodelle stehen. Natürlich entspricht kein Dienst genau einer dieser Beschreibungen. Doch ich bin sicher, dass viele der beschriebenen Einstellungen und Praktiken im Zusammenhang mit Berührungen jedem vertraut sind, der in einem Demenzpflegesetting arbeitet oder dieses regelmäßig besucht. All dies sind Einstellungen, die mir im Rahmen von Workshops begegnet sind, und Praktiken, die ich mit eigenen Augen gesehen habe, als ich den Umgang mit Berührungen in verschiedenen Pflegesettings beobachtet habe. Wer den Umgang mit Berührungen im Rahmen der Pflege direkt beobachtet, erhält Aufschluss über die in einem Setting übliche Berührungskultur. Man kann eine Beobachtung durchführen, indem man sich einfach hinsetzt und das Verhalten und die Interaktionen beobachtet, wie sie normalerweise in einem Setting vorkommen. Man kann jedoch auch systematisch vorgehen und ein Beobachtungs-Tool benutzen, mit dem der Beobachter bestimmte Ereignisse beobachten und gleichzeitig festhalten kann.

Soziologen und Sozialanthropologen nutzen traditionell verschiedene Beobachtungsmethoden, um einen Einblick in bekannte und fremde Kulturen und Sitten zu bekommen. Bei einigen Methoden wird aus der Ferne beobachtet, andere erfordern die „teilnehmende Beobachtung", was bedeutet, dass der Beobachter aktiv in das zu beobachtende Setting eingebunden ist. Der Gesundheitsbereich ist eins der vielen Settings, in dem diese Methoden eingesetzt wurden, um die Durchführung von Dienstleistungen, die Interaktionen zwischen Pflegenden und Patienten und die Organisation von Rollen zu erforschen[1]. Damit die Anbieter von Pflegedienstleistungen die Beobachtung von Berührungen systematisch durchführen können, enthält dieses Buch ein Tool zur Beobachtung von Berührungen, eine Liste mit Berührungsarten und eine Berührungstypologie (Anhang 1, 2, 3, und 4). Mithilfe des Beobachtungs-Tools kann der Beobachter die subjektive Wahrnehmung von Berührungen im Rahmen der Pflege fortlaufend festhalten. Während der Beobachtung dieses allgegenwärtigen Aspekts der pflegerischen Arbeit können Anbieter von Dienstleistungen:

---

1 Immer mehr Untersuchungen setzen Beobachtungsinstrumente ein, um zu ermitteln und zu quantifizieren, wie alte Menschen mit Demenz institutionalisierte Pflege wahrnehmen (Godlove/Richard/Rodwell, 1982; Hallberg/Norberg/Erikson, 1990; Bowie/Mountain, 1993; Gilloran et al., 1993; Nolan/Grant/Nolan, 1995; Schreiner/Yamamoto/Shioyani, 2005; Ward et al., 2008).

- Prüfen, ob der Umgang mit Berührungen ihrer Betreuer eine pflegerische Intention erkennen lässt;
- prüfen, ob die Wahrnehmung von Berührungen im Rahmen der Pflege die Persönlichkeit stärkt und/oder person-zentrierte Beziehungen fördert;
- prüfen, ob die Wahrnehmung von Berührungen im Rahmen der Pflege die Persönlichkeit zerstört und von Kontrolle und Bevormundung geprägte Beziehungen fördert;
- die für ihren Dienst typische Berührungskultur ermitteln.

In den folgenden Kapiteln wird ausführlich dargelegt, wie die einzelnen Berührungsarten die Gefühle der Empfänger bestimmen, welcher Zusammenhang zwischen Berührungen und Beziehungen besteht und welche Rolle Berührungen im Hinblick auf die subjektive Wahrnehmung der Versorgung Demenzkranker spielen. Die Leser sollten unbedingt erst das Buch ganz lesen, bevor sie das Beobachtungs-Tool einsetzen. Mit dem erworbenen Wissen über Berührungen können sie das Beobachtungs-Tool effizienter nutzen, um einen gezielten Praxisentwicklungsprozess zu initiieren, der die Vorzüge von Berührungen maximiert und ihre negativen Auswirkungen minimiert.

1.6 Zusammenfassung

Um die Rolle von Berührungen in einem Pflegesetting nachhaltig zu verändern, müssen Sie zuerst feststellen, in welchem Pflegemodell Sie arbeiten.

Den Mitarbeitern die Vorzüge freundschaftlicher Berührung zu vermitteln, ohne die Bedingungen dafür zu schaffen, dass sie mit den zu betreuenden Menschen in Kontakt treten können, ist für alle Beteiligten äußerst frustrierend. Wie diese Bedingungen aussehen, ist weitgehend abhängig von dem Pflegemodell, in dem Sie arbeiten. Um den Umgang mit Berührungen zu verbessern, mag es in einem Pflegesetting nötig sein, die Einstellungen und Wahrnehmungen der Mitarbeiter zu verändern, in einem anderen Setting müssen vielleicht die starren Routinen abgeschafft werde, die die Mitarbeiter tagsüber davon abhalten, sinnvolle Kontakte zu den Bewohnern zu pflegen und in einem weiteren Heim muss eventuell ein Gemeinschaftsbereich eingerichtet werden, damit die Menschen, die dort leben, und die, die dort arbeiten, die Möglichkeit haben, sich zusammenzusetzen. In all diesen Fällen muss die Pflegekultur bis zu einem gewissen Grad verändert werden. Manche Veränderungen werden einschneidender sein als andere. Doch die Auswirkungen auf die dort lebenden Menschen werden in all diesen Fällen beeindruckend sein. Jede Berührungskultur hat einen nachhaltigen Einfluss auf die Lebensqualität der Bewohner und darauf, wie sie die Pflege wahrnehmen.

Dies wirft die Frage auf, welche Beziehungen sich aus den beschriebenen Berührungskulturen entwickeln. Der klinische Dienst führt im besten Fall zu Beziehungen, die durch Distanz, emotionales Desinteresse und Bevormundung gekennzeichnet sind, und im schlimmsten Fall zu kontrollierenden und feindseligen Beziehungen, in denen die Betroffenen wie Objekte behandelt werden. Solche Beziehungen vermitteln weder Trost, noch Geborgenheit oder ein Gefühl der Zugehörigkeit, sondern sie führen zu einem Gefühl der Isolation, verstärken das Leid der Betroffenen und fordern Protest und destruktives Verhalten heraus. Beziehungen dieser Art entsprechen nicht der pflegerischen Intention der meisten Betreuer. Der kongruente Dienst hingegen fördert warme, freundschaftliche und liebevolle Beziehungen auf „der Ebene einer „gefühlten" Sprache, die Menschen mit kognitiver Beeinträchtigung besser verstehen können (**Kap. 5 und 8**). Solche Beziehungen schaffen die Grundlage, auf der sich Vertrauen und Zuneigung entwickeln können, die für Geben und Nehmen im Rahmen der Pflege entscheidend sind. Es sind Beziehungen, zu denen die meisten in schwierigen Zeiten Zuflucht nehmen, wenn sie sich verloren und überwältigt fühlen. Solche Beziehungen fördern auch das Beste im Menschen zutage. Kurzum, es sind person-zentrierte Beziehungen. In diesem Dienst entspricht der Umgang der Mitarbeiter mit Berührungen ihrer pflegerischen Intention, den emotionalen Bedürfnissen und Fähigkeiten der Menschen mit Demenz und der person-zentrierten Pflegephilosophie. Diese kongruente Berührungskultur mag optimistisch klingen, aber sie ist nicht naiv. Um eine Berührungskultur zu entwickeln, die mit dem person-zentrierten Ansatz übereinstimmt, müssen Sie:

- feststellen, welche Dinge Einfluss darauf haben, wie die Betroffenen Berührungen wahrnehmen;
- wissen, welche Rolle Berührungen innerhalb von Beziehungen und im Hinblick auf die Förderung des Wohlbefindens spielen;
- die Unterschiede zwischen aufgabenorientierten und person-zentrierten Berührungen kennen;
- wissen, wie nonverbale Zustimmung aussieht, sich anhört und anfühlt;
- wissen, wie Menschen mit kognitiver Beeinträchtigung Berührungen wahrnehmen;
- lernen, wie Sie die Betroffenen motivieren können, ihre Zustimmung zu Berührungen für die Körperpflege und klinische Maßnahmen zu geben;
- wissen, welchen Einfluss die Berührung von Dingen hat, wenn es darum geht, die Betroffenen zu beschäftigen und ihre Identität zu erhalten.

Dies bedeutet, ein professioneller Umgang mit Berührungen ist vor allem ein informierter Ansatz ist. Berührungen im Umgang mit demenzkranken Menschen sind sehr viel mehr als Massage. In den Pflegesettings berühren Menschen einander ständig und werden von anderen berührt. Für die Anbieter von Pflegedienstleistungen ist es wichtig, sich Zeit zu nehmen und zu überprüfen, ob die Wahrnehmungen von Berührungen ihrer pflegerischen Intention entsprechen.

Schritte zur Veränderung der Kultur

Diskutieren Sie über dieses Thema: „Umarmungen sind in der Pflege demenzkranker Menschen unangemessen".

1. Schritt: Teilen Sie die Mitarbeiter in zwei Gruppen ein. Lassen Sie die eine Gruppe Argumente *für* und die andere Gruppe Argumente *gegen* die obige Aussage finden.

2. Schritt: Notieren Sie alle wichtigen Argumente für und gegen freundschaftliche Berührungen in der Pflege demenzkranker Menschen, um die Vorzüge und Risiken freundschaftlicher Berührungen und die Bedenken und Einstellungen der Mitarbeiten gegenüberzustellen.

3. Schritt: Überlegen Sie, was die Diskussion über Ihr aktuelles Pflegemodell aussagt und welche Maßnahmen zur Veränderung der Kultur nötig sind, um eine kongruente Berührungskultur zu entwickeln.

2 Berührungen in der Pflege

Diskussionen mit Ihrem Pflegeteam über das Thema Berührungen geben Aufschluss über die Pflegekultur, in der Sie arbeiten (klinisch, gemischt, kreativ oder kongruent) und enthüllen, was Ihre Mitarbeiter davon abhält, die Bewohner auf sinnvolle Art zu berühren. Die Diskussion über menschliche Berührungen erfordert eine Sprache, mit der sich die vielfältigen Berührungsarten beschreiben lassen. Die Literatur über Berührungen im Bereich des Gesundheitswesens definiert Berührungen entweder als nonverbale Dimension sozialer Interaktionen (Pflegeliteratur zum Thema Interaktion und Kommunikation) oder als singuläre Intervention (Literatur zum Thema Wirksamkeit von Massageinterventionen bei alten Menschen und in der Demenzversorgung). Dies sind zwei gänzlich unterschiedliche Annäherungsweisen an das Thema. Die erste untersucht den Umgang mit sowie die Auswirkungen und die Bedeutung von Berührungen in sozialen Interaktionen und Beziehungen in einer bestimmten Situation. Die zweite befasst sich mit den Auswirkungen einer bestimmten Berührungsart, z.B. einer Hand-, Kopf- oder Rückenmassage, um deren Wirksamkeit als gesundheitliche Maßnahme zu überprüfen. Diese wissenschaftliche Literatur zum Thema Berührungen benennt eine Vielzahl von Berührungsarten und diskutiert sie unter dem Aspekt ihrer Bedeutung, ihrer Funktion und ihren Auswirkungen. In diesen Arbeiten werden daher zahlreiche Berührungsarten vorgestellt. Ich habe in meinem Buch diese umfangreiche und etwas abstrakte Typologie der Berührungen zu einer Liste zusammengefasst, die für unsere Zwecke ausreicht und besser verständlicher ist.[2]

Diese grafische Darstellung ist keineswegs vollständig und dem einen oder anderen Leser werden bestimmt noch andere Berührungsarten einfallen, die man noch hinzufügen könnte! Ein flüchtiger Blick auf die Liste verrät, dass Berührungen ein allgegenwärtiger Aspekt des sozialen Lebens sind und dass ihre Bedeutung ebenso zahlreich wie unterschiedlich ist. Berührungen stehen in Zusammenhang mit einem Anlass („triumphale Berührungen"), Intentionen (schützende Berührungen"), Gefühlen, („Berührungen, die überwältigende Gefühle eindäm-

---

2 Die Liste wurde aus „Physical touch in nursing studies: A literature review" (Routasalo, 1999) übernommen und weiterentwickelt.

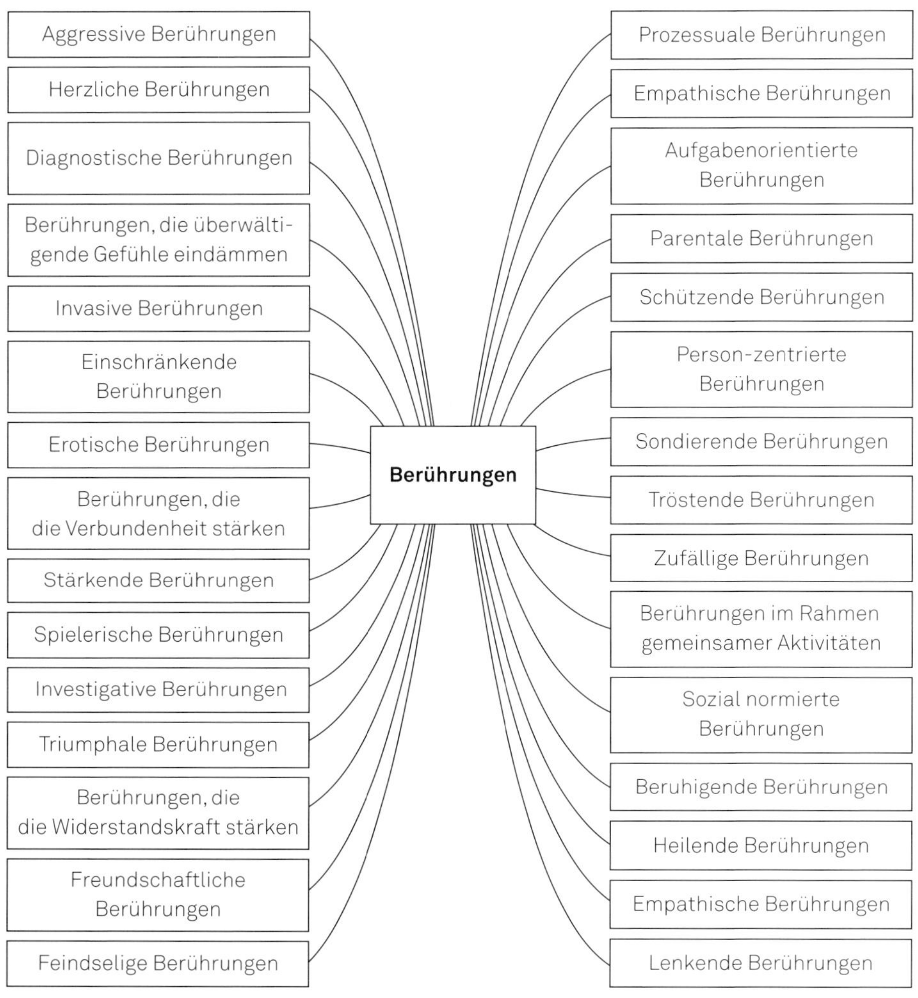

Abbildung 2-1: Typologie der Berührungen

men“), Konventionen („sozial normierte Berührungen“), Beziehungen (Berührungen, die die Verbundenheit stärken“), Aktivitäten („Berührungen im Rahmen gemeinsamer Aktivitäten“) und Situationen („zufällige Berührungen“). Die Bedeutung einiger Berührungsarten in dieser Auflistung können sich überlappen, etwa „empathische Berührungen“ und „tröstende Berührungen“. Manche Berührungsarten sind nicht ohne weiteres zu verstehen, wie z. B. „Berührungen, die die Widerstandskraft stärken“, andere klingen eher technisch, wie z. B. „prozessuale Berührungen“. Einige Berührungsarten geben Auskunft über ihr Ziel, wie z. B. „energetisierende Berührungen“, andere über ihren Nutzen, wie z. B. „diagnostische Berührungen“. Ganz gleich wie wir Berührungen nennen, ihre Wirkung ist sehr subjektiv und wird immer von verschiedenen Variablen beeinflusst. Was in einer bestimmten Situation oder Beziehung als energetisierende Berührung wahrgenommen wird, kann in einer anderen als invasive Berührung empfunden werden. Eine freundschaftliche Berührung kann in Kombination mit einer anderen Körpersprache als erotische Berührung wahrgenommen werden. Im nächsten Kapitel werden diese Variablen ausführlicher erörtert.

Ziel der grafischen Darstellung ist es nicht, eine Berührungsart auf eine bestimmte Bedeutung festzulegen, sondern sie ist gedacht als Ausgangsbasis für eine Diskussion über die Rolle von Berührungen im sozialen Miteinander und insbesondere in Demenzpflegesettings. Sie können die grafische Darstellung nutzen, um mit den Mitarbeitern verschiedene Berührungsarten und unterschiedliche Wahrnehmungen im Zusammenhang mit Berührungen zu diskutieren, beispielsweise so:

- Welche Berührungsarten sind zwischen Mitarbeitern und Menschen mit Demenz in Demenzpflegesettings unangemessen und warum?
- Welche Berührungsarten vonseiten der Menschen mit Demenz sind für Sie zulässig?
- Welche Berührungsarten kommen in Ihrer pflegerischen Arbeit am häufigsten vor und warum?
- Was sagt Ihnen der Ausdruck „Berührungen, die die Verbundenheit stärken“?
- Ist „Intimität“ zwischen Mitarbeitern und Menschen mit Demenz zulässig?
- Werden erotische Berührungen zwischen Menschen mit Demenz in Ihrem Dienst toleriert?
- Über welche in der Grafik aufgeführten Berührungsarten wurden Sie aufgeklärt und weshalb fand diese Aufklärung statt?
- Gibt es in Ihrem Dienst in schriftlicher oder anderer Form gültige Richtlinien zu irgendeiner dieser Berührungsarten?

Ich habe Managern, Pflegenden, Betreuern und Familienangehörigen solche Fragen gestellt um zu erreichen, dass in Pflegeheimen im ganzen Vereinigten Königreich über das Thema Berührungen lebhaft diskutiert wird. Das Buch ist das Ergebnis dieser offenen und ehrlichen Diskussionen. Der Sinn und Zweck dieser Diskussionen bestand nicht nur darin festzustellen, welche Berührungsart „in“ oder „out“ ist, vielmehr ging es darum, auf das Thema Berührungen aufmerksam zu machen und auf die unterschiedlichen Meinungen und Befürchtungen hinzuweisen, die es „da draußen“ gibt, d.h. im Team, im Pflegeheim, im Bereich Demenzversorgung und in der Gesellschaft. So sollten die Diskussionen über bestimmte Berührungsarten und deren Rolle in der Demenzversorgung die

Gründe offenbaren, warum diese Berührungsarten als angemessen oder unangemessen gelten. Falls Betreuer „Berührungen, die die Verbundenheit stärken" als unangemessen empfinden, sollte eine Diskussion über Intimität und deren Bedeutung folgen. Offene, unvoreingenommene und inklusive Diskussionen fördern eine Vielzahl von Themen und Problemen zutage und helfen, die entscheidenden Faktoren ausfindig zu machen, die Einfluss auf den Umgang mit Berührung in der Pflege nehmen. Ich habe die Liste genutzt, um:

- Richtlinien über bestimmte, für einen Dienst typische Berührungsarten zu ermitteln;
- herauszufinden, welche Berührungsarten zwischen Mitarbeitern und Menschen mit Demenz verboten sind und warum;
- Unsicherheiten bei den Mitarbeitern aufzudecken, was die Rolle von Berührungen anbelangt;
- widersprüchliche Auffassungen über Berührungen innerhalb des Dienstes und der Pflegekultur festzustellen;
- Vorzüge und Risiken der einzelnen Berührungsarten im Rahmen der Pflege zu benennen;
- einige der Faktoren zu ermitteln, die Einfluss auf die Einstellung der Mitarbeiter gegenüber bestimmen Berührungsarten nehmen;
- über Bedeutung und Stellenwert von Intimität in der Pflege demenzkranker Menschen zu diskutieren;
- die Einstellungen der Mitarbeiter gegenüber erotischen Berührungen zwischen Menschen mit Demenz zu diskutieren;
- zu erfahren, ob die Mitarbeiter über Berührungen aufgeklärt wurden und welche Möglichkeiten der Kontaktaufnahme ihnen vermittelt wurden;
- den Unterschied zwischen aufgabenorientierten und person-zentrierten Berührungsarten zu erläutern;
- über Fragen zu diskutieren, die die Zustimmung zu einzelnen Berührungsarten betreffen;
- die Mitarbeiter davon zu überzeugen, dass feindselige, aggressive und erotische Berührungen vonseiten der Mitarbeiter inakzeptabel sind;
- zu klären, für welches Pflegemodell die Auffassungen der Mitarbeiter stehen.

Da ich solche Diskussionen in verschiedenen Demenzpflegesettings regelmäßig führe, weiß ich, dass bestimmte Einstellungen, Überzeugungen und Befürchtungen immer wieder auftauchen. Auf diese gehe ich nachfolgend ein.

2.1 Die Rolle von Berührungen in der Pflege

Die Teilnehmer sind meistens überrascht, wie viele verschiedene Berührungsarten es gibt. Wenn überhaupt, haben sie nur selten Gelegenheit, ihre Wahrnehmungen und ihren Umgang mit diesen Berührungsarten zu reflektieren oder sich an Diskussionen über die Rolle, die die verschiedenen Berührungsarten im Rahmen der Pflege spielen, zu beteiligen.

2.2 Ambivalente Botschaften

Dienstleistungsanbieter haben selten eine klare Philosophie oder Richtlinien über die Rolle von Berührungen in der Pflege. Oft existieren in den einzelnen Pflegeheimen und selbst innerhalb desselben Pflege-Settings gegensätzliche und widersprüchliche Auffassungen über Berührungen. Zudem erhalten die Mitarbeiter widersprüchliche und nicht vereinbare Anweisungen und Richtlinien aus unterschiedlichen Quellen: vom Management, von Vorgesetzten, Kollegen, Ausbildern, Trainings-DVDs und Lehrbüchern, lokalen Behörden und Vertretungen.

2.3 Berührungen sind tabu

Den meisten Betreuern, die mehr als ein paar Jahre in der Pflege oder in verschiedenen Pflegesettings gearbeitet haben, wurde gesagt, freundschaftliche Berührungen, wie z. B. Umarmen, Handhalten oder Küssen, seien in der professionellen Pflege unangemessen. Botschaften und Anweisungen, die negativ sind oder freundschaftliche Berührungsarten untersagen, stammen häufig aus unterschiedlichen Quellen.

2.4 Was werden die anderen denken?

Betreuer machen sich mehr Sorgen darüber, wie ihre Berührungen von anderen wahrgenommen werden als darüber, wie die Empfänger ihre Berührungen empfinden. Dies bedeutet, der Umgang der Betreuer mit Berührungen ist beeinflusst von den Einstellungen und Ansichten ihrer Kollegen, Vorgesetzten, dem Management, externen Fachleuten, Familienangehörigen und anderen Menschen, die im Heim leben. Wie ihre Berührungen von anderen wahrgenommen und bewertet werden, beschäftigt sie am meisten. In einem von Misstrauen, Angst und drohenden Rechtsstreitigkeiten geprägten Klima, das von den Massenmedien immer wieder neu befeuert wird, werden Betreuer gezwungen, freundschaftliche Berührungen zu unterlassen, um sich vor zynischen Anschuldigungen zu schützen.

2.5 Große Risiken und viele Vorzüge

Die Teilnehmer wissen, dass bestimmte Berührungsarten körperliche, emotionale und psychologische Schäden und Verletzungen zur Folge haben können, während andere tröstend und beruhigend wirken. Berührungen sind nachteilig, wenn sie als feindselig, invasiv, aggressiv, gewalttätig oder falsch wahrgenommen werden, und sie sind wohltuend, wenn sie auf die emotionalen Bedürfnisse des Empfängers abgestimmt sind und körperliche Grenzen respektieren.

2.6 Freundschaftliche Berührungen sind Pflegebestandteil

Freundschaftliche Berührungen gelten als eine der menschlichen Natur entsprechende Form des Trostes. Es ist eine intuitive Reaktion auf Menschen, die in Schwierigkeiten sind und die Betreuer nur schwer unterdrücken können. Diese Reaktion kann anderen ein Gefühl der Sicherheit und Geborgenheit vermitteln. Einige Betreuer sind empfindsamer als andere. Dies hängt meistens von früheren Erfahrungen mit Berührungen, von der Kultur und der Persönlichkeit ab. Im Allgemeinen gelten freundschaftliche Berührungen jedoch als normaler Bestandteil der pflegerischen Arbeit.

2.7 Aufgabenorientiertes Berührungstraining

Das Training zum Thema Berührungen ignoriert die vielen Arten der Berührung. Training in Transfers und Handling, klinischen Pflegemaßnahmen und bisweilen Kontrolle und körperliche Fixierung ist im Bereich der Pflege demenzkranker Menschen üblich, wenn nicht gar obligatorisch. Das Training vermittelt ausschließlich aufgabenorientierte Berührungen, d.h. prozessuale, instrumentelle, diagnostische und der Fixierung dienende Berührungen. Für die meisten Menschen, die in der Versorgung demenzkranker Menschen arbeiten, ist dies das einzige Training zum Thema Berührungen, das sie erhalten.

2.8 Intuitive Berührungsarten

Betreuer müssen freundschaftliche, tröstende oder empathische Berührungen nicht lernen, sie kennen sie aus eigener Erfahrung, weil sie selbst von anderen geliebt, umsorgt und getröstet wurden. Solche Berührungsarten fühlen sich natürlicher an als die Techniken, die Betreuer bei anderen „anwenden". Die Vermittlung von freundschaftlichen, tröstenden oder empathischen Berührungen gilt als unnötig, denn „entweder man kann es oder nicht"!

2.9 Berührungen als nonverbale Kommunikation

Berührungen können benutzt werden, um auszudrücken, wie eine Person zu einer anderen steht. Sie können sowohl freundschaftliche als auch feindselige Gefühle oder Gleichgültigkeit zum Ausdruck bringen. Die einzelnen Berührungsarten vermitteln unterschiedliche Intentionen, Gefühlsregungen und Beziehungen. Die über Berührungen vermittelten Botschaften können allgemein sein (ein Gefühl der Herzlichkeit und Zuneigung ausdrücken) oder relativ eindeutig (sie können ausdrücken „Ich bin für dich da", „Es ist in Ordnung", „Du bist hier in Sicherheit").

2.10 Risiken bei Berührungen demenzkranker Menschen

Manche Betreuer berichten, dass Menschen mit kognitiver Beeinträchtigung dazu neigen, die Bedeutung von Berührungen falsch zu interpretieren. Menschen mit Demenz missverstehen körperliche Nähe, freundschaftliche Berührungen oder Körperpflege oft und halten sie für sexuelle oder erotische Berührungen. Die gleichen Berührungen werden manchmal jedoch auch fälschlicherweise als invasiv, feindselig oder aggressiv empfunden. Da Menschen mit Demenz häufig ihre Hemmungen verlieren, werden sie durch die Wahrnehmung von Berührungen veranlasst, ihre sexuellen oder aggressiven Impulse auszuleben. All dies macht die Berührung von Menschen mit Demenz heikel.

2.11 Die Unfähigkeit, Berührungen zuzustimmen

Viele Menschen mit Demenz sind aufgrund ihrer kognitiven Beeinträchtigung nicht in der Lage, ihre Zustimmung zu Berührungen verbal zu äußern. Da es nicht immer möglich ist, den Betroffenen den Sinn und Zweck von Berührungen auf eine für sie verständliche Art zu vermitteln, befürchten Betreuer oft, eines Fehlverhaltens oder Missbrauchs beschuldigt zu werden.

2.12 Anonymität in der institutionellen Pflege

Es ist allgemein bekannt, dass Menschen völlig unterschiedliche Einstellungen und Wahrnehmungen haben, wenn es um Berührungen geht. Diese Unterschiede sind abhängig von ihrer Kultur, Religion, Lebensgeschichte und Persönlichkeit. Betreuer, die über diese Faktoren nicht Bescheid wissen, sind unsicher, wie ihre Berührungen außerhalb von pflegerischen Aufgaben wahrgenommen oder interpretiert werden. In solchen Fällen sagen Betreuer oft, es sei sicherer, diesen Menschen nicht zu nahe zu kommen. Betreuer, die in verschiedenen Bereichen von großen Pflegeheimen oder in unterschiedlichen Pflegesettings arbeiten, mangelt es oft an Erkenntnissen und Erfahrungen und deshalb sind sie im Umgang mit freundschaftlichen Formen der Berührungen ungeübt.

2.13 Keine Zeit für Kontaktaufnahme

Betreuer werden von ihrer täglichen Arbeit so stark in Anspruch genommen, dass sie glauben, für Kontakte zu den von ihnen betreuten Menschen keine Zeit zu haben. Schichtarbeit zwingt sie dazu, eine pflegerische Aufgabe nach der anderen durchzuführen. Starre Arbeitspläne und Routinen lassen den Betreuern kaum Gelegenheit, Zeit mit den von ihnen betreuten Menschen zu verbringen. Daher braucht es mehr Zeit oder mehr Personal, damit die Betreuer mit diesen Menschen auf sinnvolle Art in Kontakt treten können.

2.14 Berührungen bei Pflegeroutinen

Bedenken über die Angemessenheit von Berührungen, mit Berührungen einhergehende Risiken und Schwierigkeiten bei der Zustimmung beziehen sich nur auf freundschaftliche Berührungen, nicht aber auf prozessuale, diagnostische oder instrumentelle Berührungen. Dies hat zur Folge, dass die Betreuer sich weniger Gedanken über die Durchführung, Bedeutung und Wirkung aufgabenorientierter Berührungen machen als über andere Formen der Berührung. Es gibt keinen Grund, sich Gedanken über Berührungen im Rahmen von Pflegeroutinen zu machen, die mit Körperpflege zu tun haben.

2.15 Erotische Berührungen in der Pflege

Das Thema sexuelle Intimität in der Demenzpflege ist, wenn überhaupt, nur sehr selten Gegenstand offizieller Diskussionen. Es wird ganz selbstverständlich davon ausgegangen, dass sexuelle Intimität in Pflegesettings immer grenzüberschreitend (besonders, wenn sie in der Öffentlichkeit geschieht) und zwischen Menschen mit Demenz grundsätzlich nicht einvernehmlich ist. Die Betreuer betrachten sexuelle Beziehungen zwischen Menschen mit Demenz daher mit Argwohn und die Mitarbeiter machen oft den Fehler, mit Verboten zu reagieren.

2.16 Berührungen und Intimität

Intimität zwischen Mitarbeitern und Menschen mit Demenz gilt als Überschreitung der professionellen Grenze. Menschen verstehen unter Intimität oft etwas ganz anderes. Für manche hat Intimität eine ausschließlich sexuelle Bedeutung, für andere ist die Bedeutung sowohl sexuell als auch emotional. Emotionale Intimität ist typisch für Beziehungen zu engen Freunden und Familienangehörigen. Körperliche Zuneigung gehört zu sexueller und zu emotionaler Intimität. Betreuer, die über die Rolle der Intimität in der Pflege Demenzkranker nicht Bescheid wissen, werden engen Körperkontakt eher meiden.

2.17 Massage- und Berührungstherapien

Berührungen im Rahmen von therapeutischen Behandlungen und Massagen werden als positiv für Menschen in Pflegeheimen erachtet. Der therapeutische Nutzen von Berührungen wird in Pflegesettings oft ausschließlich unter diesem Aspekt betrachtet, was bedeutet, dass eine Massage als professioneller und wirksamer eingeschätzt wird als Handhalten, Umarmen oder körperliche Nähe. Einige Betreuer wurden speziell für solche Behandlungen ausgebildet, um sie im Rahmen ihrer pflegerischen Arbeit zusätzlich anbieten zu können.

2.18 Berühren und berührt werden

Die Mitarbeiter haben gegenüber diesem Thema unterschiedliche Einstellungen, die stark voneinander abweichen. In der Regel ist es so, dass die Menschen in Pflegeeinrichtungen diejenigen sind, die von den Betreuern berührt werden und nicht umgekehrt, getreu dem Grundsatz: Daran, wer wen berührt, kann man erkennen, wer mehr Macht hat.

2.19 Private und öffentliche Bereiche

Nähe und freundschaftliche Berührungen zwischen Mitarbeitern und Heimbewohnern gelten häufig als riskanter und sind daher tabu in privaten Settings, wie z. B. dem Schlafzimmer eines Bewohners. Dies gilt umso mehr, wenn die Person, die berührt wird, im Bett liegt. Die Befürchtungen der Betreuer sind groß, dass in einem solchen Setting freundschaftliche Berührungen von den Empfängern oder von Menschen, die in dem Heim arbeiten, von Besuchern oder anderen Heimbewohnern als sexuell motiviert missverstanden und wahrgenommen werden. Schlafzimmer und Bett können Betreuer somit von freundschaftlichen Berührungen und emotionaler Intimität abhalten.

2.20 Geschlecht und Gender

Freundschaftliche Berührungen zwischen Menschen unterschiedlichen Geschlechts gelten als riskanter und sind somit tabu. Viele Betreuerinnen befürchten, ihr freundschaftliches Verhalten und ihre Nähe zu Männern könnten missverstanden werden und zu Problemen führen. Ihre männlichen Kollegen glauben oft, dass Nähe und freundschaftlicher Umgang mit einer Frau im Rahmen der Pflege von anderen eventuell als Missbrauch oder Übergriff wahrgenommen wird. Auch Betreuer, die sich offen zu ihrer Homosexualität bekennen, befürchten Ähnliches, wenn sie Männer berühren.

2.21 Empfindsamkeit älterer Menschen

Viele glauben, dass frühere Generationen, die im Vereinigten Königreich geboren wurden und aufgewachsen sind, einander weniger berührt haben als heutige Generationen. Es wird vermutet, dass der Ausdruck körperlicher Zuneigung und Nähe damals mehr als heute tabuisiert war und dass Berührungen eher auf sozial normierte Berührungen wie Händeschütteln beschränkt waren. Die Annahme, dass der Umgang miteinander früher viel distanzierter war und Körperkontakte eher selten vorkamen, kann dazu führen, dass Betreuer ältere Menschen für weniger empfindsam halten als jüngere und deshalb freundschaftliche Berührungen vermeiden.

2.22 Erhöhte Infektionsgefahr

Pathogene Mikroorganismen, insbesondere Bakterien, werden häufig durch Körperkontakte übertragen. Professionelle Betreuer müssen daher bei ihren Interaktionen mit alten Menschen eine Reihe von Vorsichtsmaßnahmen beachten, etwa das Händewaschen vor und nach jedem Körperkontakt. Dieses Verhalten wirkt sich oft prägend darauf aus, wie die Betreuer andere berühren, besonders in Settings wie Akutkrankenhäusern, wo die Infektionsgefahr für Patienten besonders hoch ist.

2.23 Freundschaftliche Berührungen am Lebensende

Das Bedürfnis nach Trost und Beruhigung wird in der Endphase des Lebens größer. Der therapeutische Nutzen von Berührungen ist in dieser Phase daher ein wichtiger Aspekt der Pflege. Da die Endstadien der Demenz zugleich die Endphase des Lebens sind, sind tröstende Berührungen und Massagen in den Endstadien der Demenzpflege häufig die bessere Wahl.

2.24 Zusammenfassung

Diskussionen über die Rolle von Berührungen im Rahmen der Pflege berühren eine Fülle von Themen und Problemen. All diese Themen und Probleme haben massive Auswirkungen auf die Betroffenen, denn sie bestimmen über die Art der Beziehungen innerhalb des Dienstes. Sobald kognitive Beeinträchtigungen auftreten, bestimmt die Wahrnehmung von Berührungen in zunehmendem Maße, wie die Betroffenen Beziehungen, pflegerische Interaktionen und die Intentionen ihrer Betreuer empfinden. Wie Betreuer die Rolle von Berührungen in der Pflege demenzkranker Menschen sehen, hat einen entscheidenden Einfluss auf die subjektive Wahrnehmung der Pflege. Welche Themen und Probleme Ihre Diskussionen mit den Mitarbeitern zutage fördern, hängt vor allem von den Erfahrungen der Gruppenteilnehmer und von der Gestaltung der Diskussion ab. Nicht jede Diskussion über Berührungen muss alle oben beschriebenen Probleme thematisieren. Doch eine offene und ehrliche Diskussion kann helfen, wichtige Probleme aufzudecken, die Einfluss auf den Umgang der Mitarbeiter mit Berührungen haben. Um einen auf Ihren Dienst zugeschnittenen Praxisentwicklungsprozess in Gang zu setzen und den Umgang mit Berührungen im Rahmen der Pflege nachhaltig zu verbessern, müssen die Probleme durch nachfolgende Trainingsübungen und Diskussionen veranschaulicht werden. Die Auseinandersetzung mit den

Einstellungen gegenüber Berührungen gibt Aufschluss darüber, mit welcher Art von Dienst Sie es zu tun haben (klinisch, gemischt, kreativ oder kongruent). Da Berührungen Teil der Pflegekultur sind, lassen sich nachhaltige Veränderungen im Umgang mit Berührungen in der Pflege nicht ohne Veränderung der Pflegekultur erzielen. Wie bereits in der Einleitung erwähnt, geht es nicht darum, die Menschen, die in Ihrem Dienst leben und diejenigen, die dort arbeiten, durch eine Veränderung der Kultur empfindsamer zu machen als sie sein wollen. Es geht vielmehr darum, die Probleme ausfindig zu machen und die Hindernisse zu beseitigen, die die Menschen davon abhalten, menschlich miteinander umzugehen.

Schritte zur Veränderung der Kultur

Diskutieren Sie mit den Mitarbeitern über das Thema Berührung

1. Schritt: Nutzen Sie die Typologie der Berührungen (**Abb. 2-1**) und die obigen Fragen und Themen als Ausgangsbasis für eine Diskussion über die Rolle der einzelnen Berührungsarten in der Pflege Demenzkranker.

2. Schritt: Notieren Sie die Fragen und Probleme, die die Mitarbeiter im Zusammenhang mit den einzelnen Berührungsarten in der Pflege aufgeworfen haben und beleuchten Sie die Risiken und Vorzüge der einzelnen Berührungsarten.

3. Schritt: Ermitteln Sie im Team, welche der in Abbildung 2-1 aufgeführten Berührungsarten zwischen Betreuern und Menschen mit Demenz unangemessen sind und welche Berührungsarten zur person-zentrierten Pflege demenzkranker Menschen gehören.

4. Schritt: Benennen Sie die für Ihren Dienst typischen Themen und Probleme und diskutieren Sie diese ausführlich mithilfe der relevanten Abschnitte des Buches.

3 Wahrnehmung von Berührungen bei kognitiver Beeinträchtigung

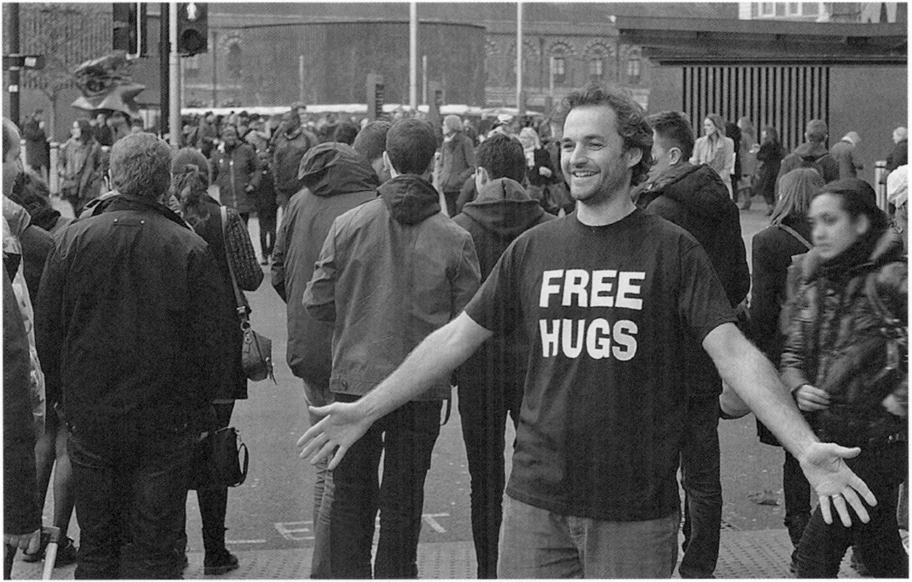

Abbildung 3-1: Wer möchte umsonst umarmt werden?

Auf dem Bild sehen Sie mich bei meiner wissenschaftlichen Untersuchung zum Thema Berührungen. Was ich bei dieser Studie über das Thema Berührung herausgefunden habe? „Umsonst angebotene Umarmungen“ sind keine einfache Sache! Als ich zur Hauptverkehrszeit vor einer stark frequentierten Londoner U-Bahn-Station stand, habe ich die Erfahrung gemacht, dass ich von vielen Menschen umgeben war, die ich hätte umarmen können, aber nur wenige dies wollten! Wundert es Sie, dass nur ein Bruchteil der vorbeieilenden Menschen von mir umarmt werden wollte? Vermutlich nicht. Schließlich sind wir bei Umarmungen wählerisch. Die meisten Menschen achten auf verschiedene Dinge, bevor sie jemanden umarmen. Wer die Person ist und welchen Eindruck sie macht, ist von ausschlaggebender Bedeutung. Wo, wann und warum wir jemanden umarmen, spielt ebenfalls eine Rolle. All diese Faktoren haben in dieser Studie gegen mich gesprochen! Für die meisten Menschen war ich ein Fremder und auf einige habe ich wahrscheinlich einen etwas sonderbaren Eindruck gemacht. Der öffentliche Ort, der Wunsch, schnell nach Hause zu kommen und das fehlende Bedürfnis, sich umarmen zu lassen, all dies waren für die meisten Menschen mehr Gründe, mich nicht zu umarmen als es zu tun. Die Schlussfolgerung aus meiner Untersuchung war nicht die, dass ich ein Mensch bin, den man nicht umarmen kann, sondern dass wichtige Faktoren die Wahrnehmung von und den Umgang mit Berührungen beeinflussen. Dieses Kapitel setzt sich mit diesen Faktoren auseinander und geht der Frage nach, welchen Einfluss eine kognitive Beeinträchtigung auf die Wahrnehmung von und den Umgang mit Berührungen hat.

3.1 Wahrnehmung von Berührungen

Berührungen müssen weder riskant noch tabu sein, vorausgesetzt wir wissen über sie Bescheid. Es gilt herauszufinden, was die Wahrnehmung von Berührungen beeinflusst und erklärt, warum eine Person eine Berührung als tröstend empfindet, die der anderen lästig ist. Wenn wir dies wissen, können wir mit Berührungen effizienter und erfolgreicher kommunizieren. Um mehr über Berührungen zu erfahren, reicht es nicht, sich in das Thema einzulesen oder darüber zu diskutieren. Eine Berührung ist eine körperliche Wahrnehmung und eine nonverbale Form der Kommunikation. Wir können unsere eigenen Erfahrungen mit Berührungen machen, wenn wir andere berühren und mit ihnen in Kontakt sind (**Kap. 5**). Da Berührungen so normal sind, besonders in Pflegesettings, achten wir nicht immer bewusst darauf, was geschieht, wenn wir mit anderen in Kontakt sind. Oft sind wir so sehr mit Denken, Reden und irgendwelchen Aktivitäten beschäftigt, dass wir den Kontakt zu unseren momentanen körperlichen Wahrnehmungen verlieren; doch genau dann findet Berührung statt! Sich mit Ihrer Wahrnehmung von Berührungen auseinanderzusetzen, bedeutet nicht nur, Erfahrungen zu machen, sondern auch daraus zu lernen. Geschieht dies in der Gruppe, haben wir die Chance, aus unseren eigenen Wahrnehmungen und denen der anderen zu lernen. Gruppendiskussionen können im Zusammenhang mit Berührungen sowohl Aspekte zutage fördern, die wir alle kennen, als auch Unterschiede, die sehr spezifisch sind.

Workshops über Berührungen in der Pflege können mit einer einfachen Übung beginnen, die die Betreuer für Berührungen sensibilisieren soll. Übung 1,

„Ein Moment der Berührung“ (**Anhang 5**), ist eine solche Übung.[3] Die Betreuer suchen sich einen Partner, nehmen Kontakt zu ihm auf und halten diesen Kontakt für eine kurze Zeit, ohne zu reden. Beide Teilnehmer haben Gelegenheit, den anderen zu berühren, von diesem berührt zu werden und anschließend über ihre Wahrnehmungen während der Übung zu diskutieren. Bei diesen Diskussionen liegt der Fokus auf vier Faktoren, die für die Wahrnehmung von Berührungen von elementarer Bedeutung sind:

1. *Die Art der Berührung,* d.h. wie wir berührt werden. Dieser Faktor bezieht sich auf die Qualität der Berührung, auf den Körperteil, der berührt wird, auf die Dauer der Berührung und darauf, ob die Berührung durchgeführt und/oder empfangen wird.
2. *Die Situation,* d.h. warum, wo und wann die Berührung stattfindet. Dieser Faktor bezieht sich auf Dinge, die mit dem Kontext zu tun haben, in dem die Berührung stattfindet: Timing, Intention, Begleitumstände und Umgebung.
3. *Die Beziehung,* d.h. wer berührt wen. Dieser Faktor bezieht sich auf die Merkmale der Menschen, die Kontakt haben, wie z.B. Grad der Vertrautheit, Persönlichkeit, Lebenserfahrung, Geschlecht, soziale Rolle, Kultur, Religion, Identität.
4. *Körpersprache,* d.h. das Verhalten während der Berührung. Dieser Faktor bezieht sich auf Dinge wie Körperhaltung, Nähe, Gesichtsausdruck, Blickkontakt, Bewegungen und Atmung.

Wissenschaftler, die das Thema Berührungen erforschen, nennen diese Faktoren Variablen, weil sie veränderlich sind. Wenn eine Variable sich verändert, verändert sich auch die Wahrnehmung einer Berührung.[4] Wie mein „free hug“-Experiment gezeigt hat, verändert sich die Wahrnehmung einer Umarmung in Abhängigkeit von der Person, die wir umarmen. Nachdem ich einige Fremde umarmt habe, ist mir klar geworden, dass wir uns sehr viel wohler fühlen, wenn wir einen Freund umarmen als einen völlig fremden Menschen. Die gleiche Berührungsart

3 Diese Berührungs-Übung stammt aus einem Trainingsprogramm für körperorientierte Psychotherapie. Erfahrungsbasierte Übungen spielen im Rahmen der Ausbildung in „körperorientierten“ Therapien und Massage eine zentrale Rolle.

4 Die Literatur zum Thema Kommunikation und Interaktion bezeichnet diese Art von Variablen als anbieterbezogene, patientenbezogene, umweltbezogene und situationsbezogene Variablen (Fleischer et al., 2009). Bei dieser Übung können die Teilnehmer auf eigene Erfahrungen mit Berührungen zurückzugreifen und so diese Faktoren selbst entdecken und mit ihren eigenen Worten beschreiben. Bei diesem phänomenologischen Ansatz helfen den Teilnehmern eigene Erfahrungen mit körperlichen Berührungen, das Thema besser zu verstehen.

(eine Umarmung) kann sich in Abhängigkeit von der Beziehung völlig anders anfühlen. Doch es kann auch tröstlich sein, einen Fremden zu umarmen, nämlich dann, wenn wir gerade etwas Schreckliches erlebt haben. In einer solchen Situation ist das Bedürfnis nach Trost manchmal so stark, dass uns egal ist, wer uns umarmt. Die gleiche Berührungsart (eine Umarmung) kann sich in Abhängigkeit von der Situation völlig anders anfühlen.

Während der Durchführung meines Experiments umarmte mich ein Mann, der müde und etwas angeschlagen war. Er war gerade aus dem Urlaub zurück und sein erster Arbeitstag hatte ihn völlig geschafft. Er brauchte so sehr etwas Nähe und Zuneigung, dass es ihm egal war, wer ihn umarmte. Unsere Umarmung war kurz und freundschaftlich. Hätte die Qualität der Berührung sich dabei auch nur minimal verändert, hätte sie sich völlig anders angefühlt. Wäre meine Umarmung sehr lange oder sehr eng und heftig gewesen, hätte der Mann sich unwohl, eingeengt oder sogar bedrängt gefühlt; hätte einer von uns seine Körpersprache verändert und beispielsweise versucht, den anderen liegend zu umarmen oder ihn während der Umarmung anzustarren, wäre die Erfahrung auch eine völlig andere gewesen! Dies liegt daran, dass unsere Körpersprache eine sehr wirksame Form der Kommunikation darstellt, die einen Einfluss darauf hat, wie wir Beziehungen wahrnehmen, was sich wiederum darauf auswirkt, wie wir Berührungen empfinden. Selbst subtile Veränderungen der Körpersprache können die Wahrnehmung von Berührungen beeinflussen; so verändert sich unsere Wahrnehmung in Abhängigkeit davon, ob die Person, die uns berührt, gerade aufsteht oder sich hinsetzt.

In Kapitel 2 habe ich einige Probleme erwähnt, die in Diskussionen über die Rolle von Berührungen in der Pflege häufig thematisiert werden. Viele dieser Probleme stehen im Zusammenhang mit den oben aufgeführten Faktoren, etwa die Bedenken der Betreuer, wie Berührungen innerhalb des Pflegesettings und von Kollegen, Vorgesetzen, externen Gesundheitsfachleuten, Familienangehörigen und anderen Heimbewohnern wahrgenommen werden. Diese Bedenken sind noch größer, wenn die Berührungen im privaten Bereich, etwa im Schlafzimmer, oder, was noch viel intimer ist, im Bett stattfinden. Bedenken dieser Art, beziehen sich auf die *Situation*, in der die Berührungen stattfinden. Diese Situation, ein professionelles Pflegesetting, hat einen Einfluss darauf, wie Betreuer Berührungen wahrnehmen und wie sie Berührungen handhaben. Für Betreuer sind Geschlecht, Gender, Lebensgeschichte, Kultur, Persönlichkeit, Sensibilität, Alter und kognitive Fähigkeiten der zu betreuenden Menschen ebenfalls wichtige Aspekte, die es zu berücksichtigen gilt. Diese Aspekte betreffen die *Beziehung*, in der Berührungen stattfinden. Die Betreuer verweisen auch auf wichtige Unterschiede zwischen den einzelnen *Berührungsarten*, wie z. B. Umarmen, Küssen, Handhalten und Händeschütteln und den Grad der durch sie ausgedrückten Intimität, Vertrauen, Vertrautheit und Rücksichtnahme auf persönliche Grenzen.

Die oben genannten Beispiele machen deutlich, dass Berührungen immer Teil einer Situation and einer Beziehung sind und davon nicht getrennt werden dürfen. Vorzuschreiben, welche Berührungsarten (Handhalten, Umarmen, Küssen) im Umgang mit dementen Menschen unangemessen sind, wird sich immer unnatürlich und inhuman anfühlen, denn im Alltag ist dies abhängig vom Kontext (wer, wo und wann). Diese Regeln sollen feindselige, unangenehme und missbräuchliche Berührungen verhindern; doch sie verbieten auch Berührungsarten, die Teil pflegerischer Beziehungen sind. Die weit reichende Einschränkung und unreflektierte Vermeidung freundschaftlicher Berührungen in Pflegesettings hat unweigerlich zur Folge, dass Menschen nicht in den Genuss wohltuender Beziehungen kommen. Solche Richtlinien gelten denn auch als sehr feindselig und lieblos. Wenn Berührungen nicht als negativ wahrgenommen werden sollen, müssen die vier oben genannten Faktoren berücksichtigt werden, damit die Menschen in der stationären Pflege immer die mit den Berührungen verbundene pflegerische Intention erkennen können. Dies bedeutet, dass Berührungen auf die Beziehung und die Situation, in der sie stattfinden, abgestimmt werden müssen.

Die meisten Menschen schaffen es, einander korrekt zu berühren. Sie passen ihre Berührungen den jeweiligen Situationen und Beziehungen an, ohne groß über die Faktoren nachzudenken. Sie sammeln Erfahrungen bei ihren täglichen Interaktionen mit anderen und lernen so ganz nebenbei den Umgang mit Berührungen. Diese Form des Lernens ist implizit, das heißt, sie findet meistens unbewusst statt. Die meisten Menschen mussten denn auch keinen Kurs besuchen, in dem sie lernen, wie, wann, wo und warum man jemanden umarmt. Wir lernen etwas über Umarmungen, wenn wir selbst umarmt werden. Dies gilt für die meisten tröstenden Berührungsarten und Formen der körperlichen Zuneigung, denn unsere Fähigkeit, andere zu trösten, verdanken wir früheren Erfahrungen mit Situationen, in denen wir von anderen getröstet wurden. Die Tatsache, dass diese Berührungsarten sich natürlich anfühlen heißt jedoch nicht, dass wir immer alles richtig machen, sondern dass Fehler in diesem Zusammenhang auch als falsch, ungeschickt oder enorm peinlich empfunden werden. Jeder von uns hat in seinem Leben bestimmt schon ein oder zwei Mal solche Situationen erlebt. Ein oft zitiertes Beispiel für solche Situationen ist die Begrüßung von Menschen aus anderen Kulturen. In einer Kultur ist ein Handschlag als Begrüßung normal, in einer anderen sind es drei Küsse; Körperkontakte zwischen Menschen unterschiedlichen Geschlechts gelten in einer Kultur als völlig normal, während sie in anderen Kulturen streng geregelt sind. Einige haben wahrscheinlich schon einmal den Fehler gemacht zu glauben, dass eine in unserer Kultur übliche Berührung auch Menschen aus anderen Kulturen vertraut ist oder sie haben erfolglos versucht, sich einer anderen Kultur anzupassen. In beiden Fällen werden wir dies schnell merken! Ich weiß noch, wie peinlich es meinem Bruder war, als er sich auf einer Hochzeit von dem Schwager seines besten Freundes verabschieden wollte. Der Mann stammte aus Kamerun und war aufgewachsen in Quebec, einer französischsprachigen Region in Kanada. Da mein Bruder unsicher war, ob er ihn umarmen, ihm die Hand schütteln oder ein paar Küsse geben sollte, stellte er sich ungeschickt an und landete mit seinem Kuss schließlich im Nacken des Mannes, was in den meisten Kulturen vermutlich eine sehr intime Berührung ist. Ich muss wohl nicht betonen, wie peinlich ihm die Situation war! Wenn wir darauf achten, dass unsere Berührungen mit unserer Körpersprache, mit der Situation und mit der Beziehung übereinstimmen, können wir Unsicherheiten, ungeschicktes Verhalten, Peinlichkeiten und Missverständnisse vermeiden. Eine kognitive Beeinträchtigung kann jedoch die Wahrnehmung dieser Faktoren beeinflussen. Um die Rolle von Berührungen in der Demenzpflege zu verstehen, müssen wir nicht nur wissen, welchen Einfluss diese Faktoren auf die Wahrnehmung von und den Umgang mit Berührungen haben, sondern wir müssen auch die Auswirkungen einer kognitiven Beeinträchtigung auf diese Faktoren kennen.

3.2 Handhalten, Umarmen oder Küssen

Die Mitarbeiter unterscheiden zwischen den Arten der freundschaftlichen Berührungen in Abhängigkeit von dem Grad der damit verbundenen Intimität. In einigen Diensten gilt

Handhalten als zulässig, nicht aber Umarmen, in anderen Diensten Umarmen, nicht aber Küssen. Die Diskussionen drehen sich meistens um das Thema Einhaltung oder Überschreitung professioneller Grenzen, wohingegen Kultur, Persönlichkeit und Lebensgeschichte des Empfängers der Berührungen keine Rolle spielen.

3.3 Wahrnehmung bei kognitiver Beeinträchtigung

Eine kognitive Beeinträchtigung ist der fünfte Faktor, der Einfluss auf die Wahrnehmung von Berührungen hat. Dies bedeutet allerdings nicht, dass eine kognitive Beeinträchtigung die Wahrnehmung einer Berührungsart zwangsläufig verändert. Eine liebevolle Berührung fühlt sich immer noch liebevoll an, eine unpersönliche Berührung fühlt sich unpersönlich an, eine sichere fühlt sich sicher an, eine Berührung des Beins wird nach wie vor als Berührung des Beins empfunden und Handhalten wie Handhalten. Was sich bei einer kognitiven

Beeinträchtigung allerdings verändert, ist die Art und Weise, wie Beziehungen, Situationen und die Körpersprache wahrgenommen werden, also der Kontext, in dem die Berührungen stattfinden. Eine kognitive Beeinträchtigung hat einen immensen Einfluss auf die Wahrnehmung von Berührungen, weil die Bedeutung von Berührungen in hohem Maße von diesen Faktoren abhängig ist.

3.4 Beziehungswahrnehmung bei kognitiver Beeinträchtigung

Viele Menschen mit Demenz verlieren die Fähigkeit, andere Menschen zu erkennen oder sich an sie zu erinnern. Manchmal sind sie auch nicht in der Lage zu verstehen, was diese Menschen sagen. Dies hat massive Auswirkungen darauf, wie sie Beziehungen und somit die Durchführung von Berührungen wahrnehmen. Menschen mit leichter Demenz achten gewöhnlich nicht darauf, wen sie berühren und auf welche Art sie dies tun. Viele suchen körperliche Nähe und Trost bei anderen und interessieren sich wenig oder gar nicht dafür, wer diese Personen sind und wie lange sie sie kennen. Sie überrumpeln die Menschen einfach, so wie der Fremde, der anderen umsonst Umarmungen anbietet. Menschen, die in einem Pflegeheim leben, arbeiten oder zu Besuch dort sind, können leicht in eine solche Situation geraten. Es ist völlig normal, dass man unsicher ist, wie man sich verhalten soll, wenn jemand, den man noch nie gesehen hat oder kaum kennt, versucht, einem die Hand zu halten und einen zu umarmen oder zu küssen. Dass man sich weigert, von einer völlig fremden Person umarmt oder geküsst zu werden und ihr auch nicht seine Hand überlassen will, ist eine absolut nachvollziehbare Reaktion. Doch für Menschen, die nicht in der Lage sind zu erkennen, wer die Person ist und nicht weiß, wie lange sie sie schon kennt, ist dies nicht nachvollziehbar. Ich war in der Lage zu verstehen, warum die Passanten an mir vorbeigingen anstatt mich zu umarmen und es hat mir nicht wirklich etwas ausgemacht, weil ich kein großes Bedürfnis hatte, getröstet oder beruhigt zu werden. Wäre ich in Not gewesen und hätte die Situation nicht verstanden oder die Leute in meiner Umgebung nicht erkannt, hätte ich die Weigerung, mich zu umarmen als sehr herzlos empfunden. Verloren, beunruhigt, allein in einer Menschenmenge und bemüht zu verstehen, warum die Menschen einfach an mir vorbeigehen, hätte ich das Gefühl gehabt, ich sei es nicht wert, dass man mir hilft.

Da die Beziehung der Betroffenen zu anderen Menschen eher von dem spontanen Eindruck als von Erinnerungen bestimmt wird, ist die Wahrnehmung der Beziehung in zunehmendem Maße von der Körpersprache abhängig. Die Körpersprache eines Betreuers hat häufig einen großen Einfluss auf die Einstellung der Betroffenen gegenüber seinen Berührungen (**Kap. 3**) und oft entscheidet sie sogar darüber, ob die Betroffenen seinen Berührungen zustimmen (**Kap. 10**). Dies liegt daran, dass bestimmte Körperhaltungen und die Nähe bzw. Distanz zum Körper verschiedene Beziehungsarten repräsentieren. Manche Körperhaltungen werden als unangenehm oder dominant empfunden, z. B. wenn jemand dem Betroffenen direkt gegenübersitzt oder sich im Stehen über ihn beugt, andere Körperhaltungen gelten als ungefährlich und zeigen, dass persönliche Grenzen respektiert werden, z. B. wenn jemand neben dem Betroffenen sitzt oder auch ihm direkt gegenüber, aber dann ein wenig seitlich versetzt. Ob der Betroffen das Angebot annimmt, die Hand des Betreuers zu halten oder eine Massage oder Unterstützung bei der Körperpflege akzeptiert, hängt oft viel mehr von der Körpersprache des Betreuers ab als von seinen Worten (**Kap. 10**).

Da Berührungen auch eine Form der nonverbalen Kommunikation sind, orientieren Menschen mit Demenz sich bei der Einschätzung von Beziehungen mehr an Berührungen. Berührungen und Nähe im Rahmen von Interaktionen senden immer starke Signale aus, die verraten, ob eine Beziehung wahrgenommen wird als:

- liebevoll oder feindselig
- stärkend oder einengend
- unterstützend oder destruktiv
- beruhigend oder belastend
- tröstend oder beunruhigend
- warm oder kalt
- freundlich oder grob
- einfühlsam oder gefühllos
- persönlich oder desinteressiert
- nah oder distanziert
- fürsorglich oder kontrollierend
- freundlich oder aggressiv.

Berührungen können die Qualität von Interaktionen und Beziehungen dramatisch verändern. Diese taktilen oder relationalen Botschaften sind von entscheidender Bedeutung für die wohl wichtigste Einschätzung menschlicher Beziehungen: Ist die Beziehung ungefährlich oder bedrohlich? Da Menschen mit Demenz Schwierigkeiten haben, Personen und Orte in ihrer Umgebung zu identifizieren, müssen sie solche Einschätzungen immer wieder vornehmen. Angesichts ihrer unsicheren Situation, haben viele Betroffene ein stärkeres Bedürfnis nach Berührung und menschlichem Kontakt, weil sie Trost, das Gefühl der Zugehörigkeit und Geborgenheit brauchen.

3.5 Situationswahrnehmung bei kognitiver Beeinträchtigung

Viele Menschen mit Demenz nehmen die Realität anders wahr als ihre Betreuer und schätzen deshalb auch Situationen anders ein. Dieser Punkt ist äußerst wichtig und muss im Zusammenhang mit Berührungen unbedingt berücksichtigt werden, weil die Situation, in der die Berührung stattfindet, maßgeblich darüber entscheidet, wie die Berührung wahrgenommen wird. Ich kann mich noch gut erinnern, als ich einmal eine Frau in einem Pflegeheim massieren wollte. Sie sagte: „So etwas gehört sich nicht in der Wartehalle eines Flughafens." Sie erläuterte ihre Bemerkung und ich erfuhr, dass ihr Flugzeug gecancelt worden war und sie schon seit Stunden wartete und nun in der Wartehalle eines Flughafens irgendwo in Afrika festsaß. Es war auch niemand da, der ihr weitere Erklärungen geben konnte. Sie hielt mich für einen hinterhältigen Reisebüromitarbeiter, der sie von dem Gedanken an ihren Rückflug ablenken wollte, was natürlich ihre größte Sorge war. Die Art der Berührung passte selbstverständlich nicht zu ihrer Wahrnehmung der Situation und so musste sie sie begreiflicherweise ablehnen. Diese Erfahrung machte mir klar, dass die Wahrnehmung einer Situation maßgeblich darüber entscheidet, ob jemand einer Berührung zustimmt oder nicht. Man stelle sich vor, ein Betreuer würde in dieser Situation versuchen, die Körperpflege durchzuführen. Undenkbar, dass die Frau angesichts ihrer Wahrnehmung der Situation zustimmen würde. Natürlich lässt sich in einem solchen Fall mit logischen Argumenten keine Zustimmung erzielen, denn es ist ja gerade die Fähigkeit zu logischem Denken, die durch die kognitive Beeinträchtigung zerstört wird. Es wäre höchst unwahrscheinlich, wenn nicht gar unmöglich, die Frau davon zu überzeugen, dass ihre Wahrnehmung der Situation falsch ist. Allzu oft führen solche Szenarien zu einer sehr belastenden Situation, die häufig als „Widerstand gegen die Pflege" bezeichnet wird. Menschen, die ihre Zustimmung zu pflegerischen Maßnahmen verweigern, gelten in der Regel als „nicht kooperativ", „aggressiv", „schwierig" oder „ablehnend gegenüber pflegerischen Maßnahmen". Betreuer, die wissen, welche Bedeutung die Situation für die Zustimmung zu Berührungen hat, verwenden solche Bezeichnungen nicht, sondern gehen anders mit den Betroffenen um, um deren Zustimmung zu erlangen (**Kap. 10**). In dem obigen Beispiel habe ich auf die Ablehnung meines Angebotes durch die Frau reagiert, indem ich mich auf ihre Realität eingelassen habe. Ich habe die Rolle des Reisebüromitarbeiters angenommen, um ihre Bedürfnisse anzuerkennen und so ihr Vertrauen zu gewinnen. Glücklicherweise gab sie ihre Zustimmung zu der Fußmassage und sagte: „Wer hätte das gedacht, eine Fußmassage in der Wartehalle eines Flughafens!"

Die Einschätzung einer Situation hat auch einen Einfluss darauf, wie Berührungen gedeutet werden. Viele Männer, die keine Ahnung von normalen pflegerischen Maßnahme haben, wie z.B. der Körperpflege, oder sie nicht verstehen, missdeuten häufig die Berührungen durch weibliche Mitarbeiter. Ohne Kenntnis des Kontextes, in dem die Berührungen stattfinden, können solche Berührungen nur eines bedeuten! Natürlich erfolgt dann eine sexualisierte Reaktion. Die Demenz hat diese Männer nicht sexuell aggressiver gemacht, sondern ihre Fähigkeit beeinträchtigt, die Situation, in der die Berührungen stattfinden, richtig einzuschätzen. Häufig zerstört die Demenz auch ihre Fähigkeit, ihre emotionalen Reaktionen auf die Berührungen zu kontrollieren. Unterschiedliche Wahrnehmungen einer Situation liefern auch die Erklärung für verbotene sexualisierte Verhaltensweisen, wie z.B. Masturbieren in der Öffentlichkeit. Selbstbefriedigung ist eine normale menschliche Aktivität, deren Bedeutung stark von der Situation abhängt, in der sie stattfindet. In der modernen westlichen Gesellschaft wird sie immer häufiger akzeptiert, wenn sie sich auf den privaten Bereich beschränkt, in der Öffentlichkeit aber gilt sie als pervers, verboten oder sogar kriminell. Viele Menschen mit Demenz haben das Bedürfnis, sich selbst zu befriedigen, aber nicht die Fähigkeit, die unmittelbare Umgebung zu berücksichtigen oder zu reflektieren, wie sich ihr Verhalten auf andere auswirkt. Wer die Faktoren kennt, die die Wahrnehmung von Berührungen beeinflussen, kann solche Verhaltensweisen besser verstehen und Stigmatisierungen vermeiden, die häufig die Folge sind, wenn Menschen mit Demenz wichtige soziale Normen in puncto sexuelles Verhalten und Selbstbefriedigung verletzen. Ihre Beeinträchtigung verstärkt ihre Neigung, diese sozialen Normen zu verletzen, aber nicht ihre sexuelle Aktivität. (**Kap. 11** setzt sich ausführlich mit dem Thema erotische Berührungen und sexuelle Intimität in der Pflege demenzkranker Menschen auseinander).

3.6 Zusammenfassung

Um eine auf kognitive Beeinträchtigungen abgestimmte Pflege anbieten zu können, müssen wir wissen, inwieweit eine Demenz die Wahrnehmung von und den Umgang mit Berührungen verändern kann. Wenn wir verstehen, wie diese Beeinträchtigung die Wahrnehmung von Beziehungen, Körpersprache und Berührungen verändert, entscheiden wir uns eher für einen person-zentrierten Ansatz. Rücksichtnahme auf die Beeinträchtigung bedeutet, sich kritisch mit der eigenen Einstellung gegenüber Berührungen auseinanderzusetzen und darauf zu achten, dass wir dem Versuch widerstehen, Regeln und Normen durchzusetzen, die für Menschen mit Demenz keine Bedeutung haben. In dem Maße, wie sich deren Wahrnehmung von Beziehungen verändert, wird es für sie zunehmend bedeutungslos, wen sie berühren und von wem sie berührt werden und sie reagieren sensibler auf die Körpersprache anderer Menschen.

Menschen, die wählerisch sind, was die Nähe zu anderen Menschen anbelangt, haben mehr Probleme mit einem person-zentrierten Ansatz in der Demenzpflege. Berührungen sind eine persönlich und emotional sehr machtvolle Erfahrung, weshalb bei der Rekrutierung von Mitarbeitern unbedingt deren Einstellung gegenüber Berührungen überprüft werden sollte. Es ist zu empfehlen, Bewerber während des Einstellungsgespräch zu fragen: „Würden Sie einen Fremden umarmen?" Menschen, die mit Berührungen keine Schwierigkeiten haben, kommen im Umgang mit dementen Menschen vermutlich besser zurecht. Betreuer, die sich schwertun, andere Menschen zu berühren, brauchen mehr Unterstützung, damit sie Berührungen, die soziale Normen missachten, tolerieren. Betreuer, die darüber aufgeklärt werden, warum sich viele Menschen mit Demenz in puncto sexuelle Berührungen über die Regeln hinwegsetzen, haben weniger Schwierigkeiten, dieses regelwidrige Verhalten zu akzeptieren. Ihr Wissen hilft ihnen, auf Stigmatisierungen zu verzichten, die vorkommen, wenn Menschen mit Demenz in diesem Bereich gegen gültige Normen verstoßen.

Schritte zur Veränderung der Kultur

Ein Moment der Berührung

1. Schritt: Machen Sie mit den Betreuern die Übung 1, Ein Moment der Berührung (Anhang 5).

2. Schritt: Machen Sie die Mitarbeiter mit den vier wichtigen Faktoren (Berührungsart, Beziehung, Situation und Körpersprache) vertraut und verweisen Sie auf deren Bedeutung für die Zustimmung zu Berührungen.

3. Schritt: Diskutieren Sie mit den Mitarbeitern darüber, wie eine kognitive Beeinträchtigung das Wahrnehmen der vier Faktoren verändert und welche Konsequenzen dies für den Umgang mit Berührungen hat.

4 Tastsinn und Bindung

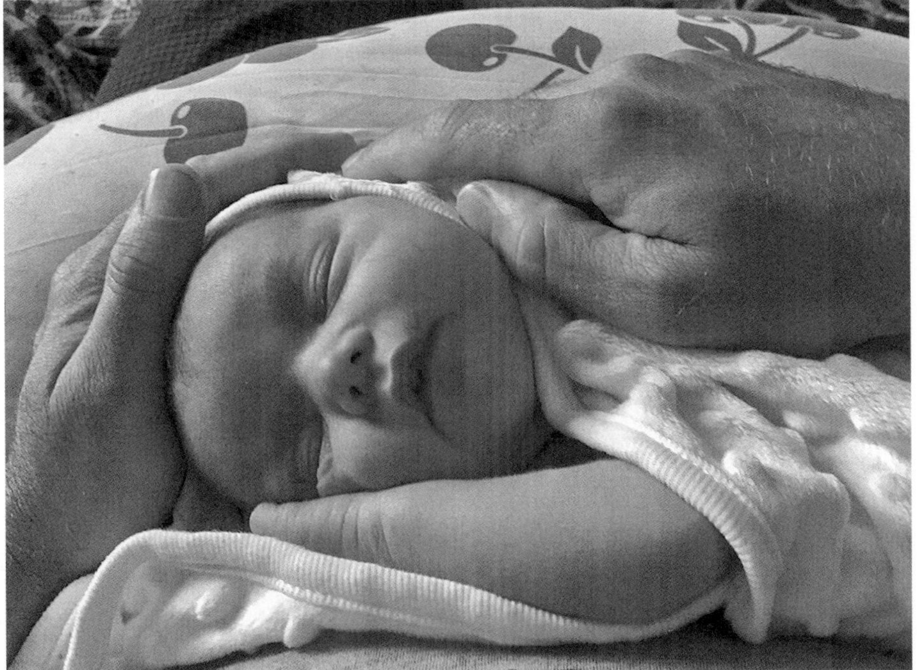

Abbildung 4-1: Meine Tochter Rori

Als ich dieses Kapitel schrieb, war meine Tochter Rori zwei Monate alt. Was weiß sie über Berührungen? Ihre Haut ist ihr größtes Sinnesorgan, mit dem sie die Welt wahrnimmt. Sie ist ausgestattet mit einer Vielzahl von Nervenendigungen, die es ihr ermöglichen, verschiedene Arten von taktilen Reizen wahrzunehmen. Sie ist in der Lage, verschiedenen Berührungen zu unterscheiden: warme und kalte, langsame, tastende und flüchtige, sanfte, weiche und raue, grobe. Manche Berührungen werden als tröstend und vertraut, andere als spannend und neu wahrgenommen. Sie braucht beide Erfahrungen, um sich im Leben zu behaupten – eine gesunde Mischung aus tröstenden Berührungen, die sie in schwierigen Zeiten beruhigen, und spannende Berührungen, die sie neugierig machen. Zu viel Bekanntes macht den Tag langweilig, zu viel Neues macht ihn chaotisch. Ohne taktile Reize wird Rori nicht genug Resilienz und Selbstvertrauen entwickeln können, um sich im Leben zu behaupten.[5] Solange sie Kind ist, wird sie in emotional und körperlich schwierigen Zeiten gehalten, gestreichelt und gewiegt. Mit der Zeit wird sie bestimmte Empfindungen bestimmen Menschen zuordnen – eine Gruppe von Berührungen ihrer Mutter, die andere ihrem Vater (viel haariger!). Bestimmte Berührungen und die Art, sie zu halten, werden mit der Oma, andere mit dem Opa in Verbindung gebracht.

Die den unterschiedlichen Beziehungen zugeordneten taktilen Wahrnehmungen bieten sowohl Trost als auch Anregung. Beruhigende, tröstende Berührungen vermitteln in schwierigen Zeiten ein Gefühl der Sicherheit und Geborgenheit; anregende Berührungen sorgen bei Langeweile für Vergnügen und Abwechslung. Diese taktilen Beziehungen werden auf unterschiedliche Art und zu verschiedenen Zeiten in ihrem Leben ihre Bedürfnisse erfüllen und sie manchmal natürlich auch frustrieren und enttäuschen. Rori wird in ihrem Leben eine enge Bindung zu den Menschen aufbauen, die ihr immer wieder Momente des Trosts und des Vergnügens gewähren. Sie werden für sie ein sicherer Hafen. Wenn sie Angst, Stress oder Langeweile hat, wird sie sich an diese Menschen wenden – ihr Fels in der Brandung – und bei ihnen Zuflucht suchen. Von ihnen wird sie im Laufe der Zeit lernen, wie sie selbst ihr Gleichgewicht wiedererlangen kann. Weil sie diesen sicheren Hafen kennengelernt hat, weiß sie, wie das Gefühl von Trost und Geborgenheit aussieht, sich anhört und anfühlt. Dieses Wissen wird Zeit ihres Lebens ihr Wegweiser zum Wohlbefinden sein. Mit der Zeit wird sie immer selbstsicherer werden und genug Selbstvertrauen entwickeln, um ohne diese Menschen, ihr Fels in der Brandung, auf Reisen zu gehen. Während sie die Außenwelt erkundet, wird sie mehr Fertigkeiten und Fähigkeiten entwickeln und durch Versuch und Irrtum eigene Strategien entwickeln, mit Stress und Chaos umzugehen. Die ursprünglichen Strategien, von den Eltern gewiegt, gehalten und beruhigt zu werden, werden ergänzt und ersetzt durch gereiftere Strategien, die sie befähigen, Schwierigkeiten zu meistern. Dies wird sie selbstsicherer und unabhängiger machen und sie wird neue Beziehungen zu Erwachsenen aufbauen, die ihr Halt geben.

Doch die Zeit bringt sowohl Wachstum als auch Verluste mit sich. Es kann sein, dass Rori als alte Frau die Fähigkeit verliert, andere zu sehen, zu hören oder

5 Näheres darüber, wie im Kontext der frühkindlichen Betreuung wahrgenommene Berührungen im späteren Leben die Reaktionen auf Stress beeinflussen, finden Sie bei Montague (1986) und Linden (2015).

zu verstehen und Dinge zu erkennen. Vielleicht verliert sie die Menschen, die ihr nahe stehen und ihr viel bedeuten, denn Freunde, Partner und Bekannte können sterben. Mit diesen Verlusten gehen ihr auch die Fähigkeiten und Bewältigungsstrategien verloren, die es ihr ermöglicht haben, sich selbst zu trösten und ihr ein Gefühl der Kontrolle und Eigenständigkeit vermittelt haben. 2097 wird sie möglicherweise genauso darauf angewiesen sein, von anderen getröstet zu werden, wie sie es jetzt im Jahre 2017 ist. Ihr Bedürfnis nach Bindung ist wieder da, aber die Menschen, die ihr Fels in der Brandung waren, leben längst nicht mehr. Es mag etwas morbid erscheinen, sich die neu geborene Tochter in diesem Zustand vorzustellen, aber das muss noch nicht das Ende der Geschichte sein. Der Verlust von Mutter und Vater spielt für Rori, wenn sie 95 ist, keine Rolle, solange es Menschen gibt, die bereit und willens sind, ihr in schwierigen Zeiten Trost zu spenden. Als alter Mensch in schwierigen Zeiten von einem Betreuer gehalten zu werden, fühlt sich an wie bei Mama oder Papa zu sein, vorausgesetzt der Betreuer tut dies mit Liebe. Die Wahrnehmung von Berührungen ist die einzige sinnliche Erfahrung, die in hohem Alter nicht verloren geht. Vielleicht verliert Rori die Fähigkeit, zu sehen, zu hören und Dinge zu erkennen, aber sie wird nie die Fähigkeit verlieren, andere zu erfühlen. Was kann sich ein Vater anderes wünschen, als dass seine Tochter sich Zeit ihres Lebens gehalten fühlt, egal ob sie mit anderen zusammen oder alleine ist, dass sie den Trost und die Liebe anderer Menschen ganz selbstverständlich annehmen kann, ohne Furcht und Argwohn, einfach weil sie sie braucht, und dass, wenn ich schon längst nicht mehr existiere, ein anderer Mensch willens ist, sie zu berühren, wenn sie es am dringendsten braucht? Wenn wir heute eine Kultur etablieren, die Berührungen befürwortet, dann schaffen wir die Voraussetzungen dafür, dass unsere Kinder von ihren Betreuern geliebt werden, wenn wir längst gegangen sind.

4.1 Lernen, Hilfe anzunehmen

Die pflegerische Beziehung, die ich soeben beschrieben habe, ist aufgebaut auf einer von Vertrauen und Zuneigung geprägten Verbindung zwischen zwei Menschen – ohne diese Verbindung kann Pflege weder durchgeführt noch angenommen werden. Pflegerische Arbeit setzt voraus, dass die eine Person die Fähigkeit hat, Hilfe anzubieten, und die andere über die Fähigkeit verfügt, Hilfe anzunehmen. In diesem Buch geht es vor allem darum, wie die Pflege durchgeführt wird, doch die Bereitschaft, die Pflege anzunehmen, ist genauso wichtig. Hilfsbereitschaft ist eine gute Sache, doch wenn die andere Person nicht bereit oder willens ist, Hilfe anzunehmen, werden unsere Bemühungen ins Leere laufen. Egal auf welcher Seite der pflegerischen Beziehung wir uns befinden, wir werden immer mit Problemen dieser Art zu kämpfen haben. Es wird schwierig, wenn die Person, die wir betreuen, auf unsere Hilfe nicht reagiert, sie ablehnt, sich gegen sie wehrt oder vielleicht sogar dagegen protestiert. Aber es könnte auch sein, dass wir uns auf der anderen Seite der pflegerischen Beziehung befinden und Hilfe benötigen, aber uns weigern, sie anzunehmen. Manchmal wollen wir keine Hilfe annehmen, obwohl wir in einer schwierigen Situation sind. Möglicherweise merken wir nicht oder wollen nicht zugeben, wie schwierig unsere Situation tatsächlich ist. Vielleicht haben wir Angst, als „bedürftig" zu gelten und finden die Vorstellung, hilfsbedürftig zu sein, unangenehm. Oder wir misstrauen Menschen, die uns helfen wollen, und fragen uns, welche Gegenleistung sie dafür verlangen. Wir sind skeptisch, Hilfe von anderen anzunehmen, weil wir davon ausgehen, dass sie uns irgendwann enttäuschen oder uns im Stich lassen, wenn wir sie am meisten brauchen. Wir sind überzeugt, dass uns sowieso niemand helfen kann oder haben uns angewöhnt, allein zurechtzukommen. Wenn wir uns intensiver mit dem Prozess der Annahme von Hilfe auseinandersetzen, wird uns klar, dass es verschiedene Gründe gibt, warum wir sie ablehnen und dass die Annahme von Hilfe auf großem Vertrauen beruht und dass wir, wenn wir Hilfe annehmen, bis zu einem gewissen Grad darauf vertrauen, dass die Person:

- anwesend und erreichbar ist, um zu helfen;
- unser Bedürfnis nach Hilfe akzeptiert;
- willens und fähig ist zu helfen;
- so zuverlässig ist, dass sie uns nicht im Stich lässt;
- keine allzu große Gegenleistung erwartet.

Es gibt keine Garantie, dass andere diese Kriterien immer und jederzeit zu 100 Prozent erfüllen, und dies bedeutet: die Suche nach Hilfe ist ein Sprung ins Ungewisse. Wenn wir uns in einem Loch befinden, strecken wir unsere Hand aus in der Hoffnung, dass jemand kommt und sie ergreift anstatt sie wegzustoßen. Wir hoffen auch, dass der Helfer nicht nur willens und in der Lage ist, uns aus dem Loch zu ziehen, sondern dass er unsere Hand nicht auf halber Strecke loslässt! Wir vertrauen unseren Mitmenschen deshalb, weil wir in der Vergangenheit immer wieder die positive Erfahrung gemacht haben, dass uns geholfen wurde und wir immer wieder erlebt haben, dass wir die Hilfe, die wir brauchten, tatsächlich auch bekommen haben. Ich wünsche mir, dass meine Tochter dieses Vertrauen zu anderen Menschen hat, wenn ich ihr nicht helfen kann, weil ich nicht mehr da bin. Dieses Vertrauen gründet darauf, dass wir „stabile Bindungen" erfahren haben, die uns das Gefühl vermittelt haben, dass kompetente Betreuer stets zur Stelle sind, wenn wir sie am meisten brauchen. Menschen mit einer „stabilen Bindung" haben es leichter, eine von Vertrauen und Zuneigung geprägte Verbindung aufzubauen, die eine wichtige Voraussetzung für die Durchführung und Annahme von Pflege ist. Wer Bindungen als stabil erlebt, ist gegenüber Beziehungen positiv eingestellt und hat mehr Selbstvertrauen. Doch um Erfahrungen dieser Art zu ermöglichen, sind nicht nur die ersten Bezugspersonen wichtig, vielmehr muss die ganze Pflegeumgebung stabil und ein großes Unterstützungsnetzwerk für die Betreuer vorhanden sein. Sind diese Bedingungen erfüllt, verfügt das Kind während seiner Entwicklung über eine stabile Grundlage, die es Zeit seines Lebens und bis an sein Lebensende trägt (Bowlby, 1979).

4.2 Bindungsstile und frühkindliche Betreuung

Es gibt verschiedene Gründe, weshalb viele Menschen nicht die Art von Betreuung erfahren, die zu einer stabilen Bindung führt. Anstatt Vertrauen entwickeln diese Menschen oft Angst, Zynismus und Misstrauen. Diese Angst begleitet sie oft bis in Erwachsenenalter und beherrscht sie so stark, dass sie den Eindruck vermitteln, sie „können" oder „wollen" sich nicht helfen lassen, wenn sie in Schwierigkeiten sind. Zynismus und Misstrauen erschweren den Aufbau und den Erhalt vertrauensvoller und freundschaftlicher Beziehungen, die für das Geben und Nehmen im Bereich der Pflege so wichtig sind. Wissenschaftler, die auf diesem Gebiet forschen, haben instabile Bindungsstile untersucht und Verhaltensmuster aufgedeckt, die für drei instabile Bindungen kennzeichnend sind (Ainsworth et al., 1978; Main/Solomon, 1986). Die instabilen Bindungsstile prägen sich dem in der Entwicklung befindlichen Gehirn ein, begleiten die Betroffenen bis ins Erwachsenenalter und beeinflussen deren Bewältigungsstrategien und Einstellungen gegenüber Beziehungen. Diese Verhaltensweisen können sich verändern und sogar gezielt verändert werden, wenn die Betroffenen andere Erfahrungen mit Beziehungen machen können. Menschen können verschiedene Beziehungsarten internalisieren und sich Bewältigungsstrategien aneignen, die sinnvoller und geeigneter sind als die, die sie in der frühen Kindheit erfahren haben. Doch es gilt als erwiesen, dass Stress und Belastungen die frühen Bindungssysteme aktivieren. Mit Stress verbundene Erfahrungen lösen oft unbewusst und automatisch impulsive und emotionale Reaktionen aus, die von den Hirnarealen gesteuert werden, die sich in der frühen Kindheit entwickelt haben. Bindungsbezogene Verhaltensweisen sind also ursprüngliche, impulsive und überwiegend emotionale Reaktionen und keine bewussten, rationalen Entscheidungen. Weil Demenz die Fähigkeit der Betroffenen beeinträchtigt, auf neu erworbene geeignete Bewältigungsstrategien, Kenntnisse und Erkenntnisse zurückzugreifen, nutzen sie oft die ursprünglichen Bewältigungsstrategien, die sich ihrem Gehirn in der frühen Kindheit eingeprägt haben. Diese Bindungsstile treten mit dem Voranschreiten der Demenz immer stärker in den Vordergrund

und die Bindungssysteme bestimmen nicht nur, wie sich die Betroffenen in schwierigen Situationen verhalten, sondern auch, wie sie diese Situationen wahrnehmen. Die Auswirkungen der frühkindlichen Betreuung auf die Persönlichkeit lassen sich mit der Balancierstange eines Drahtseilakrobaten vergleichen.[6] Es gibt verschiedene Formen der Betreuung, welche die Stange entweder stabilisieren und so zu einem stabilen Bindungsstil führen, oder die Stange auf einer Seite destabilisieren und so zu einem vermeidenden Bindungsstil führen, oder die Stange auf der anderen Seite destabilisieren und so zu einem ambivalenten Bindungsstil führen oder beide Seiten gleichzeitig destabilisieren und die Stange in zwei Teile zerbrechen und so zu einem destruktiven Bindungsstil führen. Genauso wie die Balancierstange eines Drahtseilakrobaten sich leicht oder stark in eine Richtung neigen kann, sind auch die Anzeichen einer instabilen Bindung bei einem Menschen entweder leicht oder stark ausgeprägt, das heißt, die eine Person hat einen extremeren Bindungsstil als die andere. Niemand hat einen ausschließlich vermeidenden, stabilen oder ambivalenten Bindungsstil, sondern es treten bei ein und derselben Person Merkmale aller drei Bindungsstile auf.

Ein Betreuer, der person-zentrierte Pflege praktizieren will, muss vor allem lernen, seinen Ansatz so zu verändern, dass die Betroffenen genau die Hilfe bekommen, die zu empfangen sie bereit und fähig sind. Schließlich tun wir bei normalen sozialen Interaktionen nichts anderes; wir passen unsere Hilfsangebote an die Persönlichkeit des Adressaten an. In einigen Fällen erschwert das Verhalten von Menschen die Entscheidung darüber, wie wir ihnen helfen können. Ein Einblick in die verschiedenen instabilen Bindungsstile kann hilfreich sein, wenn wir den Eindruck haben, dass jemand sich nicht helfen lassen kann oder will. Darüber hinaus erhalten wir Tipps für den Umgang mit Berührungen im Rahmen pflegerischer Interaktionen.

6 Dank an Shalamar Children's (2015) Trainingsvideo zum Thema Bindung für diese hilfreiche Darstellung einzelner Bindungsstile.

4.3 Instabiler vermeidender Bindungsstil

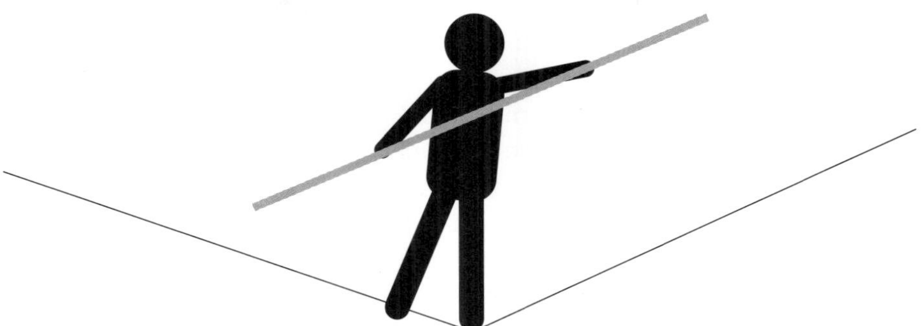

Abbildung 4-2: Instabiler vermeidender Bindungsstil

Hätten Roris Bezugspersonen jedes Mal, wenn sie Hilfe suchte, selten oder gar nicht einfühlsam reagiert, um ihr Bedürfnis nach Trost, Geborgenheit oder Aufmerksamkeit zu erfüllen, hätte sie gelernt, dass ihr die benötigte Hilfe verweigert wird, dass Schreien keinen Zweck hat, dass ihre Bedürfnisse es nicht wert sind, erfüllt zu werden und ihre Gefühle nicht zählen. Da Rori noch viel zu klein ist, um ihren Stress selbst zu überwinden oder selbst mit ihren emotionalen Bedürfnissen umzugehen, lernt sie, auf solche Gefühle und Bedürfnisse zu reagieren, indem sie sie leugnet, verdrängt oder ausblendet. Dies heißt jedoch nicht, dass die Gefühle und Bedürfnisse nicht mehr vorhanden sind, sondern dass sie sie nicht mehr wahrnimmt oder sie vor anderen verbirgt. Dieses Verhalten wird als „instabiler vermeidender Bindungsstil" bezeichnet. Je häufiger Rori es mit vermeidenden und abweisenden Bezugspersonen zu tun hat, desto höher ist die Wahrscheinlichkeit, dass sie dieses Bindungssystem internalisiert. Selbst wenn Rori sich später andere Bewältigungsstrategien aneignet und positivere Erfahrungen mit Beziehungen macht, kann dieses Bindungssystem in belastenden Situationen reaktiviert werden und ihren Umgang mit Stress und ihre Einstellung gegenüber Beziehungen beeinflussen. Folglich können die durch Alter und Demenz bedingten Verluste und Stressoren einige dieser Verhaltensweise auslösen, die bezeichnend für den instabilen, vermeidenden Bindungsstil sind. Ihr bleibt also keine andere Möglichkeit, mit schwierigen Situationen umzugehen, als sie nicht wahrzunehmen, ihre Bedürfnisse zu leugnen und sich von den Menschen in ihrer Umgebung zurückzuziehen, anstatt sie um Unterstützung zu bitten. Da sie Betreuer als Fremde und nicht als gute Freunde betrachtet, werden die Betreuer Schwierigkeiten haben, Zugang zu ihr zu finden oder Kontakt zu ihr aufzunehmen. Da es für Rori einfacher ist, den Kontakt zu anderen Menschen zu meiden als deren Gesellschaft zu suchen, wird sie eher „nein“ sagen, wenn sie gefragt wird, ob sie an einer Gruppenaktivität teilnehmen oder im Gesellschaftsraum sitzen möchte. Wahrscheinlich wird sie sich auch nicht auf längere Gespräche einlassen und Fragen der Betreuer möglichst knapp beantworten, um die Sache abzukürzen.

Da Rori schon sehr früh gelernt hat, ihre Gefühle zu verdrängen und ihre Bedürfnisse auszublenden, erweckt sie den Eindruck, es gehe ihr gut, selbst in schwierigen Situationen. Die Betreuer werden über Rori sagen, dass sie lieber für sich bleibt und sich gern allein in ihrem Zimmer aufhält. In Wirklichkeit ist es jedoch so, dass sie in schwierigen Situationen keine andere Wahl hat, als ihre Gefühle zu verbergen und sich von anderen zurückzuziehen. Die Betreuer haben immer wieder den Eindruck, dass Rori sich einfach „nicht helfen lassen will“. Trotz ihres selbstsicheren Auftretens lässt sich nicht leugnen, dass Rori Hilfe braucht. Bedingt durch Alter und Demenz hat sie schon viel von ihrer Unabhängigkeit und Autonomie eingebüsst und dies macht sie unweigerlich abhängig von anderen, wenn es um die Erfüllung körperlicher und emotionaler Bedürfnisse geht. Doch Rori hat gelernt, dass es am besten ist, trotz großer Bedürftigkeit keinen großen Wirbel zu machen. Mit zunehmender Abhängigkeit und Bedürftigkeit wird sie sich von den Menschen in ihrer Umgebung zurückziehen und schließlich die Welt völlig ausblenden. Angesichts ihrer mangelnden Wahrnehmung der Realität und ihrer eingeschränkten verbalen und nonverbalen Reaktionen werden die meisten Betreuer glauben, Rori habe infolge ihrer Demenz ihre kommunikativen Fähigkeiten verloren. Alle werden dies ihrer fortgeschrittenen Demenz zuschreiben und nicht einem vermeidenden Beziehungsstil. Die Betreuer werden es fortan unterlassen, außerhalb pflegerischer Aufgaben, wie Körperpflege und klinische Maßnahmen, Kontakt zu ihr aufzunehmen.

4.4 Instabiler ambivalenter Bindungsstil

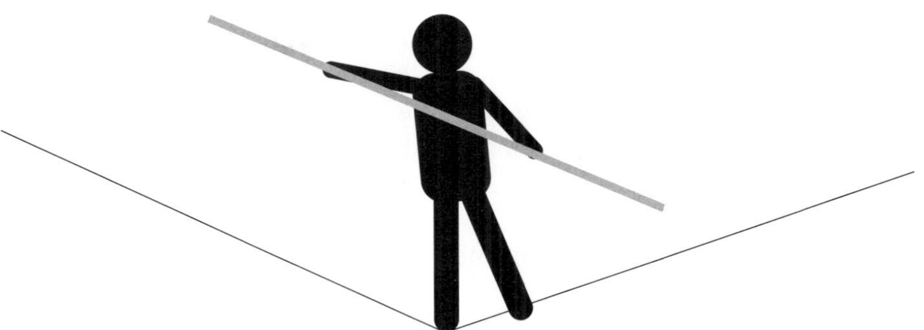

Abbildung 4-3: Instabiler ambivalenter Bindungsstil

Hätte Rori eine sehr inkonsistente Betreuung erfahren – d.h. manchmal hat sich jemand um sie gekümmert und manchmal nicht, oder einmal war die Betreuung angenehm und dann wieder unangenehm – hätte sie einen „instabilen, ambivalenten Bindungsstil“ entwickelt. Dies bedeutet, sie ist minimal bis extrem unsicher, ob Hilfe gut oder schlecht ist und ob sie sich darauf verlassen kann, dass der Betreuer über die erforderliche Zuverlässigkeit oder Kompetenz verfügt, um ihre Bedürfnisse zu erfüllen. Dies kann zur Folge haben, dass Rori Hilfe sucht, das Hilfsangebot dann aber ablehnt oder dagegen protestiert. Möglich ist aber auch, dass Rori „anhänglich“ ist und große Angst hat, von ihrem Betreuer getrennt zu werden und/oder, dass ihre Angst bleibt, obwohl sie Hilfe bekommt. Zur Erinnerung: Frühe Erfahrungen mit Bindung wirken bis ins Erwachsenenalter. Auch wenn Rori andere Möglichkeiten kennenlernt, mit Schwierigkeiten umzugehen und Erfahrungen mit anderen Bezugspersonen macht, kann dieses unsichere Bindungssystem, bedingt durch die mit Alter und Demenz einhergehenden Verluste und Stressoren, wieder aktiviert werden. Es kann passieren, dass Rori, inzwischen 80 Jahre alt und im Pflegeheim für Menschen mit Demenz, in ihrem Zimmer immer wieder den Hilferuf betätigt, und wenn dann jemand kommt leugnet, dass sie auf den Knopf gedrückt hat. Es kann auch sein, dass sie verzweifelt um Hilfe ruft, dann aber ablehnt, protestiert oder um sich schlägt, wenn Hilfe kommt. Möglicherweise hat sie ständig Angst, keine Hilfe zu bekommen und weicht den Betreuern nicht von der Seite, damit sie nicht von ihnen getrennt wird. Vielleicht lässt sich Rori gar nicht beruhigen und ruft weiter „Hilfe! Hilfe! Hilfe!“, auch wenn der Betreuer schon da ist und versucht, ihr zu helfen. Wegen ihres verwirrenden und widersprüchlichen Verhaltens kann es passieren, dass Rori von ihren Betreuern als „aggressiv“, „schwierig“, „bedürftig“, „herausfordernd“ oder „ängstlich“ bezeichnet wird. Es scheint schlicht unmöglich, Rori „zu helfen“.

Solche Verhaltensweisen gelten als die am meisten herausfordernden „Symptome der Demenz“. Werden diese Verhaltensweisen als Symptome einer instabilen Bindung wahrgenommen und nicht als Symptome der Demenz, erkennen wir, dass sie Ausdruck eines emotionalen Bedürfnisses (der Bindung) sind und keine normalen Begleiterscheinungen der Demenz.

4.5 Destruktiver Bindungsstil

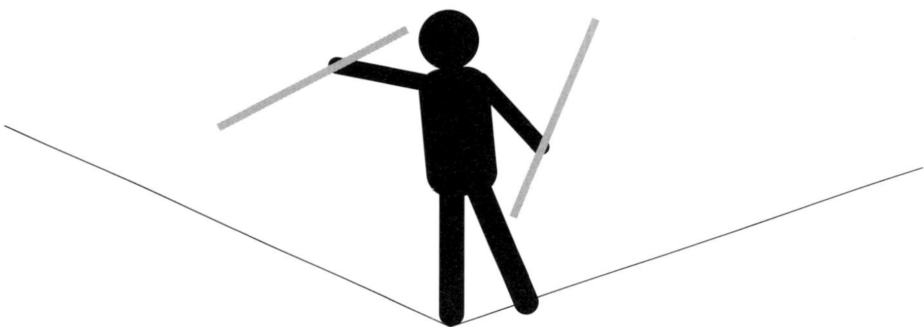

Abbildung 4-4: Destruktiver Bindungsstil

Die extremsten, widersprüchlichsten und chaotischsten Verhaltensweisen bringt der dritte Bindungsstil hervor, der „destruktiver Bindungsstil“ genannt wird. Er resultiert aus einer als feindselig oder sehr missbräuchlich wahrgenommenen Betreuung. Der Betreuer, der in schwierigen Zeiten ein sicherer Hafen sein sollte, wird entweder zeitweilig oder ständig als Verursacher von Leid empfunden. Diese Erfahrung ist hochgradig destruktiv. Wäre Rori dieser Art von Betreuung ausgesetzt, hätte sie kaum eine Chance zu lernen, was sich gut und richtig anfühlt und erst recht wüsste sie nicht, wie sie dies erreichen sollte. Die Wahrnehmung dieses Bindungsstils ist zutiefst verunsichernd und lässt wenig Raum, effiziente Strategien für den Umgang mit Stress zu entwickeln. Dies hat zur Folge, dass schon unbedeutende Stressoren großen Stress und ein völlig unangemessenes Bindungsverhalten auslösen.

4.6 Berührungen und Bindungsstile

Als ich meine Arbeit als Therapeut in der Demenzversorgung begann, lernte ich eines sehr schnell: Wenn die Menschen von meiner Hilfe profitieren sollten, musste ich ihnen die Art von Hilfe anbieten, die sie willens und fähig waren zu akzeptieren. Ich sage, ich „lernte schnell", weil ich von den Menschen wirklich gelernt habe, denn sie machten mir unverblümt und ehrlich klar, was sie von meiner Hilfe hielten. Wenn einem gesagt wird „Verpiss dich!", „Hau ab!", „Halt die Klappe!", „Verzieh dich!", „Lass mich in Ruhe" und man geschlagen, weggestoßen und ignoriert wird, lernt man seine Lektion auf die harte Tour! Einen ebenfalls prägenden Eindruck haben Situationen wie diese hinterlassen: Ich wurde verzweifelt gepackt oder unverhofft innig umarmt oder gegrapscht und bekam zu hören „Du sollst mich immer lieben! Wirst du mich immer lieben?". Da ich die beschriebenen Bindungsstile kannte, konnte ich zum einen diese Verhaltensweisen zuordnen und mir zum anderen eine Reaktion überlegen, um eine für den Bindungsstil dieser Menschen optimal geeignete pflegerische Beziehung aufzubauen. Der Kontakt zu einer Person mit vermeidendem Bindungsstil unterscheidet sich deutlich von dem Kontakt zu einer Person mit instabilem Bindungsstil. Durch meine Arbeit als Massagetherapeut in den Settings der stationären Demenzversorgung habe ich gelernt, in welchem Maße der Bindungsstil die Wahrnehmung von und die Einstellung gegenüber Berührungen beeinflusst. Die folgenden Empfehlungen basieren auf meinen Erfahrungen als Therapeut und sind als Richtlinien und nicht als Regeln zu verstehen. Es geht mir nicht darum, bestimmte Arten von Berührungen für bestimmte Menschentypen vorzuschreiben. Ich habe mich auf die beiden wichtigsten instabilen Bindungsstile (vermeidend und ambivalent) konzentriert, weil sie sehr viel häufiger vorkommen als der destruktive Bindungsstil. Die folgenden Richtlinien sollen helfen zu entscheiden, wie wir unseren Umgang mit Berührungen an den Bindungsstil der Menschen anpassen können, um zu gewährleisten, dass wir eine Hilfe und keine Belästigung sind.

4.7 Berührungen und vermeidender Bindungsstil

Ein instabiler vermeidender Bindungsstil kann die Betreuer mit einem Dilemma konfrontieren. Wie kann man einen Menschen emotional unterstützen, der gelernt hat, Situationen zu bewältigen, indem er seine Gefühle und Bedürfnisse leugnet? Wie kann man Zugang zu einem Menschen finden, der nicht anders kann als sich zurückzuziehen? Es gibt keine einfachen Antworten auf diese Fragen. Aber wir können ihnen fürs Erste eine Art von Hilfe anbieten, die ihnen vertraut ist, beispielsweise etwas, das wenig mit Gefühlen und Nähe zu tun hat. Es ist schwer vorstellbar, dass Menschen mit diesem Bindungsstil Trost in den liebenden Armen eines Betreuers suchen oder sich besonders wohl fühlen in Beziehungen, die durch körperliche und emotionale Nähe gekennzeichnet sind. Sie dürften Beziehungen dieser Art eher als Stress empfinden. Dies bedeutet aber nicht unbedingt, dass jeder Körperkontakt grundsätzlich zu meiden ist, vielmehr geht es darum herauszufinden, welche Berührungsart für ihre Bedürfnisse am besten geeignet ist. Vielleicht schauen Sie sich noch einmal Abbildung 2-1 (**Kap. 2**) an. Die Betroffen werden freundschaftliche, tröstende, parentale und empathische Berührungen, die starke Gefühle ausdrücken oder die Verbundenheit stärken, weniger angenehm empfinden als sozial normierte Berührungen, Berührungen im Rahmen gemeinsamer Aktivitäten und prozessuale Berührungen. Die drei zuletzt genannten Berührungsarten ermöglichen Kontakt, Interaktion und Begegnungen mit anderen, aber ihnen fehlt die Nähe und Intimität der ersten vier. Menschen mit einem vermeidenden Bindungsstil:

- ist ein Handschlag, der Respekt und Anerkennung zum Ausdruck bringt, lieber als eine herzliche und liebevolle Umarmung;
- entwickeln eher ein Gefühl der Zugehörigkeit, wenn sie im Rahmen einer gemeinsamen Aktivität, wie z.B. Blätter falten, zufälligen Körperkontakt haben als wenn sie nah bei jemanden sitzen;
- ist eine Massage angenehmer als die Hand einer anderen Person zu halten;
- bedeuten Dinge mehr als Menschen;
- bevorzugen indirekte Formen des Umgangs miteinander oder emotional distanzierte Interaktionen.

Interessanterweise beschreiben diese Merkmale viele der berührungsfeindlichen Pflegekulturen, in denen ich gearbeitet habe. Möglicherweise entsprechen diese Pflegekulturen den Bindungsstilen der Menschen, die sie befürworten. Beim Kontakt zu Personen mit überwiegend vermeidendem Bindungsstil spielen die in diesem Buch so oft diskutierten emotionalen Dinge eine untergeordnete Rolle. **Kapitel 12**, in dem es um die Berührung von Dingen geht, zeigt, wie Dinge anstelle von Körperkontakt helfen, auf das Bedürfnis dieser Menschen nach Trost, Sicherheit, Zugehörigkeit und Beschäftigung angemessen zu reagieren. Wenn wir unseren Umgang mit Berührungen, unsere Körpersprache und unsere Art der Kontaktaufnahme zu Menschen mit distanziertem Bindungsstil verändern, können wir eine Beziehung zu ihnen aufbauen, die für ihre jeweiligen Bedürfnisse optimal geeignet ist. Menschen mit diesem Bindungsstil müssen nicht isoliert sein, sich in ihr Schlafzimmer zurückziehen oder sich abschotten, wenn sie von Betreuern unterstützt werden, die wissen, welche Art von Hilfe sie problemlos annehmen können. Menschen mit diesem Beziehungsstil sind distanziert und weder sehr gesprächig noch sonderlich kontaktfreudig, weshalb die Betreuer oft meinen, sie befänden sich in einem fortgeschrittenen Stadium der Demenz. Wenn die Betreuung dieser Menschen auf ihren speziellen Bindungsstil abgestimmt ist, dann wird nicht nur ihr Stress reduziert, sondern auch ihr Bedürfnis, sich zurückzuziehen. Dies wiederum kann Fähigkeiten reaktivieren, die man aufgrund ihrer Demenz verloren geglaubt hatte.

4.8 Berührungen und ambivalenter Bindungsstil

Der ambivalente Bindungsstil manifestiert sich auf sehr vielfältige Art, gelegentlich auch in Form von verwirrenden und sehr widersprüchlichen Verhaltensweisen. Dies macht es nicht leicht, für Menschen mit diesem Bindungsstil einfache Empfehlungen zu geben, was den Umgang mit Berührungen betrifft. Das Bedürfnis nach menschlicher Berührung in schwierigen Zeiten drückt sich normalerweise dadurch aus, dass Nähe, Körperkontakt und emotionale Intimität gesucht wird. Doch Menschen mit diesem Bindungsstil haben ein ungleich größeres Bedürfnis nach freundschaftlichen, tröstenden, parentalen und empathischen Formen der Berührung. Menschen mit ambivalentem Bindungsstil

- suchen ständig die Nähe und den Körperkontakt zu anderen;
- berühren andere auf sehr freundschaftliche Art, um ihre Verbundenheit mit ihnen zu stärken;
- brauchen zur Besänftigung parentale Formen der Berührung, wie z. B. Wiegen, Halten und Streicheln;
- ist es egal, wer ihnen körperlich nahe ist oder sie tröstet.

Im Normalfall verhalten sich die meisten Menschen in schwierigen Zeiten wie oben beschrieben. Was das Verhalten von Menschen als instabil und ambivalent kennzeichnet, ist das Ausmaß, in dem die Wahrnehmung der Nähe zu anderen ihr Unbehagen verringert und ob diese Verhaltensweisen zusammen mit anderen widersprüchlichen Reaktionen auftreten. Menschen mit ambivalentem Bindungsstil können auf die Wahrnehmung von Berührungen so reagieren:

- Sie rufen weiter um Hilfe, als reiche die Berührung, die sie bekommen, nicht aus, um ihre Angst zu reduzieren.
- Sie sind sehr „anhänglich“, haben große Angst, von ihrem Betreuer getrennt zu werden und wollen ihn möglicherweise nicht gehen lassen.
- Sie reagieren urplötzlich abweisend (mit Worten oder Taten) auf die Berührung, die ihnen kurz zuvor noch sehr willkommen war, und sagen vielleicht „Verpiss dich jetzt!“.

- Sie reagieren urplötzlich aggressiv auf die Berührung, die ihnen kurz zuvor noch sehr willkommen war, ziehen die Person nahe zu sich heran, stoßen sie dann weg oder protestieren gegen die angebotene Hilfe.

Ganz gleich, wie der Betroffene auf die tröstenden Berührungen reagiert – ob er weiterhin seiner Angst Ausdruck verleiht oder sich urplötzlich abweisend verhält – beide Reaktionen verunsichern die Betreuer. Es ist ziemlich schwierig, mit einem Menschen in Kontakt zu bleiben, der trotz aller Bemühungen, ihn zu trösten und zu beruhigen ständig lautstark protestiert. Eine solche Erfahrung lässt bei Betreuern häufig Gefühle wie Hoffnungslosigkeit, Sinnlosigkeit und Verzweiflung aufkommen und sie ziehen es oft vor, einfach aufzugeben als sich diesen Gefühlen weiter auszusetzen. Zudem ist es eine enttäuschende Erfahrung, von einer Person, der man offen begegnet, abgelehnt und zurückgewiesen zu werden. Wenn dieses Verhalten immer wieder auftritt, wird die Situation für die Betreuer äußerst frustrierend und sie gelangen zu dem Schluss, dass der Betroffene absichtlich Schwierigkeiten macht. Menschen mit ausgeprägt ambivalentem Bindungsstil werden denn oft auch als „schwierig" bezeichnet, was dazu führt, dass viel beschäftigte Betreuer irgendwann einen großen Bogen um sie machen und ihre Bedürfnisse ignorieren. Werden diese Verhaltensweisen als normale „Symptome der Demenz" betrachtet, gehen die Betreuer emotional oft noch mehr auf Distanz. Da keine dieser Reaktionen den Bedürfnissen der Betroffenen gerecht wird und einige sogar den Stress verschärfen, befeuern die Reaktionen der Betreuer das instabile Bindungsverhalten zusätzlich. Bei der Betreuung von Menschen mit ausgeprägt ambivalentem Bindungsstil gilt zu bedenken, dass diese Verhaltensweisen:

- auf Erfahrungen zurückzuführen sind, die die Betroffenen in frühester Kindheit mit Betreuung gemacht haben;
- impulsive, emotionale Reaktionen sind, denen keine bewussten, rationalen Entscheidungen zugrunde liegen;
- primitive Bewältigungsstrategien sind, auf die viele Menschen mit Demenz bedingt durch ihre Beeinträchtigung zurückgreifen;
- durch die Konfrontation mit einer Situation ausgelöst werden, die für die Betroffenen mit großem Stress und Ungewissheit verbunden ist.

Wenn wir wissen, dass manche Menschen große Schwierigkeiten haben, sich helfen zu lassen und dass wir sie akzeptieren und ihnen Geduld entgegenbringen müssen, sind wir in der Lage, einen Ansatz zu entwickeln, der besser auf die Bedürfnisse dieser Menschen abgestimmt ist. Vergegenwärtigen wir uns noch einmal das Beispiel von der Person, die in einem Loch festsitzt. Menschen mit instabilem Bindungsstil müssten wohl in dem Loch bleiben, weil sie unsere Hand umklammern oder sogar wegstoßen anstatt sich herausziehen zu lassen. In beiden Fällen braucht die Person jedoch die Gewissheit, dass jemand da ist, der hilft. Dies nimmt der Situation etwas von ihrem Schrecken. Betreuer, die mit den Betroffenen in Kontakt bleiben und deren schwierige und manchmal unverständliche Reaktionen auf Berührungen akzeptieren, können für sie ein Rettungsanker sein. In den stationären Pflegesettings kann jeder Heimmitarbeiter helfen, die Bedürfnisse dieser Menschen zu erfüllen, indem er sie tagsüber ein- oder zweimal in regelmäßigen Abständen für einen Moment berührt. Diese regelmäßigen, aber kurzen Berührungen helfen, die Bedürfnisse der Betroffenen in puncto Bindung zu erfüllen. Dies reduziert ihren Stress und somit auch ihr Bedürfnis, ein noch extremeres Bindungsverhalten an den Tag zu legen.

4.9 Zusammenfassung

Instabile Bindungsstile sind eine große Herausforderung für die pflegerische Verbindung zwischen einer Person und einer anderen. In schweren Fällen können sie sogar den Abbruch der Verbindung zur Folge haben. Doch Menschen mit Demenz brauchen diese Verbindung, damit ihre elementaren Bedürfnisse in puncto Bindung erfüllt werden. Unabhängig von ihrem jeweiligen Bindungsstil sind sie, wie die kleine Rori, darauf angewiesen, dass andere für sie Stress und Stimulation ausbalancieren. Um sich sicher und geborgen zu fühlen, brauchen sie andere Menschen, die ihnen im Fall von Unterstimulation und Stress helfen, wieder zu ihrem inneren Gleichgewicht zurückzufinden. Wenn wir ihnen nicht die Art von Hilfe bieten, die sie annehmen können, geraten sie meistens unter großen Stress, zeigen instabiles Bindungsverhalten und elementare Bewältigungsstrategien wie Kampf und Flucht. Häufig haben Menschen, mit denen Betreuer am wenigsten gerne arbeiten, die oben beschriebenen instabilen Bindungsstile. Der Bindungsstil eines Betroffenen kann dessen Lebensqualität genauso beeinflussen wie das Stadium seiner Demenz. Betreuer, die sich mit den einzelnen Bindungsstilen auskennen, wissen schwierige, unverständliche und manchmal auch schwer erträgliche Verhaltensweisen einzuordnen.

Die Attachment-Theorie lehrt uns, dass Menschen sehr verschieden sind, was das Geben und Nehmen im Kontext der Pflege anbelangt. Ursache sind früheste Erfahrungen mit Betreuung. Berührungen sind ein so zentraler Aspekt früher Bindungserfahrungen, dass diese prägenden Jahre auch im späteren Leben die Einstellung gegenüber Berührungen beeinflussen können. Ein Einblick in diese Bindungsstile bietet uns die Möglichkeit, unseren Umgang mit Berührungen zu verändern, um angemessen auf diese Unterschiede reagieren zu können. In diesem Kapitel wurde aufgezeigt, wie wir unseren Pflegeansatz, insbesondere den

Umgang mit Berührungen, verändern können, um sicherzustellen, dass die Betroffenen die angebotene Hilfe auch annehmen können. Betreuer müssen nicht mit der Attachment-Theorie vertraut sein, um sich mit Berührungen auszukennen, denn viele haben ein natürliches Gespür dafür. Allerdings kann die Beschäftigung mit der Attachment-Theorie die Unterstützung von Menschen erleichtern, die sich nicht helfen lassen können oder wollen. Die Anbieter von Dienstleistungen können die Betreuer dabei unterstützen, indem sie für eine entspannte, auf die situativen Gegebenheiten reagierende Kultur sorgen, die verhindert, dass Stress eskaliert und die das Bedürfnis der Betroffenen, ihr typisches Bindungsverhalten zu zeigen, verringert. Im nächsten Kapitel geht es um pflegerische Situationen, die eine stabile Bindung fördern oder vereiteln.

Schritte zur Veränderung der Kultur

Einblick in verschiedene Bindungsstile

1. Schritt: Machen Sie die Betreuer mit den verschiedenen Bindungsstilen vertraut und erläutern Sie, welche Auswirkungen diese auf die Pflege und den Umgang mit Berührungen hat

2. Schritt: Weisen Sie darauf hin, dass Verhaltensweisen wie Rückzug, Destruktivität, Protest und starke Trennungsangst Symptome des instabilen Bindungsstils sind.

3. Schritt: Vermitteln Sie den Betreuern, dass Menschen, die den Eindruck erwecken, dass sie sich nicht helfen lassen „können“ oder „wollen“, einen instabilen Bindungsstil haben und nicht „absichtlich Schwierigkeiten machen“.

4. Schritt: Reduzieren Sie potenzielle Umgebungsstressoren, damit die Betroffenen sich sicher und geborgen fühlen und instabiles Bindungsverhalten eingedämmt wird.

5 Berührung, Verwirrtheit und Ungewissheit

Dieser furchtbare Zweifel an den sichtbaren Dingen,
Diese Ungewissheit – dass wir einer Täuschung unterliegen,
Dass Vertrauen und Hoffnung nur Annahmen sind,
Dass das Weiterleben nach dem Tod nur ein schönes Märchen ist,
Dass die Dinge, die ich sehe – die Tiere, Pflanzen,
Menschen, Hügel, die glänzenden und fließenden Gewässer,
Die Himmel bei Tag und bei Nacht – Farben, Dichte, Formen –
Bloß Erscheinungen sind (so echt sie auch wirken),
Und wir das, was die Wirklichkeit ist, erst noch erleben;
(Wie oft tauchen sie blitzschnell auf, als wollten sie mich verwirren und narren!
Wie oft denke ich, dass weder ich noch ein anderer Mensch irgendetwas über sie weiß;)
Vielleicht nehme ich sie als das wahr, was sie sind (wie sie zu sein scheinen)
Von meinem jetzigen Standpunkt aus – Und sie stellen sich am Ende doch (was sie natürlich tun)
Als etwas ganz anderes dar, als sie zu sein scheinen, oder auch als nichts, von anderen Standpunkten aus;
Für mich sind meine Geliebten und meine geschätzten Freunde
In Wahrheit die Antwort auf diese Dinge;
Wenn der Mensch, den ich liebe, mich auf meiner Reise begleitet oder eine Zeit lang Bei mir sitzt und meine Hand hält,
Wenn das Numinose, das Nichtfassbare, das, was Worte
Und Gedanken nicht ausdrücken können, uns umgibt und durchdringt,
Dann bin ich erfüllt mit unermesslicher und unaussprechlicher Weisheit
– Ich bin still – ich brauche nichts mehr,
Ich weiß keine Antwort auf die Frage nach den sichtbaren Dingen oder
dem Weiterleben nach dem Tod;
Aber ich gehe oder sitze völlig ausgesöhnt – ich bin zufrieden,
Der, der meine Hand hält, hat mich restlos zufrieden gemacht.
(Walt Whitman, Of the Terrible Doubt of Appearances)

Viele Menschen mit Demenz erleben jeden Tag diesen "schlimmen Zweifel". Die mit einer Demenz einhergehende Verwirrtheit und Ungewissheit kann äußerst quälend sein. Das Gedicht will uns sagen, dass ganz einfache Dinge, an die wir oft gar nicht denken, in schwierigen Zeiten sehr viel bewirken können und dass die erstaunliche Antwort auf diesen furchtbaren Zweifel ein Moment der Ruhe ist, ein Freund, der unsere Hand hält.

5.1 Demenz und der furchtbare Zweifel

Stellen Sie sich vor, Sie wachen eines Tages auf und befinden sich an einem Ihnen unbekannten Ort. Sie haben nicht die geringste Ahnung, wo Sie sind. Sie wissen weder, an welcher Stelle innerhalb des Raumes Sie sich befinden noch wo der Raum ist. Sie können sehen, dass der Raum in einem Gebäude ist, aber Sie wissen nicht, was für ein Gebäude es ist oder wo es sich befindet. Sie schauen sich um und sehen fast nur Fremde, Menschen, die Sie nicht kennen oder nicht zuordnen können. Da Sie weder den Ort noch die Menschen darin kennen, wissen Sie natürlich auch nicht, wo Sie sich befinden. Also fragen Sie einen Passanten, „Wo bin ich hier?“. Die Antwort lautet „Kingsbridge Lodge, Brighton“. Einige Wörter sind Ihnen vertraut; schließlich kennen Sie „Brighton“. Aber das hilft Ihnen auch nicht weiter, denn „hier“ kann nicht „dort“ sein, denn wäre es so, dann würden Sie sich erinnern, dass Sie entweder „dorthin“ gegangen oder „hier“ angekommen sind. Hier oder dort hat keine Bedeutung für Sie. Ihre Verwirrtheit und Unsicherheit wächst, Sie bekommen Angst und machen sich Sorgen. Wo Sie sich befinden, ist nicht mehr so wichtig und die Frage „Bin ich hier in Sicherheit?“ ist Ihr größtes Problem.

Viele Menschen mit Demenz, die in stationären Pflegesettings leben, erleben solche Situationen, wenn sie:

- von vertrauten Menschen, alten Freunden, Familienangehörigen oder Ehepartnern getrennt werden,
- sich in einer ihnen unbekannten und unpersönlichen Umgebung befinden, die sie nicht zuordnen können;
- von Fremden und von Menschen, die sie nicht zuordnen können, umgeben sind.

Sie leben in einer Situation, die durch ein hohes Maß an Verwirrtheit, Ungewissheit und Stress gekennzeichnet ist. Die wichtigste Frage für eine Person, die sich in einer solchen Situation befindet, ist die, ob sie in Sicherheit ist oder nicht. Doch wie bewerkstelligen dies Menschen, die nicht logisch denken können und ohne Kurzzeitgedächtnis auskommen müssen? Ohne diese „höheren“ kognitiven Fähigkeiten müssen sie sich ausschließlich auf ihre Sinne verlassen. Wie Tiere, die mit ihren Sinnen potenzielle Gefahren einschätzen, registrieren sie nonverbale körperliche Signale, um zu prüfen, ob sie Sicherheit oder Gefahr bedeuten. Da die Körpersprache von Menschen sich drastisch verändert in Abhängigkeit davon, ob eine Situation sicher oder bedrohlich ist, sind diese Signale eine Quelle, die zuverlässig Informationen über die unmittelbare Umgebung liefert.

Angenommen Sie wollen gerade ein Gebäude betreten und sehen, wie jemand mit entsetztem Gesicht durch die Türen stürmt und die Straße entlangrennt. Vielleicht überlegen Sie dann, ob Sie hineingehen. Wenn Sie sich dazu überwinden, werden Sie gut aufpassen und etwas nervös sein. Die Körpersprache des anderen hat Ihnen etwas mitgeteilt, das für Ihre Sicherheit wichtig ist: dass in der Nähe möglicherweise eine Gefahr lauert. Ich lebe in London und erlebe diese Körpersprache ziemlich häufig, nicht weil die Bedrohung durch den Terrorismus zugenommen hat, sondern weil alle immer in Eile sind. Wenn ich mit öffentlichen Verkehrsmitteln unterwegs bin, sehe ich oft Menschen, die rennen, um ihren Zug oder Bus noch zu erreichen. Sie rennen zwar nicht vor Entsetzen, aber sie rennen, weil sie Angst haben ihren Zug oder Bus zu verpassen. Der damit verbundene Stress wirkt sich auf die Sprache, den Gesichtsausdruck, die Haltung, die Gestik, die Bewegungen und den Atem aus:

- Die Sprache wird schneller, rauer, lauter und/oder höher,
- der Gesichtsausdruck ist gespannt vor Angst oder Frustration,
- die Bewegungen sind hastig, erregt und ungeduldig,
- die Haltung, z. B. der Schultern und des Nackens, ist angespannt,
- der Atem ist kürzer und flacher oder wird angehalten.

Diese Körpersprache deckt sich weitgehend mit der eines Menschen, der vor einer Bedrohung flieht. Ich fahre immer noch mit öffentlichen Verkehrsmitteln, weil ich die Situation einordnen kann. Ich bin in der Lage, die Verhaltensweisen in Abhängigkeit von ihrem Kontext zu bewerten und weiß, dass diese Menschen nicht vor einer Gefahr fliehen, sondern rennen, um ihren Zug oder Bus nicht zu verpassen. Da ich nun schon einige Jahre in London lebe, kenne ich diese Verhaltensweisen und bin darüber nicht mehr so schockiert wie früher. Leider bedeutet dies auch, dass ich mich inzwischen genauso verhalte! Aufgrund meiner langjährigen Tätigkeit in der Demenzpflege weiß ich, dass die einzigen Menschen, die sich genauso abhetzen wie die Londoner Pendler, die Betreuer sind, wenn zu bestimmten Tageszeiten besonders viel Arbeit anfällt. Alle rennen umher, im Gesellschaftsraum, im Speisezimmer und in der Eingangshalle, ängstlich darauf bedacht, sich nicht zu verspäten, was bedeutet, sie sehen genauso beunruhigt und gestresst aus wie die Menschen, die ihren Zug nach Hause nicht verpassen wollen. Während die Betreuer ihrer Arbeit nachgehen, beobachten manche Heimbewohner besorgt die Situation und schätzen mithilfe ihrer erhöhten Sensibilität die Körpersprache der Mitarbeiter ein, um herauszufinden, ob die Situation sicher ist. Jedes Detail dieser Körpersprache signalisiert Sorge und Eile. Ohne die Fähigkeit, den Kontext dieses Verhaltens zu berücksichtigen, bedeuten diese körperlichen Signale für die Heimbewohner nur eins: Die Situation ist bedrohlich! Sie registrieren den mit der Situation verbundenen Stress und ihre Sinne sagen ihnen, dass dies kein sicherer Ort ist. Jede Wahrnehmung, die Gefahr signalisiert, löst im Körper automatisch Gegenreaktionen aus.

Die kognitive Beeinträchtigung schränkt die Bandbreite effizienter Gegenreaktionen jedoch drastisch ein. Je massiver die kognitive Beeinträchtigung ist, desto größer ist die Neigung der Betroffenen, auf elementare Strategien, wie z. B. Kampf, Flucht und für ihren Bindungsstil typische Verhaltensweisen zurückzugreifen (**Kap. 4**). Leider sind die Mitarbeiter zu bestimmten Tageszeiten damit beschäftigt, ihre pflegerischen Aufgaben bis zu einer bestimmten Zeit zu erledigen und reagieren daher in der Regel nicht angemessen auf diese Verhaltensweisen. Es ist äußerst schwierig, sich in die Gefühle anderer Menschen zu versetzen oder auf ihre emotionalen Bedürfnisse zu reagieren, wenn man sich überlastet fühlt und auf die Erledigung praktischer Aufgaben konzentriert ist. Folglich wird Menschen, die versuchen zu fliehen, gesagt, sie sollen sich „hinsetzen", andere, die sich den Bemühungen der Betreuer widersetzen, werden als „schwierig" bezeichnet und wieder andere, die ängstlich die Nähe eines Betreuers suchen, werden abgewiesen, auf „einen Moment später" vertröstet oder auch ignoriert. Betreuer, die die emotionalen Bedürfnisse von Bewohnern in schwierigen Situationen abweisen und nicht beachten, lösen oft die für den instabilen Bindungsstil typischen Verhaltensweisen aus, d.h. Protest, Destruktivität und Trennungsangst, die im vorigen Kapitel ausführlich beschrieben wurden.

Zu den besonders arbeitsintensiven Tageszeiten sind die Berührungen der Mitarbeiter auf die Durchführung von Aufgaben und Behandlungen beschränkt, d.h. auf Situationen, in denen sie die Bewohner umklammern, heben, schieben, ziehen, schleifen, zerren, auf einen anderen Platz bringen, bewegen, lagern und umlagern müssen. Die Wahrnehmung dieser Berührungen vermittelt den Eindruck einer von Überwachung, Kontrolle und Dominanz geprägten Beziehung. Beziehungen dieser Art lösen bei manchen Bewohnern Angst und Unterordnung, bei anderen Aggressivität und Feindseligkeit aus. Sie steigern zwangsläufig den Stress der Bewohner, besonders bei denen, die nicht verstehen, warum sie auf diese Art und Weise berührt werden. Jedes Mal, wenn die Betreuer mit aggressivem, feindseligem oder unverständlichem Verhalten konfrontiert werden, verstärkt sich ihr Stress und dies schlägt sich in ihrer Körpersprache nieder und in ihrem Umgang mit Berührungen.

Diesen Teufelskreis konnte ich in vielen Pflegeheimen beobachten, wo der Tag von getakteten Pflegeroutinen bestimmt wird, die oft schon früh am Morgen beginnen. Diese rigide „morgendliche Routine" ist für die Betreuer mit der Zielvorgabe verbunden, dass eine Gruppe von Bewohnern bis zu einer bestimmten Zeit aufgestanden, gewaschen und angezogen ist, gefrühstückt hat und ihre Betten gemacht sind. In einigen Heimen folgt auf diese arbeitsintensive Routine gleich die nächste Routine, die „Tea-Runde", an die sich die „Mittags"-Routine anschließt und so geht es immer weiter bis zur Schlafenszeit. Dank solcher Routinen wird der Dienst für die Anbieter von Pflegedienstleistungen zwar effizient, aber sie verhindern, dass Menschen mit kognitiver Beeinträchtigung sich darin zu Hause fühlen. In vielen Pflegekulturen gelten die oben beschriebenen Verhaltensweisen Kampf und Flucht sowie die für instabile Bindungsstile typischen Verhaltensweisen als „Symptome der Demenz". In bösartigen Kulturen werden Menschen mit diesen Verhalten als „schwierig", „aggressiv", ablehnend gegenüber der Pflege" oder sogar als „Schläger", „Spucker" oder „Kratzer" bezeichnet. Leider reagieren die Anbieter von Pflegedienstleistungen in der Regel auf dieses Verhalten meistens so, dass sie sich emotional noch mehr distanzieren, Berührungen noch häufiger meiden, sich noch strikter an ihre Routinen halten und noch mehr kontrollieren. Eine der wirksamsten Methoden, diesen Teufelskreis zu durchbrechen besteht darin, einen Mitarbeiter aufzufordern, aus dem Teufelskreis auszusteigen und das Ganze aus der Distanz zu beobachten.

5.2 Beobachtungen: subjektive Wahrnehmung von Pflege

Die eindrucksvollste Trainingsübung, die ich kenne, ist diese: Setzen Sie sich zu einer arbeitsintensiven Tageszeit eine oder zwei Stunden in den Gesellschaftsraum eines Pflegeheims und beobachten Sie die Qualität der Interaktionen zwischen den Menschen, die in dem Heim leben und denen, die dort arbeiten. Wie die Pflege subjektiv wahrgenommen wird, habe ich zum ersten Mal in einem Pflegesetting beobachtet, in dem ich als Massagetherapeut gearbeitet habe. Es war eine unvergessliche Erfahrung. Ich habe eine arbeitsintensive Situation beobachtet, ähnlich der oben beschriebenen, und mir Notizen über die Qualität der in dem großen Gesellschaftsraum/im Speisebereich ablaufenden Interaktionen und Ereignisse gemacht. Dabei habe ich mich auf die Äußerungen einer Frau konzentriert, die allein in der Mitte des Gemeinschaftsbereichs saß. Die Äußerungen sind weiter unten dokumentiert. Sie brauchen nur einen Moment, um die Äußerungen zu lesen, aber das Entscheidende ist, dass sie über einen Zeitraum von etwa 15 Minuten gesprochen wurden.

- Kann mir jemand helfen?
- Können Sie mir bitte helfen?
- Hallo! Hallo!
- Können Sie mir bitte helfen, oh Gott!
- Weiß jemand, wo meine Eltern sind?
- Wissen Sie, wo meine Eltern sind?
- Nein?
- Wo kann ich denn hingehen?
- Welchen Weg soll ich nehmen?
- Können Sie mir sagen, welchen Weg ich nehmen soll?
- Oh, ich wünschte, ich wäre meinen Eltern nicht weggelaufen, oh wie sehr ich mir wünsche, ich hätte es nicht getan, wie dumm von mir.
- Ich möchte jetzt weinen.
- Ist es hier sicher?
- Wo soll ich hingehen, ich weiß es nicht?
- Wo ist meine Familie, wo sind sie alle?
- Wo ist mein Mann? Leslie, wo bist du?
- Leslie! Leslie! Wo bist du? Ich brauche dich jetzt mehr denn je,
- Leslie! Bitte gib mir eine Antwort! Leslie, antworte!
- Soll ich nach Hause gehen? Soll ich bei dir bleiben? Ja oder nein?
- Ich möchte, dass jemand antwortet!
- Wo sind meine Eltern?
- Was habt ihr mit meinen Eltern gemacht?
- Nein, es gibt keine Antwort! Ihr könnt nicht antworten!
- Mir ist kalt.

Diese Äußerungen lassen einen frösteln. Sie vermitteln einen lebhaften Eindruck von der Ungewissheit, die viele Menschen mit Demenz tagtäglich erleben. Ich habe die Äußerungen der Frau im Rahmen von Trainingsübungen Betreuern im ganzen Vereinigten Königreiche vorgelesen und viele haben gesagt, dass sie ähnliche Äußerungen häufig hören. Wo kann ich hingehen? Wo bin ich? Wo ist meine Mutter? Wo ist mein Mann? Die Betreuer hören solche Fragen oft während ihrer Arbeit, doch sie sitzen nicht lange genug mit den Betroffenen im selben Raum, um die ganze Geschichte zu hören oder die Kette von Ereignissen zu beobachten, die den Fragen zugrunde liegen.

Ich fand es unerträglich, nur dazusitzen und mir ihre Äußerungen anzuhören. Als ihre Not immer größer wurde, musste ich unbedingt eingreifen. Ich ging zu ihr, setzte mich neben sie auf die Couch und begrüßte sie. Während wir über ihren Aufenthaltsort sprachen und darüber, wohin sie gehen wollte, legte ich meinen Arm um sie und streichelte sanft ihren Rücken. Plötzlich sagte sie „Können Sie damit aufhören?“ Anscheinend störte es sie, dass ich ihren Rücken streichelte. Im Nachhinein wurde mir klar, dass ich ihren Rücken streichelte wie bei einer Massage. In diesem Heim waren freundschaftliche Berührungen tabu und möglicherweise erschien es mir besser, dass es so aussah, als würde ich sie massieren. In diesem Fall haben die Pflegekultur (die Situation) und meine Rolle als Massagetherapeut (die Beziehung) meinen Umgang mit Berührungen beeinflusst. Ich hörte sofort auf, ihren Rücken zu streicheln und saß nur nahe neben ihr und hielt ihre Hand. In der Zeit, in der wir nebeneinandersaßen, sprachen wir wenig, redeten nur kurz darüber, in einen Bus zu steigen und irgendwohin zu fahren und über ihre momentane Situation. In dieser kurzen Zeit nahmen ihr Stress und ihre Agitiertheit ab. Als ich merkte, dass sie sich beruhigt hatte, erklärte ich ihr, ich müsse nun gehen. Sie antwortete nur: „In Ordnung! Sie sind doch mein Freund?“ Ich war überrascht, dass sie dies sagte, da wir noch nie miteinander gesprochen hatten und sie mich auch nicht als jemanden wahrnahm, dem sie schon einmal begegnet war. Ein kurzer Kontakt hatte genügt, um unsere Beziehung zu verändern; anfangs waren wir Fremde, die dann Freunde wurden, und sie nahm meinen Abschied erstaunlich gelassen (s. Kapitel 8 zum Thema Berührungen und Beziehungen). Ein paar Minuten Kontakt mit einem Freund konnten ihre Zweifel und ihre Ungewissheit nicht beseitigen, aber auf ihr Bedürfnis nach Bindung eingehen.

Die obigen Äußerungen vermitteln den Eindruck, dass die Frau bis zu meinem Eingreifen völlig sich selbst überlassen war; doch das war keineswegs der Fall; die Mitarbeiter waren sehr wohl auf sie eingegangen. Eine oder zwei hatten ihre Fragen beantwortet, hatten ihr gesagt, dass sie nirgendwohin hingehen muss, weil sie jetzt hier lebt, dass sie ihre Eltern nicht kennen und dass ihr Mann heute schon bei ihr war und sie Donnerstagnachmittag wieder besuchen würde. Sie hatten ihr auch gesagt, sie solle sich nicht vom Fleck rühren und eine Tasse Tee trinken. Die Reaktionen wurden jedoch zunehmend schroffer und sogar bevormundend: „Setzen Sie sich hin, Betty!“ „Trinken Sie Ihren Tee!“ „Nehmen Sie etwas Kuchen!“ „Essen Sie!“ Doch aller Bemühungen zum Trotz war ihr Kummer immer größer geworden. Nichts konnte sie beruhigen, weil die Mitarbeiter kein einziges Mal auf ihre Gefühle und Bedürfnisse eingingen, sondern ihre Fragen rational beantworteten und sich auf ihre pflegerischen Aufgaben, Tee und Kuchen servieren, zurückzogen. Meine Begegnung mit Betty hat mich gelehrt, wie wenig es braucht, um zu erreichen, dass jemand sich besser fühlt. Mir wurde klar, dass es keine Rolle spielte, *was* ich sagte oder *wer* ich war, sondern dass es nur darum ging, *wie* ich mich während des kurzen Kontakts mit ihr verhielt. Was zählte, waren meine Körpersprache und mein Umgang mit Berührungen, Dinge, die Betty angesichts ihrer Situation sensibel registrierte. Ruhiges, friedliches Verhalten vermittelt Wohlbefinden und Sicherheit. Nahe bei jeman-

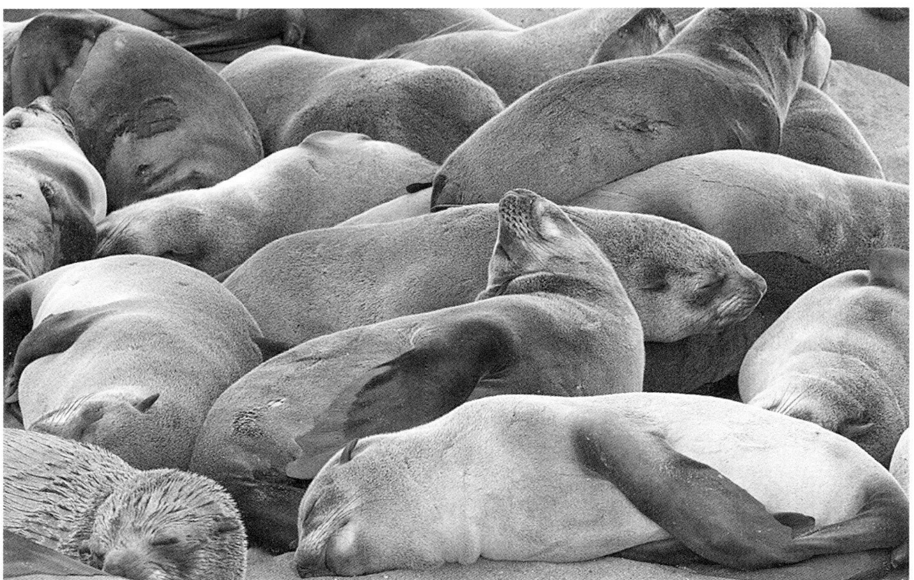

Abbildung 5-1: Schlafende Seehunde

dem sitzen ist ein Ausdruck von Vertrauen und Vertrautheit. Die Hand einer anderen Person zu halten signalisiert Fürsorge und Zuneigung. Wenn Säugetiere sich so verhalten, sprechen Psychologen von „angstfreiem Ruhezustand" („immobility without fear"; Porges, 2011; s. **Abb. 5-1**). In der Demenzpflege würden wir einfach sagen „mit jemandem zusammen sein".

Wenn wir den Teufelskreis und die beschriebenen unangenehmen Verhaltensweisen vermeiden wollen, müssen wir dafür sorgen, dass in Pflegeheimen die gleiche Wohlfühlatmosphäre herrscht wie auf dem Bild.[7] Dies bedeutet, die Mitarbeiter gehen langsam, arbeiten ruhig und gelassen und, was am wichtigsten ist, setzen sich regelmäßig zu den Bewohnern, halten sich in deren Nähe auf und pflegen einen freundschaftlichen Umgang mit ihnen, wann immer es sich richtig anfühlt. Unangenehmes Verhalten tritt selten in Pflegeheimen auf, in denen die Mitarbeiter sich regelmäßig zu den von ihnen betreuten Bewohnern setzen; nur in einer Notaufnahme setzt sich niemand hin! Mitarbeiter, die sich so verhalten, haben Gelegenheit, über Berührungen und Körpersprache Beziehungen aufzubauen, die in einer sehr befremdlichen Situation Schutz vor Angst, Stress und Ungewissheit bieten. Menschen mit Demenz, die wissen, dass es jemanden gibt, auf den sie sich verlassen könne, der im wahrsten Sinne des Wortes „da ist",

7 Meine Einschätzung der Rolle von Berührungen und Körpersprache in dieser Pflegesituation wird bestätigt durch aktuelle Theorien und wissenschaftliche Untersuchen zum Thema Bindung.

wenn Ungemach droht, haben das sichere Gefühl, dass alles gut wird. Kurzum, Betreuer haben die Möglichkeit, durch Berührungen und Körpersprache Beziehungen aufzubauen, die die Einstellung gegenüber der Situation verändern können. Denn die mit einer Situation verbundene Ungewissheit ist weniger beängstigend und bedrohlich, wenn wir wissen, dass wir nicht alleine damit fertig werden müssen. In den nächsten Kapiteln erläutere ich ausführlich, wie es mithilfe von Berührungen gelingt, solche Beziehungen zu fördern und elementare emotionale Bedürfnisse zu erfüllen.

Schritte zur Veränderung der Kultur

Mit Kontakt und ohne Kontakt

1. Schritt: Machen Sie Übung 2, Mit Kontakt und ohne Kontakt (Anhang 5).

2. Schritt: Fragen Sie die Betreuer, was sie den Menschen mit Demenz während der arbeitsintensiven Tageszeiten mit ihrer Körpersprache signalisieren.

3. Schritt: Sorgen Sie für eine ruhige und entspannte Atmosphäre ohne rigide Pflegeroutinen, damit die Betreuer sich nicht abhetzen müssen.

6 Berührungen und nonverbale Zustimmung

Ich kann mich noch erinnern, als ich mit 12 Jahren zum ersten Mal versuchte, meine erste Freundin Jennifer zu küssen. Es fühlte sich an wie ein großes Abenteuer, wie eine Reise in ein unbekanntes Territorium. Ich hatte noch nie einem Mädchen einen Kuss auf die Lippen geschweige denn einen Zungenkuss gegeben, der länger als eine Sekunde dauerte. Freunde mit mehr Erfahrung hatten mir gesagt, das sei ein richtiger Kuss. Auf einem Spaziergang um den Sportplatz der Schule blieben wir an einer abgelegenen, von Bäumen umstandenen Stelle stehen. Wir waren schon den halben Weg Hand in Hand gegangen und wussten beide, was ein Spaziergang Hand in Hand zu einer abgelegenen Stelle bedeutete. Den größten Teil des Weges unterhielten wir uns, sprachen über alles Mögliche, nur nicht darüber, was gleich geschehen würde! Wir standen uns gegenüber. Wir hielten uns an den Händen, schauten uns an und wussten beide, dass wir dem, was gleich passieren würde, noch nie so nahe waren. Wir schauten uns an und wussten, dass wir uns nicht länger zurückhalten konnten. Wir atmeten ein, lehnten uns gegeneinander und unsere Lippen berührten sich; ich spürte, dass ihre Hände, die jetzt etwas verschwitzt in meinen lagen, sich zusammenballten, dass ihr Körper sich versteifte und ihre Lippen sich schlossen. Die Aufregung und Erwartung hatte sich in Angst und Stress verwandelt. Es fühlte sich nicht richtig an und deshalb traten wir beide den Rückzug an. Jennifers Seufzer war eine Mischung aus Enttäuschung und Erleichterung und sie sagte: „Tut mir leid!“ Ich antwortete „Macht nichts“ und wir kehrten erleichtert Hand in Hand zu unseren Freunden zurück. „Wenigstens haben wir es versucht“, sagte ich mir.

Damals fühlte ich mich in der Situation ungeschickt, unbeholfen und ernüchtert, aber inzwischen weiß ich, wie klug Jennifer und ich uns verhielten, unaufgeklärt und unerfahren wie wir waren. In der Situation wurde nicht ein einziges Mal über Küssen gesprochen. Wir verständigten uns nonverbal über unseren Kuss, wenn es denn einer war. Wir nahmen die Körpersprache des anderen sensibel wahr und konnten die Situation gut einschätzen. Beides zeigte uns, was der andere erwartete und, vor allem, wie angenehm oder unangenehm er/sie die Situation empfand. Während der ganzen Zeit achteten wir auf körperliche, nonverbale Signale der Zustimmung. Niemand hatte uns über diese Signale aufgeklärt: Veränderungen der Muskelspannung, der Atmung, der Haltung und der Nähe zueinander. Wir registrierten die Signale einfach und plötzlich fühlte es sich nicht mehr richtig an, uns „richtig zu küssen".

6.1 Zustimmung bei kognitiver Beeinträchtigung

Zustimmung bedeutet, sein Einverständnis zu etwas zu geben. Eine kognitive Beeinträchtigung zerstört die Fähigkeit der betroffenen Menschen, objektive, faktische und repräsentative Informationen zu verarbeiten und symbolische Kommunikationssysteme wie die Sprache zu benutzen. Dies bedeutet, dass viele Menschen mit Demenz Fragen wie „Möchten Sie, dass ich Sie umarme", „Ist Ihnen meine Umarmung angenehm?" oder „Haben Sie meine Umarmung als angenehm empfunden?" weder verstehen noch in der Lage sind, sie verständlich zu beantworten. Doch nur weil die Betroffenen diese Fähigkeit nicht haben, heißt das noch lange nicht, dass ihnen Berührungen unangenehm sind. Im Gegenteil, viele Menschen mit Demenz haben ein größeres Bedürfnis nach wohltuender Berührung und Nähe. Den Betroffenen die benötigte wohltuende Berührung vorzuenthalten, weil sie nicht auf solche Fragen antworten können, wäre nicht im Sinne einer person-zentrierten Pflege. Berührungen aufgrund einer Beeinträchtigung zu verbieten, führen zu Deprivation, Ausschluss und Stigmatisierung und verkennen zudem die Fähigkeiten, die trotz der Demenz oft noch intakt sind. Eine kognitive Beeinträchtigung zerstört nicht die Fähigkeit der Betroffenen, zu fühlen, mit anderen in Kontakt zu treten oder durch körperliche Signale zu vermitteln, was sie als angenehm oder unangenehm empfinden. Diese Form der nonverbalen Zustimmung ist zweifellos eine sehr verlässliche Informationsquelle. Berührungen, die im Rahmen normaler sozialer Beziehungen stattfinden, orientieren sich weitaus stärker an körperlichen als an verbalen Formen der Kommunikation. Jennifer und ich waren in der Lage, uns verbal zu verständigen, aber das brauchten wir nicht, weil die körperlichen Reaktionen des anderen uns sagten, ob unser Kuss als angenehm oder unangenehm empfunden wurde. Solche Signale werden als die Körpersprache eines Menschen bezeichnet.

6.2 Körpersprache und nonverbale Zustimmung

Im täglichen Umgang miteinander gibt die Körpersprache verlässlich Auskunft über die Gefühlslage eines Menschen. Bei der Einschätzung dieser Gefühlslage verlassen wir uns eher auf die Körpersprache als auf Äußerungen. Jennifer hätte vielleicht gesagt, „Ja, ich möchte dich küssen“, wenn ich sie während des Küssens danach gefragt hätte; doch ihre Körpersprache sagte eindeutig „Nein danke, nicht jetzt!“ Weil ein richtiger Kuss in meiner Vorstellung einer ist, den beide als angenehm empfinden, trat ich den Rückzug an und hoffte auf einen neuen Versuch in der Zukunft.

Die Körpersprache gibt so verlässlich Auskunft über die Zustimmung zu einer Berührung, weil Berührungen direkt mit dem Körper kommunizieren. Die Auswirkungen von Berührungen führen zu körperlichen Reaktionen, die sich in Haltung, Bewegung, Muskelspannung, Gesichtsausdruck, Geräuschen und Atmung offenbaren. Meistens nehmen wir diese körperliche Kommunikation unbewusst wahr. Wir sagen „Gladys ist gestresst“ anstatt „Gladys’ Schultern sind hochgezogen, ihre Muskeln sind angespannt, ihre Atmung ist kurz und flach und ihre Stirn ist gerunzelt“, wenn wir die Gemütslage von Gladys beschreiben. Wenn wir Gladys’ Verfassung im Vorübergehen einschätzen, registrieren wir all diese Informationen unbewusst, ohne tiefer über sie nachdenken zu müssen. Auch wenn wir jemanden berühren, registrieren wir diese Zeichen, die uns sagen, ob die Berührung als angenehm oder unangenehm wahrgenommen wird. Jedes nonverbale Signal gibt Aufschluss über die Zustimmung. Signale, die Wohlbefinden ausdrücken, bedeuten, dass die Berührung als angenehm wahrgenommen wird und sind ein Zeichen der Zustimmung. Jedes Signal, das Unbehagen ausdrückt, zeigt, dass die Berührung als unangenehm empfunden wird und deshalb zu unterlassen ist. Eine Fortsetzung der Berührung trotz Anzeichen von Unbehagen ist ein extrem feindseliger Akt und kommt einer Misshandlung gleich.

6.3 Signale erkennen und Fehler vermeiden

Menschen mit Demenz haben ein Bedürfnis nach Körperkontakt und körperlicher Nähe, aber es fällt ihnen sehr schwer, ihre Zustimmung verbal zu äußern. Daher müssen die Betreuer über nonverbale Zustimmung zu Berührungen aufgeklärt werden, um sie in die Lage zu versetzen, sicher und effizient auf dieses Bedürfnis zu reagieren, ohne befürchten zu müssen, eines Fehlverhaltens beschuldigt zu werden. Betreuer, die die körperlichen Signale des Wohlbefindens und des Unbehagens bewusst registrieren, wissen, wie nonverbale Zustimmung aussieht, sich anhört und anfühlt und dank dieses Wissens können sie dafür sorgen, dass die Wahrnehmung ihrer Berührung durch den Empfänger sich mit ihrer pflegerischen Intention deckt. Betreuer, die körperliche Reaktionen auf Berührungen bewusst wahrnehmen, erkennen, ob der Empfänger ihrer Berührung weiterhin zustimmt und ihre erhöhte Sensibilität stärkt ihre Selbstsicherheit im Umgang mit Berührungen. Diese Sensibilität ist von unschätzbarem Wert für

Betreuer, die mit Menschen in den Endstadien der Demenz arbeiten. Es ist allgemein anerkannt, dass Berührungen und Nähe in den Endstadien der Pflege demenzkranker Menschen eine große Rolle spielen. Doch wenn es darum geht, diese Philosophie in die Praxis umzusetzen, gibt es aufseiten der Betreuer diverse Bedenken.

Bei den Interaktionen mit Menschen in den Endstadien der Demenz spielt Reziprozität meistens kaum eine Rolle. Die Betreuer bekommen wenig Rückmeldungen, wenn sie mit diesen Menschen arbeiten, die häufig sehr in sich gekehrt wirken. Berührungen in diesem interpersonellen Kontext bieten daher viel Raum für Zweifel und Ungewissheit. Folglich beschäftigt die Betreuer nicht nur die Frage, wie die Menschen in den Endstadien der Demenz ihre Berührungen wahrnehmen, sondern auch, wie andere in dem Pflegesetting zu diesen Berührungen stehen.

Ich erinnere mich, dass ich vor den gleichen Herausforderungen stand, als ich meine Arbeit als Massagetherapeut aufnahm und Menschen in den Endstadien der Demenz behandelte. Eine Familienangehörige hatte mich gebeten, eine bettlägerige Frau, die sehr in sich gekehrt war und nicht verbal kommunizieren konnte, sanft zu massieren. Die Tochter hatte diese Entscheidung zum Wohl der Frau getroffen und so war ich darauf bedacht, dass meine Berührungen nicht nur mit den Erwartungen des Ehemannes, sondern auch mit den Bedürfnissen der Frau übereinstimmten. Wie konnte ich sicherstellen, dass meine Berührungen als wohltuend und nicht als invasiv wahrgenommen wurden und dass die Frau sie als angenehm empfand? Da ich genau auf ihre nonverbalen körperlichen Reaktionen achtete, registrierte ich die durch meine Berührungen ausgelösten, subtilen Signale, etwa die Veränderung der Atmung und der Muskelspannung. An diesem Feedback orientierte ich mich bei meinen Berührungen. Als ich sie kurze Zeit nach der Massage besuchte, bekam ich von ihrem Ehemann noch mehr Feedback. Mit Tränen in den Augen erzählte er mir, seine Frau habe zum ersten Mal seit sehr langer Zeit seine Hand gehalten. Ihre Hände waren die meiste Zeit so fest zusammengeballt, dass seine Hand keinen Platz darin fand. Obwohl ich die unmittelbaren Reaktionen genau registriert hatte, war es wichtig für mich, von dieser subtilen, aber wichtigen Veränderung ihres Verhaltens zu erfahren. Körperliche Reaktionen auf Berührungen treten manchmal unmittelbar und manchmal erst nach einiger Zeit auf. Es ist wichtig, beide Veränderungen zu notieren, um die verschiedenen Zeichen nonverbaler Zustimmung zu erfassen.

Ich erinnere mich auch, dass ich mir Sorgen machte, wie meine Berührungen von den anderen Mitarbeitern des Heims wahrgenommen würden. Als Massagetherapeut hatte ich gewissermaßen die Erlaubnis, andere zu berühren; allerdings waren in dem Heim, in dem ich arbeitete, freundschaftliche Berührungen und Nähe zwischen den Menschen, die dort lebten, und denen, die dort arbeiteten, tabu. Zudem besuchte ich als Mann oft Menschen, die bettlägerig waren, weshalb meine wohltuenden Berührungen häufig in der Abgeschiedenheit ihres Schlafzimmers stattfanden. Es bestand somit die Gefahr, dass ich mich dem in der Berührungskultur dieses Heims vorherrschenden Zynismus und Misstrauen auslieferte. Viele Betreuer sind mit solchen Herausforderungen konfrontiert und zögern begreiflicherweise, den Menschen in den Endstadien der Demenz die Liebe, den Trost und die körperliche Zuwendung zu gewähren, die sie brauchen. Die Kenntnis und Berücksichtigung der unterschiedlichen körperlichen Signale der Zustimmung versetzen Betreuer in die Lage, ihre personzentrierte Philosophie in die Praxis umzusetzen. **Tabelle 6-1** gibt einen Überblick über diese Signale.

Bestimmte Signale sind sehr subtil, einige sind leichter zu erkennen und die meisten sind allgemein bekannt. Übung 1, Ein Moment der Berührung (Anhang 5), bietet Gelegenheit, die Beobachtung dieser Reaktionen auf Berührungen zu üben. Nach dieser schweigend durchgeführten Übung können die Teilnehmer ihre Erfahrungen austauschen. Haben die Teilnehmer gut aufgepasst, wissen sie meistens, ohne dass man es ihnen sagen muss, wie ihr Partner die Berührung empfunden hat. Ein Beispiel: Julie weiß, dass ihr Partner Alex ihre Berührung als angenehm empfunden hat, weil seine Schultern entspannt waren,

Tabelle 6-1: Signale nonverbaler Zustimmung

Körpersprache	Zeichen des Wohlbefindens	Zeichen des Unbehagens
Berührung	Art/Qualität der Berührung wird erwidert	Die Berührung ist feindselig oder aggressiv
Bewegungen	Ruhig oder gezielt	Unruhig oder fahrig
Nähe	Sucht Kontakt und/oder rückt näher	Meidet Kontakt und/oder rückt weiter ab
Gesichtsausdruck	Zeigt Wohlbefinden oder Zufriedenheit	Zeigt Angst oder Schmerz
Blickkontakt/Anschauen	Sucht Blickkontakt	Meidet Blickkontakt
Atmung	Tief und langsam/oder längeres Ausatmen	Schnell und flach und/oder Anhalten des Atems
Geräusche	Lassen auf Wohlbehagen und Zufriedenheit schließen	Lassen auf Schmerz, Unbehagen oder Missempfinden schließen
Haltung	Geringe Körperspannung	Erhöhte Körperspannung

weil er sich in seinem Stuhl zurückgelehnt und tief geatmet hat, Blickkontakt nicht vermieden hat und weil sein Gesichtsausdruck gezeigt hat, dass er sich wohl fühlte. Alex hat dagegen gemerkt, dass für Julie die Berührung während der Übung weniger angenehm war, denn sie hat sich ein wenig von ihm abgewendet, den Atem angehalten und während der ganzen Zeit Blickkontakt vermieden. Weder Alex noch Julie haben ihre Atmung, ihre Haltung, ihren Gesichtsausdruck und ihre Muskelspannung bewusst verändert, es ist automatisch geschehen, weil ihr Nervensystem spontan auf die Berührung reagiert hat. Während die Teilnehmer über ihre Wahrnehmung der Berührung berichten, lernen sie wichtige Zeichen nonverbaler Zustimmung kennen.

6.4 Zusammenfassung

Die oben beschriebenen nonverbalen Signale der Zustimmung gelten für alle Berührungsarten, sei es eine zärtliche Liebkosung des Gesichts, Handhalten, eine Berührung während der Körperpflege oder beim Transfer- und Handling. Manche Reaktionen sind heftig und eindeutig, etwa das Zurückschrecken vor der Berührung, andere dagegen sehr subtil, z. B. das Anhalten des Atems. Um diese körperlichen Signale wahrnehmen zu können, sind Präsenz und Aufmerksamkeit während der Berührung gefragt, denn es ist kaum möglich, die Signale wahrzunehmen, wenn wir uns während der Berührung mit anderen unterhalten oder überlegen, was als Nächstes zu tun ist. Wir werden die Signale auch nicht registrieren können, wenn wir die Zustimmung einfach voraussetzen. In Demenzpflegesettings kommt dies bei aufgabenorientierten Berührungen häufiger vor als bei anderen Formen der Berührung. Ich habe beobachtet, dass in Pflegesettings, in denen peinlich genau darauf geachtet wird, die mit freundschaftlichen Berührungen verbundenen Risiken zu vermeiden, niemand die körperlichen subtilen Signale des Unbehagens der Menschen beim Bewegen, Fingernägel schneiden und Gesicht abwischen registriert, die diese Berührungen bei ihnen hervorrufen. Offenbar haben wir es hier mit einem Fall von Doppelmoral zu tun. Solche körperlichen Signale sind als Widerruf der Zustimmung zu werten. Paternalistische und bevormundende Pflegekulturen rechtfertigen das Nichtbeachten nonverbaler Zustimmung oft mit ihrer „Fürsorgepflicht“ und Entscheidungen „im Interesse der Betroffenen“. Die Zustimmung zu routinemäßigen pflegerischen Aufgaben einfach vorauszusetzen fördert einen kontrollierenden Ansatz, der anstatt auf Zuwendung und Vertrauen auf Komplizenschaft setzt. Das ist in etwa so, als hätte ich Jennifers körperliche Signale des Unbehagens ignoriert und sie einfach geküsst. Dies wäre kein Ausdruck von Liebe, Aufmerksamkeit, Freundlichkeit oder Zuneigung gewesen, sondern ein Akt der Gewalt.

Schritte zur Veränderung der Kultur

Erläutern Sie, wie nonverbale Zustimmung zu einer Berührung aussieht, sich anhört und anfühlt.

1. Schritt: Machen Sie mit den Pflegenden die Übung 1, Ein Moment der Berührung (Anhang 5) und fordern Sie sie auf, die körperlichen Signale zu benennen, die Wohlbefinden und Unbehagen ausdrücken (s. Sondierungsfragen 6–12 in Anhang 5).

2. Schritt: Überprüfen Sie, ob die Mitarbeiter wissen, dass Menschen mit Demenz die Fähigkeit, ihre Zustimmung zu einer Berührung nonverbal auszudrücken, beibehalten.

3. Schritt: Überprüfen Sie, ob alle Mitarbeiter wissen, wie nonverbale Zustimmung zu einer Berührung aussieht, sich anhört und anfühlt.

7 Berührungen, emotionale Bedürfnisse und Persönlichkeit

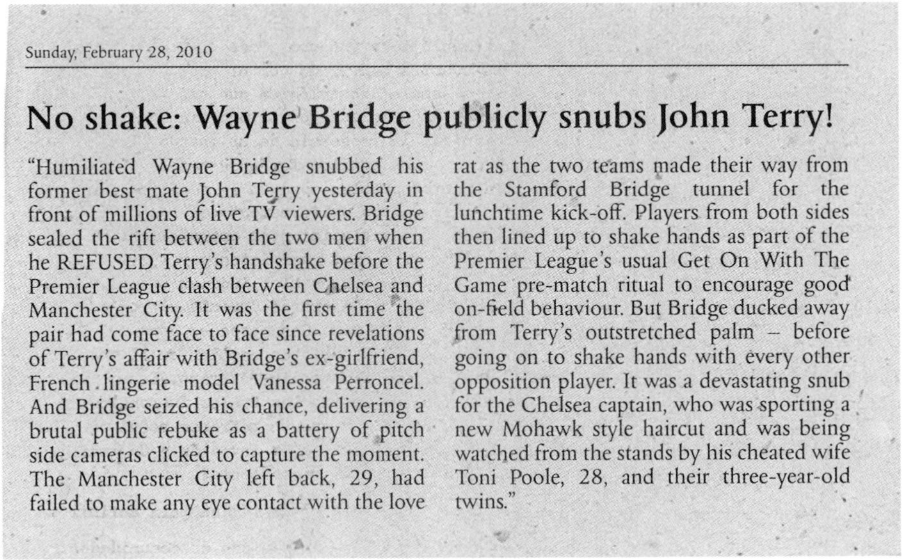

Sunday, February 28, 2010

No shake: Wayne Bridge publicly snubs John Terry!

"Humiliated Wayne Bridge snubbed his former best mate John Terry yesterday in front of millions of live TV viewers. Bridge sealed the rift between the two men when he REFUSED Terry's handshake before the Premier League clash between Chelsea and Manchester City. It was the first time the pair had come face to face since revelations of Terry's affair with Bridge's ex-girlfriend, French lingerie model Vanessa Perroncel. And Bridge seized his chance, delivering a brutal public rebuke as a battery of pitch side cameras clicked to capture the moment. The Manchester City left back, 29, had failed to make any eye contact with the love rat as the two teams made their way from the Stamford Bridge tunnel for the lunchtime kick-off. Players from both sides then lined up to shake hands as part of the Premier League's usual Get On With The Game pre-match ritual to encourage good on-field behaviour. But Bridge ducked away from Terry's outstretched palm – before going on to shake hands with every other opposition player. It was a devastating snub for the Chelsea captain, who was sporting a new Mohawk style haircut and was being watched from the stands by his cheated wife Toni Poole, 28, and their three-year-old twins."

Abbildung 7-1: Zeitungsbericht über einen Fairplay-Handschlag

Der Wortlaut des Berichtes aus Abbildung 7-1:
Kein Handschlag: Wayne Bridge brüskiert John Terry in der Öffentlichkeit!
„Der gedemütigte Wayne Bridge brüskierte gestern seinen ehemals besten Freund John Terry vor Millionen von Fernsehzuschauern. Bridge besiegelte das Ende der Freundschaft zwischen den beiden Männern, als er sich vor dem Premier League-Spiel zwischen Chelsea und Manchester City weigerte, Terry die Hand zu geben. Es war der erste persönliche Kontakt der beiden, seit Terrys Affäre mit Bridges Ex-Freundin Vanessa Perroncel, Model für französische Damenunterwäsche, bekannt geworden war. Bridge nutzte seine Chance und rächte sich eiskalt vor den Augen der Öffentlichkeit, während am Spielfeldrand positionierte Spezialkameras klickten, um den Moment im Bild festzuhalten. Der 29-jährige Verteidiger im hinteren linken Feld

hatte jeden Blickkontakt mit dem Verräter vermieden, als die beiden Teams mittags vom Tunnel der Stamford Bridge zum Austragungsort des Spiels fuhren. Die gegnerischen Spieler stellten sich auf zum Händeschütteln, das übliche „Lass das Spiel beginnen-Ritual“ vor einem Spiel der Premier Leage, das zu fairem Verhalten auf dem Spielfeld mahnt. Bridge ignorierte Terrys ausgestreckte Hand, schüttelte aber allen anderen gegnerischen Spielern die Hand. Es war eine demütigende Situation für den Kapitän von Chelsea, der seinen neuen Haarschnitt im Mohawk-Stil präsentierte. Seine betrogene Ehefrau, die 28-jährige Toni Poole, beobachtete mit ihren drei Jahre alten Zwillingen die Szene von der Tribüne aus.“

Der anschauliche Bericht über einen „Fairplay-Handschlag“ zu Beginn eines Fußballspiels zwischen Chelsea und Manchester City zeigt, wie bedeutsam eine ziemlich triviale Form der Berührung in gesellschaftlicher Hinsicht sein kann. In dem Bericht ist die Rede von einer „demütigenden Situation“, einer „eiskalten Rache vor den Augen der Öffentlichkeit“, die John Terry „brüskierte“. Warum hat die „Verweigerung des Handschlags“ eine so starke Wirkung? In westlichen Kulturen ist die Verweigerung des Handschlags so gut wie immer eine Beleidigung, denn Händeschütteln ist gleichbedeutend mit der Anerkennung der Würde einer Person. Es zeigt, dass die Person es verdient, beachtet zu werden und es ist Ausdruck eines grundlegenden Vertrauens und Respekts vor der Persönlichkeit. Händeschütteln ist eine Möglichkeit, die Persönlichkeit des anderen positiv anzuerkennen. Das heißt allerdings nicht, dass eine Brüskierung zwangsläufig einen Zusammenbruch nach sich zieht! Die Entwicklung und Aufrechterhaltung

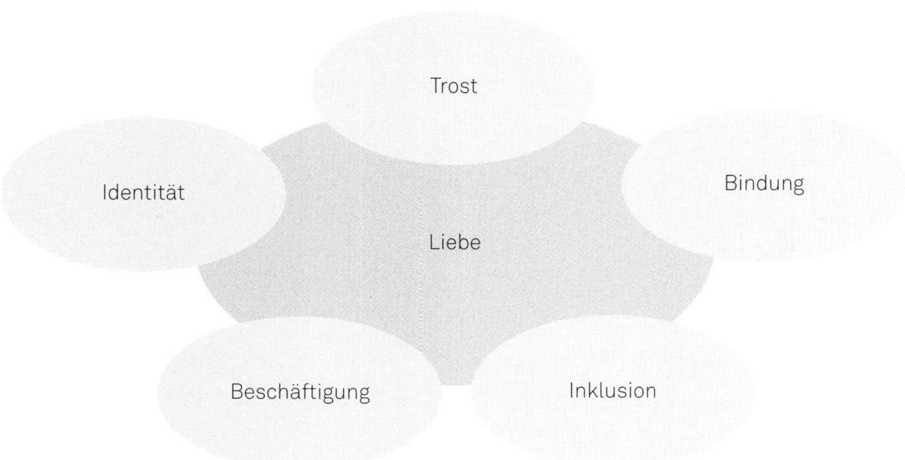

Abbildung 7-2: Kitwoods Blume (Quelle Kitwood, 1997)

unserer Persönlichkeit erfolgen im Kontext unterschiedlicher Beziehungen, die bestimmte elementare menschliche Bedürfnisse erfüllen. Für den Psychologen Tom Kitwood gehören zu diesen elementaren menschlichen Bedürfnissen: Identität, Inklusion, Bindung, Trost und Beschäftigung (Kitwood, 1997). Um zu verstehen, welche Rolle Berührungen für die Stärkung und die Zerstörung der Persönlichkeit spielen, müssen wir zunächst einmal wissen, was diese emotionalen Bedürfnisse zum Erhalt der Persönlichkeit beitragen.

7.1 Identität

„Identität" ist mehr als der Name, auch wenn dies für den Anfang schon ganz gut ist! Die wichtigsten Identitäten sind diejenigen, die für uns eine Bedeutung haben. Vater zu sein ist beispielsweise für mich zu einer wichtigen Identität geworden. Menschen, die diese Rolle anerkennen – meine Tochter, meine Frau, meine Familie und meine Freunde – stärken diese Identität. Darüber hinaus bin ich auch Therapeut und Ausbilder für Demenzpflege – auch diese Identitäten sind mir wichtig. Auch diese Rollen müssen von anderen anerkannt und gestärkt werden.

7.2 Beschäftigung

Normalerweise verstehen wir unter dem Begriff „Beschäftigung" eine bestimmte Tätigkeit: Zimmermann, Arzt, Zauberer usw. Im Zusammenhang mit einem elementaren Bedürfnis bedeutet er, sich zu beschäftigen oder etwas zu tun. Jeder Mensch hat das Bedürfnis, aktiv zu sein und die meisten empfinden anhaltendes tatenloses Herumsitzen als unangenehm und sogar als belastend. Wann immer wir uns beschäftigen, bauen wir Stress ab, tanken Energie, haben ein Ziel vor Augen und stärken unser Selbstwertgefühl.

7.3 Bindung

Der unklarste Begriff in Kitwoods Blume, „Bindung", ist erklärungsbedürftig. In diesem Kontext bedeutet Bindung die Sicherheit, die eine Person durch die Beziehungen zu anderen gewinnt. Die Menschen, die uns diese Sicherheit gewähren – unsere Bezugspersonen – sind unsere ersten Betreuer. Wenn wir zur Welt kommen, hängt unser Überleben in jeder Hinsicht von ihnen ab. Bindung ist ein Bedürfnis, dass ein Leben lang bestehen bleibt, und es macht sich bemerkbar, wenn wir das Gefühl haben, bedroht, gestresst oder gefährdet zu sein. Selbst als Erwachsene suchen wir in schwierigen Zeiten Unterstützung bei den Menschen, die uns nahestehen.

7.4 Trost

Trost brauchen wir am dringendsten in schwierigen Zeiten. Die nervlichen und seelischen Belastungen, die das Leben mit sich bringt, werden gemildert durch Dinge, Aktivitäten und Beziehungen, die uns aufbauen. Ein Leben ohne jeden Trost wäre sicher nicht lebenswert. Ohne Trost gibt es nicht nur kein Vergnügen, sondern auch keinen Frieden. Jeder Mensch hat bestimmte Dinge, die ihn aufbauen. Ein Spaziergang in der Natur ist für manche ein großer Trost, für andere eher langweilig. Einige Menschen brauchen zur Entspannung ein Schaumbad, andere streicheln lieber ihre Katze oder hören eine bestimmte Musik. Wieder anderen bedeutet ihre Arbeit der größte Trost bzw. das Gefühl, durch eine sinnvolle Tätigkeit etwas zu leisten, bewirkt, dass sie sich gut fühlen. Das emotionale Bedürfnis Trost steht in engem Zusammenhang mit Bindung, weil die Menschen, die uns in schwierigen Zeiten trösten, unsere Bezugspersonen werden und auf unser Bedürfnis nach Bindung reagieren. Eine Studie über Primaten hat ergeben, dass der Betreuer, der das Junge in schwierigen Zeiten tröstet (der, der weich und kuschelig ist) die Bezugsperson des Jungen wird und nicht der Betreuer, der es füttert (der mit der Milchflasche) (Suomi/Leroy, 1982). Das Ergebnis dieser Studie ist für die Pflege demenzkranker Menschen von großer Bedeutung, denn es legt nahe, dass Anbieter von Pflegedienstleistungen, die sich lediglich um körperliche Bedürfnisse kümmern – Waschen, Essen anreichen, Anziehen –, nichts dazu beitragen, dass die Menschen sich sicher und geborgen fühlen.

7.5 Inklusion

Die Tatsache, dass Inklusion als elementares menschliches Bedürfnis gilt, macht deutlich, dass Menschen soziale Wesen sind, denen die Zugehörigkeit zu einer größeren Gruppe wichtig ist. Wir empfinden diese Zugehörigkeit am stärksten, wenn es Teile von Gruppen sind, mit denen wir uns stark identifizieren. Dieses Bedürfnis wird nicht erfüllt, wenn die Gruppen, zu denen wir uns zugehörig fühlen, uns nicht akzeptieren. Die Zugehörigkeit zu diesen Gruppen kann uns also helfen, unser Identitätsgefühl zu erhalten. Jedes emotionale Bedürfnis steht zwar für sich, aber einzelne Bedürfnisse überschneiden sich auch. Demnach kann die Zugehörigkeit zu einer Gruppe, mit der wir uns stark identifizieren,

- unser Bedürfnis nach einer sinnvollen Identität erfüllen,
- Gelegenheiten für sinnvolle Beschäftigungen bieten,
- eine wichtige Quelle des Trostes sein und somit unsere Selbstsicherheit stärken,
- unsere Bedürfnisse nach Bindung erfüllen.

Wir haben alle die gleichen elementaren Bedürfnisse, gehen aber auf unterschiedliche Art und Weise damit um. Einige leiten ein Hightech-Unternehmen, andere sind Mitglied in einem Sportverein und wieder andere haben eine bestimmte Funktion in ihrer Familie. In all diesen Fällen kann der Beginn einer Demenz jedoch die Fähigkeit der betroffenen Person beeinträchtigen, effizient in diesen Gruppen zu funktionieren und sich so zu verhalten, wie es die anderen von ihr erwarten. Demenz zerstört nicht nur die funktionalen und kognitiven Fähigkeiten der Betroffenen, sondern auch ihre Persönlichkeit. Aus diesem Grunde weist Tom Kitwood (1997) darauf hin, dass person-zentrierte Demenzpflege eine Pflege ist, die diese Bedürfnisse anerkennt und auf sie reagiert, um die Persönlichkeit der Betroffenen zu erhalten. Leider ignorieren viele Pflegedienste genau diese Bedürfnisse, weshalb Kitwood sie als „bösartige Pflegekulturen" bezeichnete. Die folgenden, in der Pflege üblichen Verhaltensweisen missachten die emotionalen Bedürfnisse der Betroffenen:

- Menschen mit Demenz werden mit ihrer Zimmernummer (z, B. „die Nummer 22") oder nach ihren pflegerischen Bedürfnissen (z.B. „muss gefüttert werden" oder „gehoben werden") bezeichnet oder es wird über sie gesprochen, als wären sie nicht anwesend. Dieses Verhalten missachtet die *Identität* der Betroffenen.
- Menschen mit Demenz bleiben lange Zeit unbeschäftigt und es wird verhindert, dass sie sich mit vertrauten, für sie interessanten Tätigkeiten oder Aktivitäten selbst beschäftigen. Dieses Verhalten missachtet das Bedürfnis nach sinnvoller *Beschäftigung*.
- Personaluniformen, Personaltoiletten, Bereiche „nur für Personal" und eine Arbeitsteilung, die die Beteiligung der Heimbewohner daran ausschließt und die Menschen in Gruppen einteilt – in diejenigen, die den Dienst benötigen und diejenigen, die die Kontrolle darüber haben. Eine Pflegekultur, die sich an dem Prinzip „wir und sie" orientiert, missachtet das Bedürfnis nach *Inklusion* und *Zugehörigkeit*.
- Menschen mit Demenz werden starken Stressoren ausgesetzt: viele fremde Menschen in ihrer Umgebung, unpersönliche große Wohnbereiche, rigide Tagesroutinen und aufgabenorientierte Interaktionen. Der *Trost*, den Umgebungen und Beziehungen wie diese gewähren, reicht nicht aus, um elementaren Bedürfnissen nach *Bindung* zu genügen.

7.6 Person-zentrierte Berührungen

Berührungen in der Pflege können zu einer person-zentrierten oder zu einer bösartigen Kultur gehören, je nachdem, wie sie gehandhabt werden. Wie jeder andere Aspekt der Pflege kann der Umgang mit Berührungen die Persönlichkeit stärken oder beeinträchtigen. Denken Sie nur daran, welche Konsequenzen es haben kann, ob man jemandem die Hand gibt oder dies verweigert. Viele Menschen mit Demenz, die in Pflegesettings leben, sind tagtäglich der gleichen Brüskierung ausgesetzt, wie John Terry sie erfahren hat, doch im Gegensatz zu ihm haben sie meistens keinen Grund dafür geliefert. Ich hatte einmal Gelegenheit, dies im Gesellschaftsraum eines Pflegeheims zu beobachten, wo ich neben einem Bewohner namens John saß. Drei Flure mündeten in diesen Gesellschaftsraum und so mussten viele Betreuer auf ihrem Weg in andere Zimmer diesen Raum durchqueren. John entdeckte, wie sich in einem der Flure ein Betreuer näherte und versuchte, ihn mit Gesten auf sich aufmerksam zu machen. John sagte: „Der da ist ein guter Mann; ich habe Zeit meines Lebens mit ihm gearbeitet und kenne ihn seit Jahren." Zu Johns Erstaunen ging der Betreuer an uns vorbei und auf den gegenüberliegenden Flur zu. John wandte sich mir zu und rief: „Dieser Bastard! Ich habe ihn schon immer gehasst." Vielleicht hatte der Betreuer John an dem betreffenden Tag schon begrüßt und ihm die Hand geschüttelt, vielleicht aber auch nicht. (Falls ja, hätte John es leider schon vergessen.) Dennoch war die Kränkung allzu deutlich. Ich überlegte, wie oft ich wohl schon auf meinem Weg zu einem Bewohner weiter unter auf dem Flur, den ich massieren wollte, an John vorbeigegangen war und ihn brüskiert hatte.

In der Zeit, in der ich in diesem Heim gearbeitet habe, fiel mir auf, dass die Mitarbeiter anfingen, den Gesellschaftsraum als Korridor zu benutzen. Sie berichteten, Johns Verhalten werde immer aggressiver. Er hatte schon mehrmals mit seinem Spazierstock nach Leuten geschlagen, die an ihm vorbeigingen. Die Mitarbeiter führten Johns „herausforderndes Verhalten" auf seine fortschreitende Demenz und die damit einhergehenden Persönlichkeitsveränderungen zurück. Ich hatte die unbeabsichtigte Brüskierung, der John sicherlich tagtäglich ausgesetzt war, beobachtet und erkannte, dass der Grund seines Verhaltens sein unerfülltes Bedürfnis nach Anerkennung und Inklusion war. Das Stadium seiner Demenz beeinträchtigte seine Fähigkeit, sein Bedürfnis auf andere Art zu äußern als durch einen Wutausbruch.

Dieses Beispiel macht deutlich, dass der sozialpsychologische Aspekt der Berührung in Kombination mit der Neuropathologie der Demenz verhaltensbezogene und psychologische Symptome produziert. Wie hätte John sich wohl verhalten, wenn die Mitarbeiter regelmäßig kurz bei ihm stehen geblieben wären, ihm die Hand geschüttelt und dann ihren Weg vom Gesellschaftsraum in einen anderen Flur fortgesetzt hätten? Dieser Umgang mit Berührungen hätte Johns Bedürfnis nach Identität und Inklusion berücksichtigt, somit sein Wohlbefinden gesteigert und sich positiv auf sein Verhalten ausgewirkt. Ein Handschlag ist eine Berührung, die sozial so stark normiert und ritualisiert ist, dass man ihre Bedeutung im zwischenmenschlichen Bereich leicht unterschätzt. Auch viele andere Arten des Kontakts sind im sozialen Umgang miteinander so normal, dass man schnell vergisst, wie wichtig sie uns sind. Um genau zu verstehen, welche Rolle Berührungen im Hinblick auf die Erhaltung der Persönlichkeit spielen, muss man wissen, welche Berührungsarten auf bestimmte emotionale Bedürfnisse reagieren. Zu diesem Zweck beschäftigen wir uns mit der Bedeutung einzelner Berührungen, die in Alltagssituationen vorkommen.

7.7 Berührungen und alltägliche Interaktionen

Die Deutung unterschiedlicher Formen des Kontakts in Alltagssituationen ist eine gute Möglichkeit, die Bedeutung person-zentrierter Berührungen zu demonstrieren. Eine Berührung ist person-zentriert, wenn sie auf eines der oben beschriebenen emotionalen Bedürfnisse reagiert. Die unterschiedlichen person-zentrierten Berührungen lassen sich mithilfe von Fotos veranschaulichen, die alltägliche soziale Interaktionen darstellen.

Bei meiner Arbeit mit Pflegeheimmitarbeitern benutze ich keine gestellten Bilder oder „Archivaufnahmen“, sondern echte Fotos von Menschen, die einander berühren, weil die Mitarbeiter dann einen besseren Eindruck davon bekommen, welch elementare Bedeutung Berührungen im sozialen Umgang miteinander haben. Wenn die Mitarbeiter echte Erfahrungen einschätzen, können sie die Bedeutung der einzelnen Berührungen darüber hinaus mit mehr Empathie und größerer Genauigkeit interpretieren. Neben Bildern von verschiedenen Berührungsarten verteile ich an die Mitarbeiter außerdem eine Kopie des Informationsmaterials zu Übung 3 (**Anhang 5**), das die Typologie der Berührungen (**Kap. 2, Abb. 2-1**) sowie eine Darstellung der emotionalen Bedürfnisse nach Kitwood enthält (**Abb. 7-2**). Schauen Sie sich die **Abbildungen 7-3 und 7-4** an und stellen Sie mithilfe des Informationsmaterials fest, um welche Berührungsart es sich handelt.

Abbildung 7-3 ist ein Beispiel für eine *zufällige Berührung*: die Männer sitzen nebeneinander auf einer Bank und berühren einander rein zufällig. Da der Platz knapp ist, lässt es sich nicht vermeiden, dass sie sich an der Seite oder an der Schulter berühren. Wenn Sie die Berührung kategorisiert haben, überlegen Sie, auf welche emotionalen Bedürfnisse diese Berührungsart reagiert. Vermutlich kennen sich die Männer auf der Bank gut und es macht ihnen nichts aus, dass sie

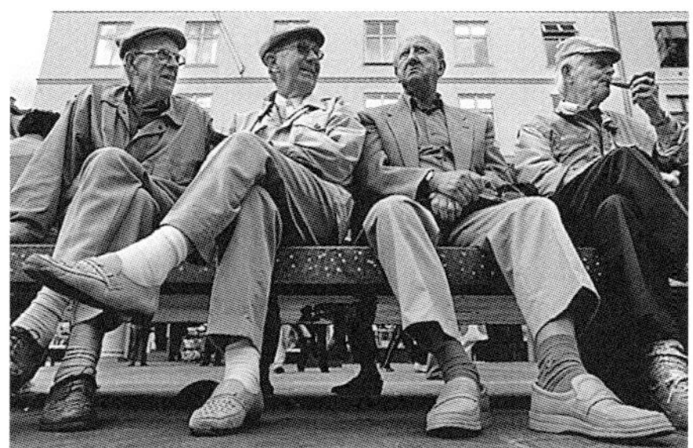

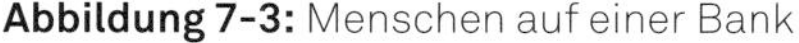

Abbildung 7-3: Menschen auf einer Bank

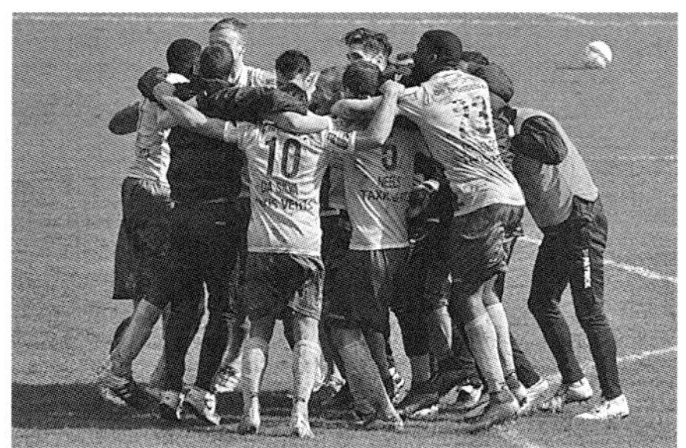

Abbildung 7-4: Fußballspieler, die feiern

einander berühren, was dafürspricht, dass sie eine Gruppe sind. Diese Art der Berührung ist für die Gruppe wahrscheinlich etwas so Selbstverständliches, dass die Männer den Körperkontakt gar nicht bewusst wahrnehmen. Stellen Sie sich nun vor, die Männer säßen an den Enden der Bank, also nicht so nah nebeneinander und hätten keinen Körperkontakt. Der größere Abstand zwischen ihnen würde ein anderes Bild von der Situation vermitteln und eine andere Art der Beziehung nahelegen. Vielleicht würden wir die Männer sogar für Fremde halten. Der gelegentliche Schulterkontakt kann Ausdruck der Gruppenzugehörigkeit sein und deshalb glaube ich, dass diese *zufällige Berührung* auf das elementare Bedürfnis nach Inklusion reagiert.

Abbildung 7-4 ist ein Beispiel für eine *triumphale Berührung*, die aber auch etwas von einer *spielerischen Berührung* und einer *stärkenden Berührung* hat. Da die triumphale Berührung eine gemeinsame Erfahrung feiert (in diesem Fall eine gute Leistung von Profifußballspielern), reagiert diese Berührungsart auf das Bedürfnis nach Inklusion und Identität. Ein Sieg im Bereich eines hart umkämpften Geschäfts, das der Fußball in der Oberliga nun einmal ist, kann für großes Wohlbefinden sorgen. Es ist schwer vorstellbar, dass die Fußballspieler eine solche Leistung feiern, ohne Körperkontakt zu haben. Oft sieht man auch, wie ungefähr sechs von ihnen auf dem Boden liegen und sich innig umarmen, wie **Abbildung 7-5** zeigt. Da soll noch einer sagen, Männer seien weniger emotional als Frauen.

Schauen Sie sich zum Vergleich die beiden **Abbildungen 7-6 und 7-7** an. Das Bild „Lebenslange Kameraden“ sieht aus wie eine *freundschaftliche* und *tröstende Berührung*. Nahe neben einem Menschen zu sitzen und einen Arm um ihn zu legen, vermittelt dem Empfänger das Gefühl, dass er einen sicheren Hafen hat, aus dem er Trost schöpfen kann. Diese kameradschaftliche Geste entspricht dem Bedürfnis nach Trost und Bindung. Die **Abbildung 7-7** zeigt eine Mischung aus *tröstender, beruhigender* und möglicherweise auch *empathischer Berührung*. Hier weisen die Körpersprache und die Situation große Unterschiede auf. Wahr-

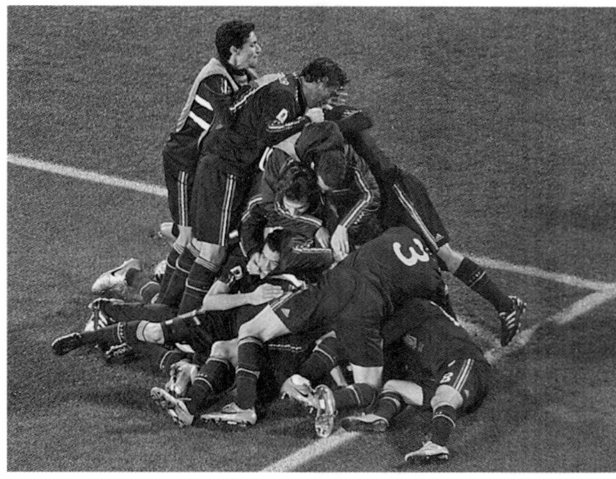

Abbildung 7-5: Fußballspieler in inniger Umarmung

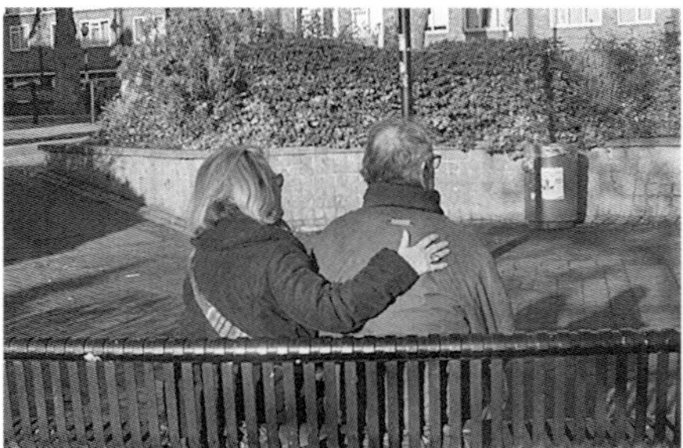

Abbildung 7-6: Lebenslange Kameraden

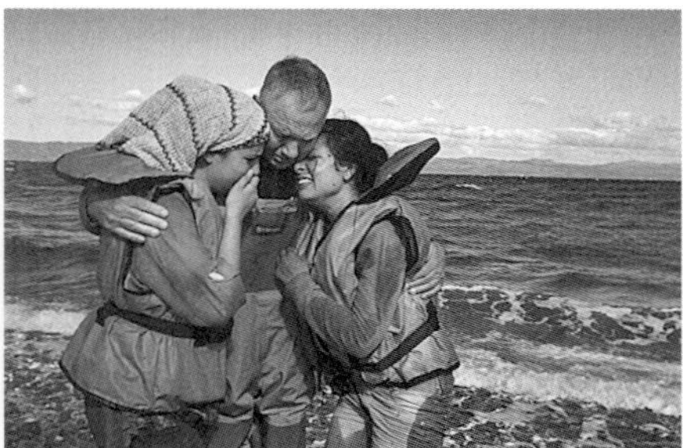

Abbildung 7-7: Fremder tröstet Frauen in einer schwierigen Situation

scheinlich sind die beiden Personen Fremde, aber ihre körperliche Nähe ist untypisch für Fremde. Normalerweise tröstet ein Fremder einen anderen durch eine Berührung im Kontext eines traumatischen Ereignisses. In solchen Situationen wird die körperliche Nähe eines Fremden eher als tröstlich und nicht als invasiv empfunden. Ist das Bedürfnis nach Trost sehr groß, spielt es keine Rolle, wer uns tröstet, denn das momentane Bedürfnis ist so stark, dass es das Unbehagen aufhebt, welches die körperliche Nähe zu einem Fremden normalerweise auslöst. In Situationen, die uns emotional überwältigen, ist eine Person, die körperlichen Halt bietet, eine wichtige Quelle des Trostes. Hier handelt es sich um eine *Berührung, die überwältigende Gefühle eindämmen soll.*

Die nächsten Bilder (**Abb. 7-8 und 7-9**) zeigen eine völlig andere Berührungsart. Die Berührungen wirken nicht spontan, sondern förmlich oder ritualisiert. Bei der **Abbildung 7-8** handelt es sich um *sozial normierte Berührungen*, die typisch sind für offizielle Anlässe. Das ritualisierte Händeschütteln hat Ähnlich-

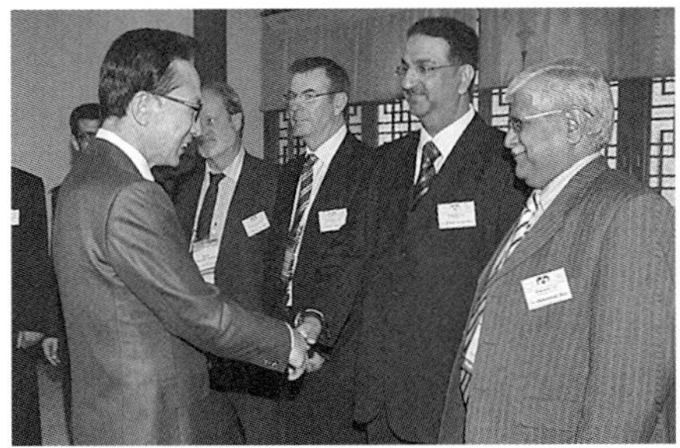

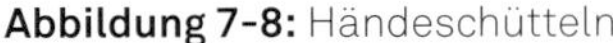

Abbildung 7-8: Händeschütteln

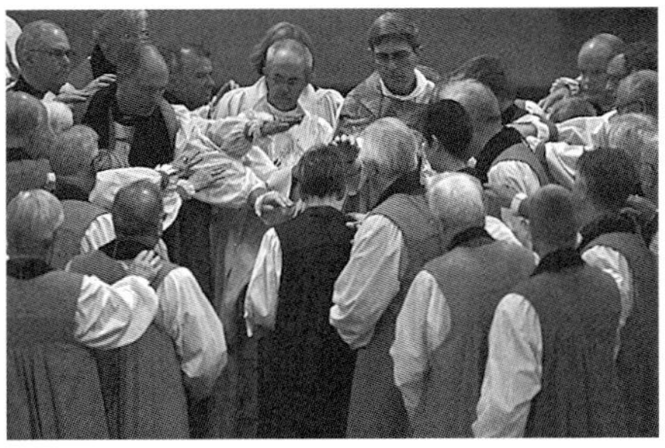

Abbildung 7-9: Handauflegen

keit mit dem, das am Anfang eines Fußballspiels stattfindet. Diese Berührungsart vermittelt Identität und Inklusion. Anscheinend ein reiner Männerklub! **Abbildung 7-9** zeigt offensichtlich eine religiöse Zeremonie. Ein Mann wird durch eine Berührung von einem Geistlichen und der anwesenden Gemeinde gesegnet, eine wirkungsvolle Art, Identität und Zugehörigkeit auszudrücken, denn die Berührung kennzeichnet den Empfänger als Mitglied einer religiösen Gemeinschaft.

7.8 Berührungen und person-zentrierte Pflege

Der Vergleich dieser Bilder zeigt, dass die einzelnen Berührungsarten auf unterschiedliche emotionale Bedürfnisse reagieren. Dies bedeutet, dass die verschiedenen Berührungsarten unterschiedlichen Einfluss auf den Erhalt der Persönlichkeit haben. Wahrscheinlich merken wir gar nicht, wie positiv unsere Persönlichkeit durch Berührungen, die im Kontext alltäglicher Interaktionen stattfinden, beeinflusst wird. Wir empfinden solche Berührungen als so normal, dass wir sie gar nicht bewusst registrieren, geschweige denn merken, wie sie sich auf unser Selbstgefühl auswirken. Wie bedeutsam sie sind, fällt uns erst auf, wenn sie unterbleiben, wie der „verweigerte Handschlag". Wie würden Sie sich fühlen, wenn die Leute Ihnen bei der Begrüßung nicht mehr die Hand geben würden, wenn niemand mehr nahe neben Ihnen sitzen, stehen oder gehen oder Sie zufällig berühren würde und Sie den Eindruck hätten, Ihre täglichen Interaktionen mit anderen seien geprägt durch eine größere körperliche Distanz. Dieses Verhalten nennt man, „einen großen Bogen um jemanden machen". Was wäre, wenn Sie nie jemand vor Aufregung oder Begeisterung über ein außergewöhnliches Erlebnis, an dem Sie beteiligt sind, umarmen würde. Oder wenn nie jemand Sie in den Arm nehmen oder die Arme um Sie legen oder Ihre Hand halten würde, um Sie zu trösten, weil Sie traurig sind oder Kummer haben. Wie wäre es um Ihr Zugehörigkeitsgefühl bestellt? Wem würden Sie vertrauen? Wie sollten Sie wissen, an wen Sie sich wenden können? Könnten Sie sich sicher und geborgen, geliebt und geschätzt, stark und selbstsicher fühlen in einer Welt ohne jeden Kontakt zu anderen? Kontakt ist ein so integraler Bestandteil unserer Persönlichkeit, dass es schwer vorstellbar ist, wie sie ohne gelegentliche Kontakte zu anderen Menschen erhalten werden sollte.

Menschen, denen person-zentrierte Berührungen vorenthalten werden, fühlen sich oft stigmatisiert, nutzlos, verachtet und ignoriert. Derartige Erfahrungen wirken sich äußerst negativ auf das Selbstwertgefühl aus. Faktoren, die person-zentrierte Berührungen in dem Umgang mit demenzkranken Menschen verbieten oder verhindern, sind Kennzeichnen eines bösartigen sozialpsychologischen Umgangs mit Demenz. Betreuer, die person-zentrierte Berührungen meiden, haben in der Regel nicht die Absicht, der Persönlichkeit der Betroffenen zu schaden. Die meisten Betreuer werden gar nicht in person-zentrierter Berührung ausgebildet, sondern in ihrer Ausbildung geht es in der Regel um instrumentelle Berührungen, die für die Durchführung bestimmter pflegerischer Aufgaben und Behandlungen erforderlich sind. Aus diesem Grunde wissen viele Betreuer nicht, wie wichtig Berührungen für die Erhaltung der Persönlichkeit sind, besonders wenn sie in Pflegediensten arbeiten, in denen die körperlichen Bedürfnisse der Betroffenen einen höheren Stellenwert haben als die emotionalen (**Kap. 10**). Die Anbieter von Pflegedienstleistungen können ihren Mitarbeitern diesen wichtigen Aspekt der person-zentrierten Pflege nahebringen, wenn sie ihnen ein Training ermöglichen, in dem sie lernen,

- die einzelnen Formen person-zentrierter Berührung zu unterscheiden;
- deren Bedeutung für den Erhalt der Persönlichkeit zu verstehen;
- zu berücksichtigen, welche Faktoren person-zentrierte Berührungen fördern und welche sie verhindern.

7.9 Zusammenfassung

Wenn Sie mit den Mitarbeitern anhand des zuvor erwähnten Informationsmaterials die Bedeutung der Bilder, die verschiedene Berührungsarten zeigen, einschätzen, werden sie begreifen, wie wichtig Berührungen in der personzentrierten Pflege sind. Bilder von Menschen, die sich die Hand schütteln, nebeneinandersitzen, sich an den Händen halten, umarmen oder küssen, machen deutlich, wie viele verschiedene Möglichkeiten es gibt, mit Menschen in Kontakt zu treten und wie entscheidend sie für das emotionale Wohlbefinden sind. Der Umgang der Betreuer mit Berührungen wird beeinflusst von der Pflegekultur, in der sie arbeiten (**Kap. 1 und 2**). Jeder Dienst weist Besonderheiten auf, die person-zentrierte Berührungen vereiteln oder verhindern. Eine Trainingssitzung über person-zentrierte Berührungen führt nicht zwangsläufig zu dauerhaften Verbesserungen im Umgang mit Berührungen, wenn nicht auch die gesamte Pflegekultur verändert wird.

In den meisten Pflegesettings gibt es Bedenken. Diese betreffen zum einen die Beziehungen, die durch die verschiedenen Berührungsarten ausgedrückt werden, und zum anderen die Intimität, die diese Beziehungen mit sich bringen. Schließlich ist es ja auch im realen Leben so, dass die Menschen, denen wir körperlich nahe sind, uns auch emotional nahestehen. Person-zentrierte Berührungen implizieren daher auch immer einen gewissen Grad an emotionaler Intimität. Professionelle Settings betrachten diese Art von Intimität denn auch meistens als unprofessionell und heikel. Um in der Pflege das Vertrauen in die Rolle von Berührungen zurückzugewinnen, muss dieses Thema zur Sprache gebracht werden. Im folgenden Kapitel setze ich mich mit diesem Thema auseinander und untersuche die Wechselwirkung zwischen person-zentrierten Berührungen und person-zentrierten Beziehungen.

Schritte zur Veränderung der Kultur

Person-zentrierte Berührungen ermitteln

1. Schritt: Lassen Sie die Betreuer anhand der Typologie der Berührungen, Kitwoods emotionalen Bedürfnissen und Fotos von Berührungen person-zentrierte Berührungen ermitteln (s. Übung 3, Deutung verschiedener Berührungsarten in Anhang 5).

2. Schritt: Verweisen Sie auf die Rolle, die Berührungen für die Erhaltung der Persönlichkeit und die Stärkung des emotionalen Wohlbefindens spielen.

8 Berührungen, Beziehungen und Intimität

Von Zeit zu Zeit wird ein Hollywood-Star Händchen haltend mit einer Person gesehen, mit der er besser nicht gesehen werden sollte. Derartige Enthüllungen erscheinen häufig zusammen mit Nahaufnahmen, die die potenziell skandalöse Affäre belegen sollen: eine Hand, die eine andere umschlingt. Solche Fotos mögen in einigen Fällen Aufschluss darüber geben, wie es um die Treue der Person gegenüber ihrem Ehepartner bestellt ist, aber generell klären sie uns auch über die Bedeutung von Berührungen im zwischenmenschlichen Bereich auf. Wie eine Person eine andere berührt, ist ein zuverlässiger Indikator für den Zustand ihrer Beziehung. In der westlichen Kultur geben wir Kollegen die Hand, sitzen oder stehen näher bei Menschen, die wir gut kennen, umarmen gute Freunde oder Familienangehörige und gehen mit unseren Kindern oder unseren Partnern Hand in Hand. Die einzelnen Berührungsarten offenbaren eine jeweils andere Beziehung und beides gehört so selbstverständlich zusammen, dass Abweichungen sozial und emotional sofort wahrgenommen werden. Ein Beispiel: Die Hand eines Fremden zu halten, würde in den meisten Situationen, gelinde gesagt, merkwürdig wirken. Würden wir dagegen gute Freunde oder uns

T'S OVER!
STAR'S OTHER WOMAN
GIRL TELLS ALL
SHOCK PICS!
INSIDE THE PARTY THAT RUINED HIS MARRIAGE

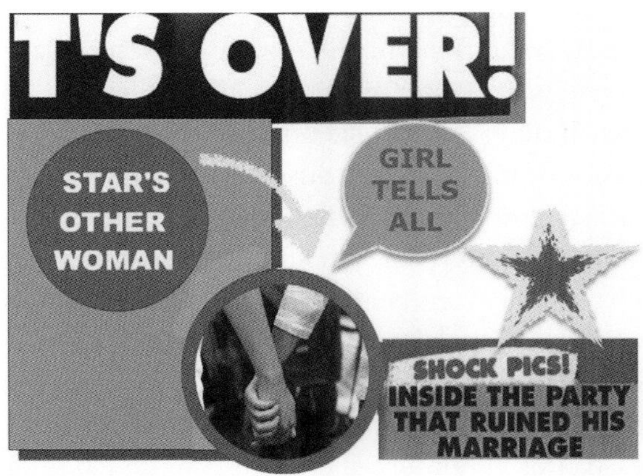

Abbildung 8-1: Enthüllung! Star wurde Hand in Hand mit ... gesehen

nahestehende Familienangehörige nicht umarmen, sondern ihnen die Hand geben, würde dies als Zeichen der Entfremdung gewertet. Die Nachricht, dass ein Hollywood-Star Händchen haltend mit einer anderen Person gesehen wurde, ist deshalb so brisant, weil sehr viele Menschen sich für die Beziehungen berühmter Leute interessieren. Da Händchen halten auf eine von Vertrautheit und Zuneigung geprägte Beziehung hindeutet, ist die Intimität, die diese Berührungsart impliziert, begehrter Tratsch, noch mehr, wenn die betroffene Person ein verheirateter Hollywood-Star ist!

8.1 Berührung ist Beziehungserfahrung

Berührungen zwischen Menschen werden in der Regel aus Ausdruck ihrer Beziehung wahrgenommen, weil eine Berührung immer eine Beziehung impliziert. Die einzelnen Berührungsarten stehen für unterschiedliche Beziehungsarten, weshalb Berührungen in symbolischer und sozialer Hinsicht eine große Bedeutung zukommt. Berührungen stehen für Beziehungen, aber sie sagen auch etwas über die *Erfahrung* dieser Beziehungen aus. Eine Berührung ist schließlich eine körperliche Erfahrung: Die über Berührungen sensorisch vermittelten Botschaften teilen sich dem Körper spontan mit. Schauen Sie sich **Abbildung 8-2** das nachfolgende Bild an, das eine Berührung zeigt.

Die Berührung auf diesem Bild ist ein eindrucksvolles Symbol für eine liebevolle und innige Beziehung. Die Art der Berührung repräsentiert die Art der Beziehung nicht nur, sondern wird konkret *als* diese Beziehung wahrgenommen. Auf diese Art berührt zu werden ist ein wesentlicher Bestandteil der Beziehung und ohne diese Art von Nähe würde sie sich im wahrsten Sinne des Wortes wie eine andere Beziehung anfühlen. Denn es gilt: Wird die Art der Berührung verändert, verändert sich auch die Wahrnehmung der Beziehung. Ein Beispiel: Während ich dieses Kapitel schreibe, versuchen meine Partnerin und ich immer noch, die großen Veränderungen zu verkraften, die die Ankunft unseres ersten Kindes mit sich gebracht hat. Einerseits hat Roris Geburt uns auf wunderbare Art und Weise zusammengeschweißt, andererseits hat sie uns bisweilen voneinander entfernt! Manchmal habe ich das Gefühl, dass sich unsere Beziehung dramatisch verändert hat und dies lässt sich unter anderem darauf zurückführen, dass unser Umgang mit Berührungen sich verändert hat. Wir kümmern uns jeden Tag liebevoll um unser Baby; immer ist einer von uns beiden damit beschäftigt, unser Kind zu halten, zu streicheln, zu liebkosen, zu küssen, zu knuddeln und zu umarmen. Neulich kam mir in den Sinn, dass früher wir beide immer so miteinander umgegangen sind. Es heißt, dass sich mit der Ankunft eines Kindes unter anderem zuerst das Sexualleben des Paares verändert und deshalb hatte ich mich

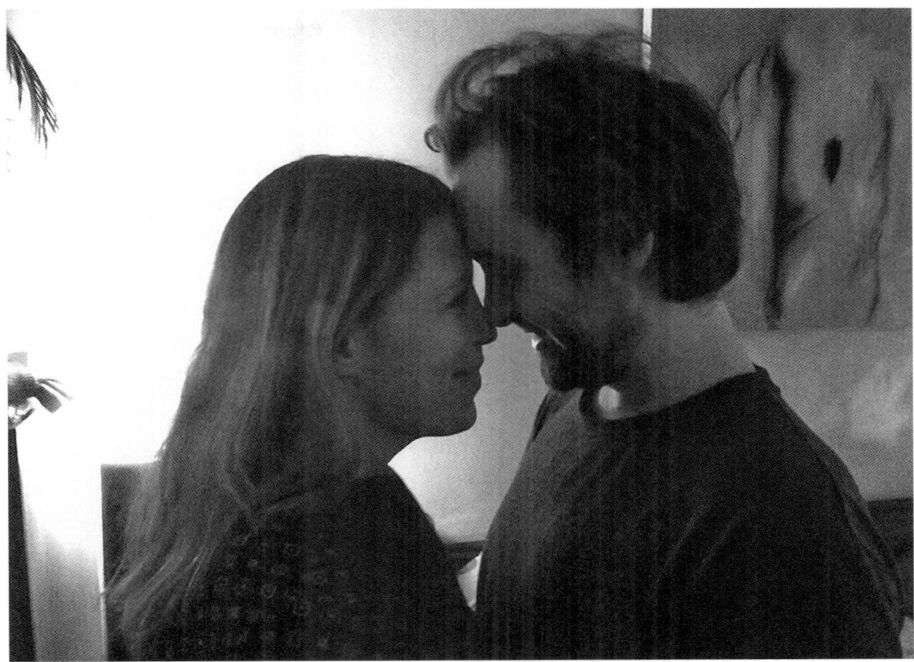

Abbildung 8-2: Verliebtes Paar

diesbezüglich auf Veränderungen eingestellt. Allerdings habe ich nicht damit gerechnet, dass sich unser Umgang mit Berührungen so drastisch verändern würde. Das Halten, Liebkosen und liebevolle Berühren, das unsere Beziehung so einzigartig machte – dass uns zu mehr als Freunden machte – hat nachgelassen. Dieser Verlust an körperlicher Intimität hat zur Folge, dass sich die Beziehung bisweilen deutlich anders anfühlt. Wir sprechen oft darüber, dass wir einander als zu selbstverständlich betrachten und uns nicht mehr genügend wahrnehmen. Verändert hat sich zeitweilig auch die Art und Weise, wie wir den Partner und uns selbst wahrnehmen: weniger attraktiv, weniger begehrt und manchmal auch weniger geliebt. Zum Glück beschert unser Kind uns viele wunderbar positive Gefühle – wir sind stolz, fühlen uns geliebt, vollwertig, zufrieden, ganz usw. Ich bin sicher, dass die Bandbreite dieser Gefühle bei frisch gebackenen Eltern völlig normal ist.

Doch bevor ich mich anhöre wie in einer Paartherapiesitzung will ich zu dem Thema zurückkommen, um das es in diesem Kapitel eigentlich geht! Meine jüngste Erfahrung legt nahe, dass ein veränderter Umgang mit Berührungen bewirkt, dass sich die Beziehung anders anfühlt. Sie zeigt zudem, dass Beziehungen in der Regel darüber entscheiden, wie wir uns selbst und den anderen wahrnehmen. Schauen Sie sich noch einmal die **Abb. 8-2** an; die Berührung auf diesem Bild ist das Symbol einer liebevollen und innigen Beziehung. Berührungen und Beziehungen wie diese repräsentieren und symbolisieren solche Gefühle und Emotionen nicht nur, sondern sie werden auch real als Liebe und Zuneigung *erfahren*. Die Beutung einer jeden Berührung und Beziehung wird geprägt durch die Gefühle, die sie hervorruft. Eine Berührung ist eine emotional machtvolle Form der Kommunikation, die sich von symbolischen und repräsentativen Formen der Kommunikation unterscheidet, weil die Beziehung konkret erfahren wird. Die durch Berührungen vermittelten Botschaften repräsentieren und erzeugen starke Gefühle, Emotionen und Beziehungen und sind somit in physiologischer, psychologischer, emotionaler und sozialer Hinsicht von entscheidender Bedeutung. Aus diesem Grunde hat unser Umgang mit Berührungen auch so tiefgreifende und vielfältige Implikationen. Verändert sich die Art und Weise, wie eine Person eine andere berührt, kann dies vieles bedeuten; manchmal haben solche Veränderungen soziale Auswirkungen, manchmal persönliche oder emotionale. In einigen Fällen sind die Veränderungen sofort erkennbar, in anderen werden die Auswirkungen nicht bewusst wahrgenommen und verändern unmerklich Ihr Befinden, bis alles verloren ist. Wie auch immer, die Art und Weise, wie wir eine Person berühren, prägt die Beziehung zu ihr und umgekehrt beeinflusst die Beziehung zu dieser Person die Art und Weise, wie wir sie berühren.

8.2 Intimität in professionellen Beziehungen

In jeder Kultur gibt es soziale Normen, die festlegen, wie Menschen einander berühren. Normalerweise müssen wir über diese Normen weder nachdenken noch müssen wir sie rekapitulieren, es sei denn, sie unterscheiden sich deutlich von denen, die wir kennen. In Italien beispielsweise begrüßen Männer sich mit einem Kuss, dagegen ist Körperkontakt zwischen Männern und Frauen in manchen Regionen im Nahen Osten verboten. Die Regeln, die die Berührungen zwischen Menschen festlegen, haben nicht nur eine kulturelle, sondern auch eine politische Bedeutung, denn sie sind Ausdruck von Machtverhältnissen und sozialen Hierarchien. Ein Beispiel: Als Michelle Obama, die First Lady von Amerika, die Queen berührte, verstieß sie gegen das für die Britische Monarchie geltende Berührungsprotokoll. Zwar darf die Queen andere Menschen berühren, doch diesen ist es nicht gestattet, die Queen von sich aus zu berühren. Da Regeln und Normen der Berührung über die Qualität der Beziehungen zwischen Menschen entscheiden, haben sie tiefgreifende soziale, psychologische und emotionale Implikationen für diejenigen, die ihnen unterworfen sind. Berührungsregeln (explizite oder implizite) sind eine Möglichkeit, Beziehungen zu regulieren und

Einstellungen gegenüber Berührungen sind de facto Einstellungen gegenüber Beziehungen. Wie in Pflegesettings mit Berührungen umgegangen wird, gibt Aufschluss darüber, wie ein Dienst die Rolle von Beziehungen wahrnimmt und in der Praxis damit umgeht. Um uns mit dem Thema Berührungen in der Pflege adäquat auseinandersetzen zu können, müssen wir uns zunächst mit dem Thema Beziehungen und deren Rolle in professionellen Pflegesettings beschäftigen.

Professionelle Anbieter von Pflegedienstleistungen tragen selbstverständlich Verantwortung für die Beziehungen innerhalb ihres Dienstes. Dies bedeutet, sie müssen entscheiden, welche Arten von Beziehungen nach den derzeit geltenden ethischen, rechtlichen und klinischen Standards angemessen sind und zum Schutz dieser Beziehungen festlegen, wo die professionellen Grenzen liegen. Professionelle Beziehungen berücksichtigen diese Grenzen, um sicherzustellen, dass der Fokus stets auf den Bedürfnissen der Klienten liegt und die betreffenden Fachleute über die Kompetenzen verfügen, die nötig sind, um auf diese Bedürfnisse zu reagieren, ohne ihre eigene Gesundheit und Sicherheit aufs Spiel zu setzen. Dies bedeutet, dass die Menschen in zwei Gruppen eingeteilt werden. Die wichtigste Einteilung ist die in „Nutzer" und „Anbieter", aber auch innerhalb der beiden Gruppen gibt es weitere Unterteilungen, die sich in der Regel an den Bedürfnissen der Nutzer und den professionellen Kompetenzen der Anbieter orientieren. Ein Dienstleistungsanbieter ist verantwortlich dafür, dass diese Rollen korrekt identifiziert und ausgeübt werden, um zu gewährleisten, dass die Interaktionen zwischen den Menschen im Rahmen der für beide Rollen geltenden Grenzen stattfinden. Diese Verantwortung wird für die Anbieter von Pflegedienstleistungen zum Problem, wenn es um Berührungen geht, denn die unterschiedlichen Formen des Kontakts repräsentieren und ermöglichen Beziehungen unterschiedlicher Art. Viele dieser Beziehungen sehen nicht wie „professionelle Beziehungen" aus und fühlen sich manchmal auch nicht so an, vielmehr wirken sie wie die Beziehungen von Menschen außerhalb der professionellen Settings und sie fühlen sich auch so an.

Die hier vorgestellten Berührungsarten ermöglichen Beziehungen unterschiedlicher Art: professionelle und förmliche sowie freundschaftliche, familiäre und vertraute, die mit mehr oder weniger Vertrautheit, Zuneigung, Gegenseitigkeit, Vertrauen und Intimität einhergehen. In einem hierarchisierten professionellen Setting lassen insbesondere die durch freundschaftliche Berührungen vermittelten Beziehungsarten die Grenzen professioneller Rollen und Verantwortlichkeiten verschwimmen. In der westlichen Kultur ist es üblich, gute Freunde oder Familienangehörige zu umarmen und die Hand unserer Kinder oder Partner zu halten. Wie bereits erwähnt sind Berührungen dieser Art eben typisch für solche Beziehungen, aber wir erwarten sie nicht bei anderen Beziehungen, etwa professionellen. Sie kennzeichnen in der Tat enge und innige

Beziehungen. Dies macht diese Berührungsarten in professionellen Pflegesettings zum Problem, aber unverzichtbar für die person-zentrierte Pflege von Menschen mit Demenz, denn nur enge Beziehungen sind in der Lage, auf elementarste emotionale menschliche Bedürfnisse zu reagieren. Werfen Sie einen Blick auf die folgenden Rollen und Verwandtschaftsverhältnisse:

Manager	Kamerad	Schwester	Mutter
Vater	Kollege	Bruder	Hausangestellte
Kumpel	Freundin	Fremder	Nachbar
Betreuer	Freund	Sohn	Chef
Partner	Tochter	Bekanntschaft	Küchenhilfe
Pflegeperson	Ehemann	Seelenverwandter	verantwortliche Arbeitskraft
Teilhaber	Freund	Ehefrau	Peer
Freund	Kellner	Verkäufer	Zahnarzt
Reinigungskraft			

Welche dieser Beziehungen können Ihnen ein Gefühl der Sicherheit und Geborgenheit vermitteln? Welche dieser Beziehungen vermitteln Ihnen das Gefühl, geliebt zu werden? Welchen Beziehungen vertrauen Sie am meisten? Möglicherweise bedeutet die gleiche Beziehung für andere Menschen etwas völlig anderes. Nicht alle Menschen haben Eltern oder Partner, die ihnen das Gefühl vermitteln, sicher und geborgen zu sein, geschätzt und geliebt zu werden. In diesen Fällen haben die Beziehungen versagt, weil wichtige emotionale Bedürfnisse nicht erfüllt wurden. Doch die Auseinandersetzung mit diesen Fragen vor dem Hintergrund unserer emotionalen Bedürfnisse macht deutlich, dass die einzelnen Beziehungsarten in der Lage sind, unterschiedliche emotionale Bedürfnisse zu erfüllen. So kann ein Kollege dazu beitragen, dass wir uns zugehörig fühlen und einen wichtigen Teil unserer Identität stärken. Ein guter Freund kann uns trösten und aufmuntern und ein liebevoller Partner kann uns in schwierigen Zeiten ein Gefühl der Geborgenheit vermitteln. Wenn es um die Erfüllung unserer elementarsten menschlichen Bedürfnisse geht, wenden wir uns nicht an Fachleute, deren Beziehung zu uns von professioneller Distanz geprägt ist, sondern an Menschen, die uns sehr nahestehen. Am wertvollsten sind die Beziehungen, die mehrere Bedürfnisse erfüllen. Wenn beispielsweise die Partner bei ihrer Hochzeitsansprache ausdrücken wollen, wie tief ihre Beziehung zu dem Bräutigam/der Braut ist, benutzen sie Bezeichnungen wie Geliebte(r), Partner(in), Freund(in), Kamerad(in), Seelenverwandte(r) oder auch Kollege/Kollegin. Für eine Tochter kann ihre Mama Mutter, Freundin und Kameradin sein. Wie man sieht, kann in beiden Fällen eine multidimensionale Beziehung eine ganze Reihe von Bedürfnissen erfüllen. Solche Beziehungsarten sind gleichzeitig auch unsere „engsten“ Beziehungen, die alle Berührungsarten zulassen, wie z.B. zufällige Berührungen, spielerische Berührungen, triumphale Berührungen, empathische Berührungen, tröstende Berührungen, schützende Berührungen, Berührungen, die Herzlichkeit ausdrücken. Da Berührungen darüber entscheiden, wie wir Beziehungen wahrnehmen, ist die Wahrnehmung von Berührungen geeignet, die Verbundenheit zu stärken. In beiden Fällen geht es auch um „Berührungen, die die Verbundenheit stärken“.

Intimität ist ein wichtiger Begriff mit ambivalenter Bedeutung. Für die einen hat er eine ausschließlich sexuelle Bedeutung, für die anderen eine sexuelle oder eine emotionale Bedeutung, weshalb der Begriff auch benutzt wird, wenn es um enge Freunde und Familienangehörige geht. Da Berührungen und körperliche Zuneigung zu beiden Formen der Intimität gehören, gilt es genau zu definieren, welche Art von Intimität hier gemeint ist und welche Berührungsarten sie kennzeichnen. Collins und Feeney (2004) definieren Intimität als die Bereitschaft von Menschen, persönliche Gefühle, Gedanken, Hoffnungen und Sorgen zu offenbaren mit dem Ziel, einander emotionale Unterstützung und Aufmerksamkeit sowie körperliche Zuneigung zu gewähren. Ich finde, diese Definition ist so umfassend, dass sie zur Beschreibung einiger unserer wertvollsten Beziehungen völlig ausreicht. Diese Definition von Intimität schließt zwar „körperliche Zuneigung“ ein, nicht aber sexuelle Leidenschaft, Erregung oder erotische Berührungen. Bei der Intimität, von der hier die Rede ist, handelt es sich um eine Form der emotionalen Intimität. Da emotionale Intimität eigentlich im Sinne von emotionaler Unterstützung zu verstehen ist, kann sie im Rahmen der professionellen Betreuung eine extrem wichtige Rolle spielen.

Sexuelle Intimität ist aus verschiedenen Gründen im Rahmen professioneller Betreuung unzulässig. Sexuelle Beziehungen zwischen Dienstleistungsanbietern und Dienstleistungsnutzern dienen der Befriedigung sexueller Bedürfnisse der Mitarbeiter. Dies hat zur Folge, dass die Bedürfnisse der Dienstleistungsnutzer nicht mehr im Mittelpunkt der Beziehung stehen, was die Integrität der professionellen Betreuung ernsthaft gefährdet. Hinzu kommt, dass die Dienstleistungsnutzer mit Blick auf die Erfüllung ihrer elementaren Bedürfnisse von den Dienstleistungsanbietern abhängig sind. Diese Abhängigkeit führt zu einer ungleichen Machtverteilung und setzt die Dienstleistungsnutzer der Gefahr der Ausbeutung aus. Wird diese Abhängigkeit/Beeinträchtigung von den Dienstleistungsanbietern zur Befriedigung ihrer persönlichen Bedürfnisse ausgenutzt, haben wir es mit einer Form des Missbrauchs zu tun. Unabhängig davon, ob die Betroffenen in der Lage sind, ihre Zustimmung zu einer sexuellen Beziehung zu geben oder nicht, sexuelle Intimität und erotische Berührungen überschreiten eine für die professionelle Betreuung unverzichtbare Grenze.

Pflegedienste dürfen diese beiden Formen der Intimität keinesfalls verwechseln. Sie müssen sich vielmehr bemühen, die Unterschiede deutlich zu machen, um Missverständnissen, Fehlverhalten und Missbrauch vorzubeugen. Pflegedienste, die Angst vor Missbrauch und Ausbeutung haben, neigen häufig dazu, emotionale Intimität und freundschaftliche Berührungen zu tabuisieren, um sämtliche Risiken auszuschalten. Doch mit diesem Verhalten laufen sie selbst Gefahr, sich einer anderen Form des Missbrauchs schuldig zu machen: Vernachlässigung, Deprivation und Diskriminierung. Freundschaftliche Berührungen oder Beziehungen, die bekanntermaßen das Wohlbefinden und die Persönlichkeit stärken, pauschal zu verbieten, ist ein Verhalten, das den Bewohner schadet und vorwiegend den Interessen des Dienstleistungsanbieters dient. Da professionelle Beziehungen im Rahmen der Betreuung immer die Bedürfnisse (emotionale und körperliche) der Klienten im Blick haben müssen, beschädigt dieser Umgang mit Berührungen zudem die Integrität professioneller Beziehungen.

Wie bereits erwähnt (**Kap. 3**), richten sich Menschen mit Demenz in puncto Berührungen außerdem nicht unbedingt nach den Regeln und Normen des Dienstes. Viele Betroffene sind auf der Suche nach Trost, Geborgenheit, Liebe, Zuneigung und Gesellschaft und versuchen natürlich, durch ihren Umgang mit Berührungen genau die Beziehungen aufzubauen, die diese Bedürfnisse erfüllen können. Und je größer ihr Bedürfnis nach Trost, Geborgenheit, Liebe und Zuneigung ist, desto weniger kritisch sind sie, was den Umgang mit Berührungen anbelangt. Dies stellt die Betreuer vor eine paradoxe Situation: Sie müssen den Menschen, die sie betreuen, genau die Erfahrung verweigern, die sie brauchen, um sich Trost und eine stabile Bindung zu verschaffen. Leider provoziert dies genau jenes Verhalten, das Dienstleistungsanbieter oft als sehr belastend und herausfordernd empfinden (Agitiertheit, Unruhe, Protest und Destruktivität). Die Dienstleistungsanbieter sind häufig gezwungen, ein hohes Maß an Energie, Zeit und Ressourcen aufzuwenden, um dieses Verhalten zu managen. Die Vermeidung von emotionaler Intimität und freundschaftlichen Berührungen ist somit nie die beste Wahl! Die Betreuer mit einer Situation zu konfrontieren, in der sie sich unsicher fühlen oder nur ungern die Arten von Beziehungen zulassen, die geeignet sind, auf die emotionalen Bedürfnisse der von ihnen betreuten Menschen einzugehen, erschwert ihre Arbeit ungemein.

8.3 Person-zentrierte Berührungen

Es ist grundsätzlich möglich, freundschaftliche, liebevolle, vertrauensvolle und sogar innige Beziehungen aufzubauen, ohne sich körperlich zu berühren, was allerdings zunehmend schwierig wird, wenn Menschen mit Demenz aufgrund

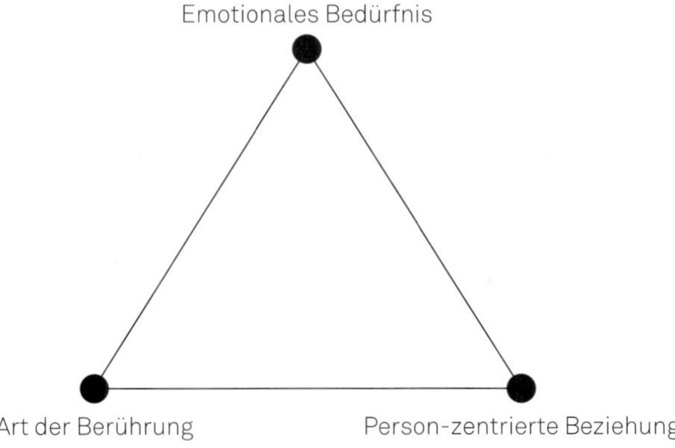

Abbildung 8-3: Person-zentrierten Berührung, dargestellt als Triangel

ihrer kognitiven Beeinträchtigung ihre Fähigkeit einbüßen, verbal zu kommunizieren. Je mehr die Bedeutung von Wörtern schwindet, desto wichtiger werden Berührungen. Bei der Einschätzung ihrer Beziehungen verlassen die Betroffenen sich immer mehr auf die Wahrnehmung von Berührungen. Dies bedeutet, sie erfahren jede Berührung als Beziehung. Wie die Betroffenen berührt werden, hat einen großen Einfluss auf ihr Befinden und deshalb sind Berührungen in der Pflege demenzkranker Menschen eine außergewöhnlich wirkungsvolle Form der nonverbalen Kommunikation. Der gezielte Einsatz von person-zentrierten Berührungen hilft, genau die Art von Beziehung aufzubauen, die die Betroffenen brauchen, um sich zugehörig zu fühlen oder die ihnen in schwierigen Zeiten Trost gewähren (**Abb. 8-3**).[8]

Meistens entwickeln sich solche Beziehungen über viele Jahre und nicht umsonst sagen wir, dass unsere engen und wichtigen Beziehungen „ihre Geschichte haben". Menschen mit Demenz können solche Beziehungen jedoch im Nu aufbauen. Ihre Geschichte löst sich in dem Maße auf wie das Gedächtnis schwindet, doch der gegenwärtige Moment ist stets präsent. Freundschaft, körperliche Zuneigung oder emotionale Intimität brauchen keine lebenslange gemeinsame Geschichte, sondern einen Moment der Berührung im Hier und Jetzt. Verweilen im Moment bedeutet, Handhalten *ist* die Erfahrung von Freundschaft, sich an jemanden anlehnen *ist* die Erfahrung von Zugehörigkeit, jemanden an sich drücken *ist* die Erfahrung von Liebe. Diese Deutung von Berührun-

8 Eine ausführliche Darstellung, wie Berührungen die Gefühle von Menschen beeinflussen und Erinnerungen an frühere Beziehungen wachrufen, finden Sie in Daniel Sterns (2000) Schrift über wachgerufene Kameraden, Affektanpassung und RIGs (Repräsentationen von generalisierten Interaktionen).

gen offenbart, was im Zentrum der person-zentrierten Pflege steht: Beziehungen. Beziehungen reagieren auf die die elementaren emotionalen Bedürfnisse von Menschen, nicht Richtlinien, Arbeitsanleitungen, Interventionen oder therapeutische Aktivitäten.

Betreuer können die Tatsache, dass die einzelnen Berührungsarten zu unterschiedlichen Beziehungsarten führen, nutzen und person-zentrierte Berührungen gezielt einsetzen, um eine Beziehung zu ermöglichen, die den Bedürfnissen der Betroffenen am meisten entspricht. Viele Menschen, die Demenz haben oder hoch betagt sind, haben häufig längst die Beziehungen verloren, die ihnen am meisten bedeutet haben: die Eltern leben nicht mehr, Freunde und Partner sind gestorben, Familienangehörige kennen sie nicht mehr. Es ist möglich, diese Verluste durch Berührungen zu kompensieren. Menschen mit Demenz, die diese Beziehungen verloren und auch keinen Kontakt zu anderen haben, stehen unter Stress. Da sie nicht auf sinnvolle Bewältigungsstrategien zurückgreifen können, die uns befähigen, effizient mit Stress umzugehen und so unsere Unabhängigkeit und Resilienz zu stärken, wird es immer wichtiger, dass sie solche Beziehungen erfahren.

Menschen mit Demenz gehen entspannter mit der Wahrnehmung ihrer Demenz um, wenn sie Kontakt zu anderen haben, die spontan und sensibel auf ihre Bedürfnisse reagieren. Ob sie sich just in diesem Moment auf solche Beziehungen einlassen können, hängt eher von ihrem Bindungsstil als von dem Stadium ihrer Demenz ab (**Kap. 4**). Berührungen, die ein Gefühl der Geborgenheit und Zuneigung vermitteln, bleiben auf der Reise durch die Demenz immer ein Rettungsanker. Betreuer, die sich im Umgang mit Berührungen sicher fühlen, können die mit Alter und Demenz einhergehenden Beeinträchtigungen und Verluste durch person-zentrierte Berührungen kompensieren. Sie werden dies jedoch unterlassen, wenn sie:

- unterschiedliche Botschaften über die Rolle von Berührungen im Rahmen der Pflege erhalten;
- sich Sorgen machen, was andere Mitarbeiter des Heims denken könnten;
- in einer Kultur arbeiten, in der freundschaftliche Berührungen tabu sind;
- glauben, dass es besonders riskant ist, Menschen mit Demenz zu berühren;
- glauben, ältere Menschen seien weniger empfindsam;
- glauben, Menschen mit Demenz seien unfähig, ihre Zustimmung zu freundschaftlichen Berührungen zu geben;
- glauben, dass jede Form von Intimität zwischen Menschen, die im Heim leben und denen, die dort arbeiten eine Überschreitung professioneller Grenzen darstellt;
- befürchten, dass andere es nicht als Arbeit ansehen, wenn sie sich zu Menschen mit Demenz setzen und nur Zeit mit ihnen verbringen.

Ein professioneller Umgang mit Berührungen in der Betreuung von Menschen mit Demenz ist dadurch gekennzeichnet, dass freundschaftliche Arten der Berührung oder emotionale Intimität nicht vermieden, sondern genutzt werden, um auf die emotionalen Bedürfnisse von Menschen zu reagieren. Die Dienstleistungsanbieter müssen mit ihren Mitarbeitern offen über das Thema Berührung und Intimität sprechen, um zu gewährleisten, dass echte person-zentrierte Pflege sicher und effizient durchgeführt wird. Darüber hinaus müssen sie den Betreuern vermitteln, welche Rolle Beziehungen in der person-zentrierten Pflege spielen. Es wurde bereits gezeigt, wie die Betreuer anhand von Fotos lernen können, dass verschiedene Berührungsarten verschiedenen Beziehungsarten entsprechen, die wiederum auf unterschiedliche emotionale Bedürfnisse reagieren (s. Übung 3, Deutung verschiedener Berührungsarten, Anhang 5). Das Training erweitert nicht nur das Wissen der Mitarbeiter über Berührungen, sondern es macht auch deutlich, dass person-zentrierte Pflege mit viel emotionaler Arbeit verbunden ist. Die Umsetzung der person-zentrierten Pflege in die Praxis manifestiert sich in dem Streben nach wertvollen Beziehungen. Es wird als Arbeit gewertet, wenn die Mitarbeiter sich zu Menschen mit Demenz setzen und Zeit mit ihnen verbringen. Ein solches Training erweitert das Wissen der Betreuer und sorgt für Klarheit, aber sie brauchen auch Sicherheit im Hinblick auf person-zentrierte Berührungen und es ist die Aufgabe der Dienstleistungsanbieter, die Bedingungen zu schaffen, die es den Betreuern ermöglichen, diese Philosophie in die Praxis umzusetzen. Dies bedeutet, sie müssen sich mit den Signalen beschäftigen, die von der Pflegekultur ausgehen und die in der Lage sind, person-zentrierte Beziehungen zu fördern, aber auch zu vereiteln.

Nehmen wir als Beispiel die Uniformen der Mitarbeiter und wie diese deren Umgang mit Berührungen und die Wahrnehmung von Beziehungen im Rahmen der Pflege beeinflussen. Die Uniformen und Dienstgradabzeichen sollen über die verschiedenen professionellen Rollen und Zuständigkeiten innerhalb eines professionellen Dienstes informieren. Dies ist zwar wichtig für die Betreiber des Pflegedienstes, nicht aber für die Menschen mit Demenz. Derartige Symbole verlieren ihre Bedeutung, wenn eine schwere kognitive Beeinträchtigung einsetzt oder sie werden irrelevant in Situationen, in denen Ungewissheit und Stress herrschen (**Kap. 5** über die Rolle der Körpersprache). Menschen, die unter Angst, Stress, Isolation, Ärger oder Einsamkeit leiden, brauchen eine Art von Beziehung und Begleitung, die ihnen in der Vergangenheit Trost gewährt hat. Sie sind auf der Suche nach Begleitern, Partnern, Freunden, Familienangehörigen, geliebten Menschen, nicht nach „Betreuern“, „verantwortlichen Arbeitskräften“, „Pflegenden“, „Teamleitern“ oder „Aktivitäts-Koordinatoren“. Darüber hinaus werden person-zentrierte Beziehungen durch die strikte Trennung zwischen Mitarbeitern und Nutzern des Dienstes eher verhindert als gefördert (Knocker, 2016).

Anbieter von Pflegedienstleistungen, die Menschen mit Demenz wie „normale" menschliche Wesen behandeln wollen und dann eigens für die Interaktionen mit ihnen spezielle Kleidung vorschreiben, tragen wenig zur Normalisierung der Beziehungen bei. Neben den oben beschriebenen Vorteilen, die Uniformen haben, werden diese oft auch geschätzt, weil sie den Trägern in der Öffentlichkeit ein „professionelles Image" verleihen. Die Anbieter von Pflegdienstleistungen sollten sich jedoch Gedanken darüber machen, welche Botschaften, Einstellungen und Werte sie vermitteln wollen. Uniformen sind üblich in genau den Institutionen und professionellen Settings, in denen die Entwicklung enger, freundschaftlicher Beziehungen mit „ihnen" (den Patienten, Klienten, Kunden, Gefängnisinsassen) als Überschreiten professioneller Grenzen wahrgenommen wird. Die Uniformen legen einen Umgang mit Beziehungen nahe, der sich von dem oben beschriebenen person-zentrierten Ansatz deutlich unterscheidet. Das durch die Uniformen der Mitarbeiter nach außen vermittelte professionelle Image kann die Tabuisierung von Berührungen sogar dauerhaft verfestigen und dazu führen, dass die Betreuer freundschaftliche Berührungen vermeiden. Dies liegt hauptsächlich daran, dass in der öffentlichen Wahrnehmung professionelle Beziehungen und Berührungen als unvereinbar gelten. Professionelle Grenzen vermitteln den Eindruck einer „professionellen Distanz", die emotionale Intimität, Nähe und körperliche Zuneigung verbietet. Mitarbeiter geben denn auch häufig zu, dass ihr Umgang mit Berührungen im Rahmen der Pflege davon abhängt, was andere darüber denken. In dem Bemühen, negative Wahrnehmungen durch andere und zynische Anschuldigungen zu vermeiden, ziehen die Mitarbeiter es vor, sich zu schützen, indem sie Nähe vermeiden, auch wenn das Bedürfnis danach unübersehbar ist.

Diese „sie und wir"- Signale in der Pflege stehen im Widerspruch zu dem person-zentrierten Ansatz, denn sie zwingen die Mitarbeiter, Menschen mit Demenz anders und in gewisser Hinsicht weniger menschlich zu behandeln als normale Menschen. Zu diesen Signalen gehören:

- die Uniformen der Mitarbeiter,
- eigene Servierwagen für die Mitarbeiter,
- eigene Becher für die Mitarbeiter,
- eigene Toiletten für die Mitarbeiter,
- die Mitarbeiter essen nicht gemeinsam mit den Menschen mit Demenz.

Wenn die Anbieter von Pflegedienstleistungen diese Unterschiede abschaffen, helfen sie ihren Mitarbeitern, die Bedeutung beziehungszentrierter Ansätze anzuerkennen und sich in solchen Beziehungen wohl zu fühlen.

Wenn die Bedeutung von Symbolen und repräsentativen Kommunikationssystemen immer weiter abnimmt, bleibt Menschen mit Demenz nichts anderes übrig, als auf den Menschen hinter der professionellen Identität zu schauen und ihn als ein anderes menschliches Wesen wahrzunehmen, das ein Kamerad oder ein Fremder, ein Freund oder ein Feind sein kann. Um die Menschen dort abzuholen, wo sie stehen, müssen auch die Mitarbeiter in der Pflege demenzkranker Menschen, über die für professionelle Beziehungen geltenden Regeln hinwegsehen und die Art von Kamerad, Freund oder Partner sein, die die von ihnen betreuten Menschen mit Demenz gerade brauchen.

8.4 Zusammenfassung

So planlos, widersprüchlich, prohibitiv oder vertrauensvoll der Umgang mit Berührungen sein mag, es geht immer um Beziehungen. Regeln über Berührungen prägen stets die Beziehungen in einem Pflegesetting. Da Beziehungen immer auch wahrgenommene Erfahrungen sind, entscheidet ein geregelter Umgang mit Berührungen darüber, wie es sich anfühlt, betreut zu werden. Viele Anbieter von Pflegedienstleistungen haben Vorbehalte gegenüber freundschaftlichen Formen der Berührung, weil diese eine intime Beziehung suggerieren. Doch Anbieter von Pflegedienstleistungen, die meinen, emotionale Intimität sei in der professionellen Pflege fehl am Platz, werden sich natürlich gegen die Durchführung personzentrierter Demenzpflege sträuben, weil person-zentrierte Beziehungen auf die emotionalen Bedürfnisse der Betroffenen wirklich reagieren

Berührungen sind in der Pflege demenzkranker Menschen ein integraler Bestandteil dieser Beziehungen, denn wenn Wörter und Symbole ihre Bedeutung verlieren, hat die Wahrnehmung von Berührungen Priorität. Deshalb müssen Pflegekulturen unterschiedliche Formen des Kontakts ermöglichen. Die Anbieter von Pflegedienstleistungen haben die Aufgabe, einen Umgang mit Berührungen zu fördern, der person-zentrierte Beziehungen ermöglicht. Dies heißt, sie müssen ihre Mitarbeiter nicht nur über person-zentrierte Berührung aufklären, sondern auch eine Pflegekultur entwickeln, die person-zentrierte Beziehungen begünstigt. Andernfalls wird in den Pflegesettings eine andere Berührungsart die Oberhand gewinnen – die aufgabenorientierte Berührung. Im nächsten Kapitel werden wir uns mit aufgabenorientierten Berührungen beschäftigen und der Frage nachgehen, wie sich diese auf die Persönlichkeit, das emotionale Wohlbefinden und Beziehungen auswirken.

Schritte zur Veränderung der Kultur

Im Rahmen der person-zentrierten Pflege einen beziehungszentrierten Ansatz entwickeln

1. Schritt: Diskutieren Sie mithilfe der Bilder von Berührungen und Beziehungen sowie Kitwoods Liste der emotionalen Bedürfnisse (s. Übung 3, Die Deutung verschiedener Berührungsarten, Anhang 5) den Zusammenhang zwischen person-zentrierten Berührungen und person-zentrierten Beziehungen.

2. Schritt: Diskutieren Sie mit den Mitarbeitern die Bedeutung von Intimität, ermitteln Sie den Unterschied zwischen sexueller und emotionaler Intimität und klären Sie deren Rolle in der professionellen Demenzpflege.

3. Schritt: Beseitigen Sie *wir und sie*-Signale, damit in Ihrem Pflegesetting person-zentrierte Beziehungen zur Regel werden.

9 Berührung im Rahmen pflegerischer Aufgaben

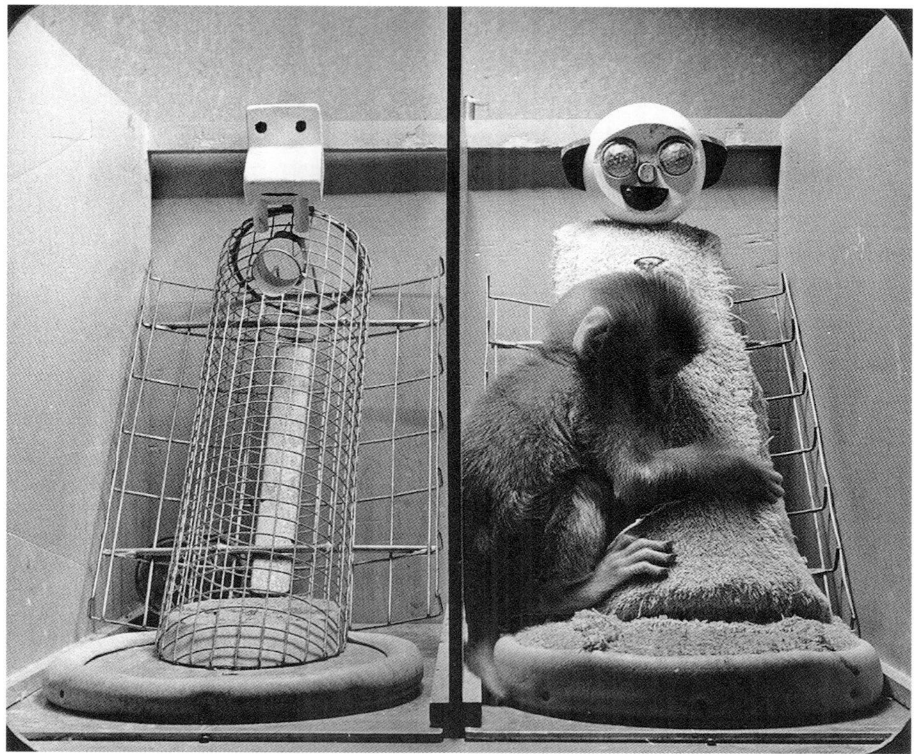

Abbildung 9-1: Harlows Affe

Dieses Foto, das unter der Bezeichnung „Harlows Affen“ bekannt ist, stammt aus einem berühmten Experiment, in dem Betreuung und kindliches Verhalten untersucht wurden. In den 1960er Jahren haben Harry und Margaret Harlow Experimente mit Makaken durchgeführt, die große Berühmtheit erlangten. Sie trennten Affenbabys von ihren Müttern und setzten sie in Käfige, die mit zwei Attrappen aus Draht bestückt waren, die als Ersatzmütter fungierten. Die eine Attrappe war weich gepolstert, die andere hatte lediglich eine mit Milch gefüllte Saugflasche. Die Forscher wollten herausfinden, welche Attrappe die Affenbabys bevorzugten. Das Experiment ergab, dass die tröstende, weich gepolsterte Attrappe eindeutig bevorzugt wurde, weil die Affenbabys in Stresssituationen stets Schutz bei dieser Attrappe suchten. Das Ergebnis legt den Schluss nahe, dass Betreuer, die Trost spenden, unsere Bezugspersonen werden und nicht die, die uns mit Nahrung versorgen (Suomi/Leroy, 1982).

Das Experiment zeigt darüber hinaus, dass zwei grundverschiedene Arten der Betreuung – eine, die auf physische und eine, die auf emotionale Bedürfnisse ausgerichtet ist – als unterschiedliche Beziehungen wahrgenommen werden. In diesem Kapitel werden diese wichtigen Unterschiede mit Blick auf die Wahrnehmung von Berührungen in der Pflege demenzkranker Menschen untersucht. Auch hier gibt es Berührungen, die auf körperliche und auf emotionale Bedürfnisse reagieren. Wir nehmen diese unterschiedlichen Berührungsarten, genau wie Harlows Affen, als grundverschiedene Beziehungen wahr.

9.1 Aufgabenorientierte Berührungen

Im Umgang mit demenzkranken Menschen sind Berührungen allgegenwärtig. Viele Aufgaben zur Unterstützung der Menschen mit Demenz erfordern Körperkontakt. Je mehr Hilfe bei der Erfüllung elementarer körperlicher Bedürfnisse gebraucht wird, desto mehr Berührungen sind nötig. Verglichen mit anderen Gesundheitsfachleuten müssen diejenigen, die Menschen mit Demenz betreuen, die Betroffenen im Verlauf ihres Arbeitstages immer wieder berühren. Dies bedeutet, dass Menschen mit Demenz, insbesondere solche, die in Pflegeheimen leben, häufig zu bestimmten Tageszeiten von anderen berührt werden, manche von ihnen auch über den ganzen Tag. In Pflegesettings werden Menschen mit Demenz im Rahmen pflegerischer Maßnahmen berührt. Diese prozessualen Berührungen unterscheiden sich deutlich von den Berührungen, wie wir sie aus alltäglichen sozialen Interaktionen kennen. Die meisten dieser alltäglichen Berührungen sind person-zentriert – d. h. sie gehen auf die Persönlichkeit und die emotionalen Bedürfnisse der Person ein (**Kap. 7**). Im Gegensatz dazu sind Berührungen im Rahmen pflegerischer Aufgaben – z. B. Waschen, Anziehen, Säubern, Transfers, Essen anreichen und Toilettengang – auf körperliche Bedürfnisse ausgerichtet. Berührungen dieser Art, die der Durchführung vorgegebener Aufgaben dienen, sind zielorientiert und zweckgebunden – da sie Mittel zum Zweck sind, bezeichne ich sie als „aufgabenorientierte Berührungen“.

Wie Diskussionen über die Rolle von Berührungen in der Pflege zeigen, haben die Mitarbeiter vor allem Bedenken, was person-zentrierte Berührungen anbelangt (**Kap. 2**). Aufgabenorientierte Berührungen stellen in der Regel kein Problem für sie dar. Ihre Einstellung gegenüber person-zentrierten Brührungen ist von Zweifel, Unsicherheit und Ratlosigkeit geprägt, aber sie haben eine klare Haltung gegenüber aufgabenorientierten Berührungen. Da aufgabenorientierte Berührungen im Rahmen der Pflege auf elementare körperliche Bedürfnisse der Betroffenen reagieren, gelten sie als wichtiger und unverzichtbarer Teil der pflegerischen Arbeit, der keiner Diskussion bedarf. Alle professionellen Betreuer werden in aufgabenorientierten Berührungen ausgebildet. So wird jeder professionelle Betreuer in manueller Behandlung ausgebildet und jede Pflegeperson in diagnostischen und klinischen Behandlungsmethoden, die eine Berührung der Patienten erfordern.

Da die Betreuer sich sicher fühlen, was die Rolle aufgabenorientierter Berührungen für die Erfüllung elementarer Bedürfnisse anbelangt, haben sie selten einen Grund, sich Gedanken darüber zu machen, wie sich diese Berührungen auf das emotionale Wohlbefinden der Betroffenen auswirken. Diese Einstellung gegenüber aufgabenorientierten Berührung ist allerdings problematisch. Auch wenn diese Berührungen in der Pflege demenzkranker Menschen von zentraler Bedeutung sind, dürfen ihre Auswirkungen auf die Persönlichkeit nicht ausgeblendet werden, denn die Art und Weise, wie Menschen berührt werden, beeinflusst definitiv ihr Befinden. Der nächste Abschnitt setzt sich mit der Rolle aufgabenorientierter Berührungen auseinander, um deren Auswirkungen auf die Persönlichkeit der Betroffenen aufzuzeigen und Faktoren zu benennen, die zu ihrer Anwendung führen.

9.2 Auswirkungen auf die Persönlichkeit

Bevor Sie mit den Betreuern über aufgabenorientierte Berührungen diskutieren zu können, sollten wir diese Berührungen vorstellen und sie von anderen Berührungsarten abgrenzen. Betrachten Sie die folgenden vier Bilder (**Abb. 9-2 bis 9-5**).

Sieht man Bilder von person-zentrierten und aufgabenorientierten Berührungen nebeneinander, lässt sich der Unterschied leicht erkennen. Die **Abbildung 9-2** zeigt eine zweckgebundene Berührungsart im Rahmen von Transfers und Handlings, die erforderlich ist, um der Frau aus dem Stuhl zu helfen. Auf der **Abbildung 9-5** ist eine *untersuchende* oder *diagnostische Berührung* zu sehen, die darauf abzielt, Dekubitalgeschwüre ausfindig zu machen. Achten Sie nun darauf, auf welche Bedürfnisse diese Berührungsarten reagieren. In beiden Fällen wird auf praktische pflegerische Bedürfnisse reagiert. Es kann gut sein, dass es der behandelten Person nach der Prozedur emotional besser geht, aber es ist nicht die

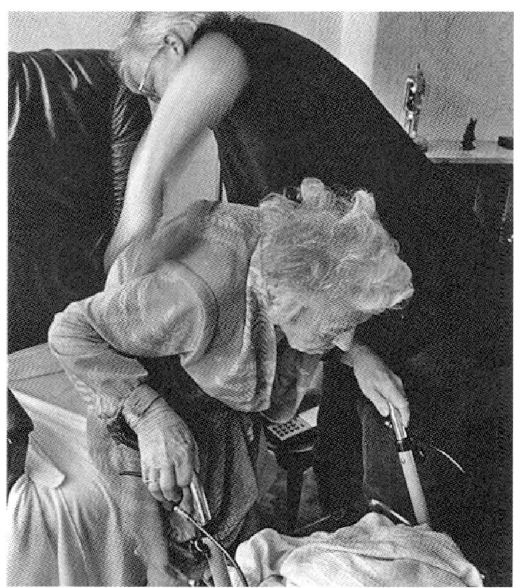

Abbildung 9-2: Pflegeperson hilft einer Frau aus ihrem Stuhl

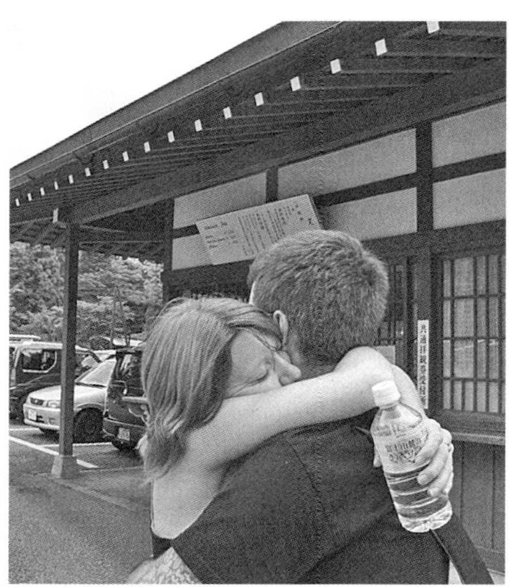

Abbildung 9-3: Paar, das sich umarmt

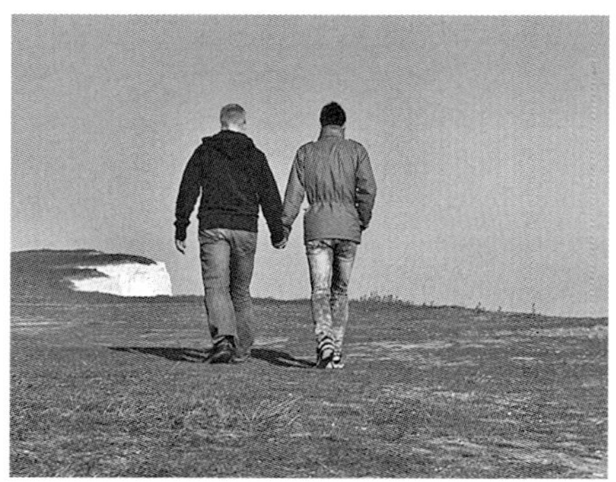

Abbildung 9-4: Paar, das Hand in Hand spazieren geht

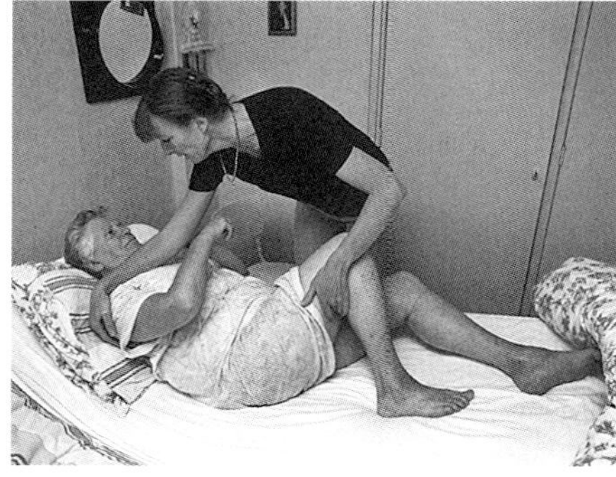

Abbildung 9-5: Bewegen und Umlagern einer Klientin

Wahrnehmung der Berührung, die Trost spendet und beruhigt. Berührungen, die aufgabenorientiert sind, sind Mittel zum Zweck. Die Berührungen auf den Bildern rechts oben und links unten haben dagegen einen Selbstzweck. Eine Umarmung oder Hand in Hand spazieren gehen ist als solche eine wohltuende und beruhigende Erfahrung (**Abb. 9-3 und 9-4**). Dieser Unterschied, der für Menschen mit kognitiver Beeinträchtigung von besonderer Bedeutung ist, wird in dem Kapitel über Widerstand gegen pflegerische Aufgaben (**Kap. 10**) ausführlich behandelt.

In den Trainingskursen für Mitarbeiter lasse ich die Teilnehmer oft schätzen, wie viel Prozent der Berührungen in ihrem Pflegesetting an einem ganz normalen Tag aufgabenorientiert sind. Dabei soll jeder Teilnehmer ohne vorherige Absprache mit Kollegen eine Zahl nennen. Interessanterweise sind die genannten Prozentzahlen, zwischen 60 und 80 Prozent, in etwa gleich. Diese Zahlen sind Schätzungen, die der Wahrnehmung der Mitarbeiter in ihrem Pflegesetting entsprechen, und keine empirischen Beobachtungen (ein Beobachtungsinstrument, das eine genauere Einschätzung ermöglicht, finden Sie in den Anhängen 1 bis 4). Das Ergebnis dieser Übung ist also eher praktischer als wissenschaftlicher Natur, denn es soll die Mitarbeiter animieren, über den Umgang mit Berührungen in ihrem Pflegesetting nachzudenken, was sie vorher meistens noch nie getan haben. Doch lieber als über die Richtigkeit dieser Zahlen zu spekulieren, beschäftige ich mich damit, was dies für die zu betreuenden Menschen bedeutet. Wenn ich die Mitarbeiter frage, wie sie sich fühlen würden, wenn 75 % der Berührungen, die sie täglich erfahren, aufgabenorientiert wären, antworten sie meistens:

- machtlos,
- wie ein Kind,
- wie ein Objekt,
- erniedrigt,
- kontrolliert.

Auffallend ist, dass die Mitarbeiter häufig sagen, sie hätten das Gefühl, dass man sich nicht gut um sie kümmert. Diese Erkenntnis ist erstaunlich, denn genau die pflegerischen Aufgaben, die für die körperliche Gesundheit und das Überleben so wichtig sind, werden als „lieblos“ wahrgenommen. Eine solche Betreuung lässt ganz offensichtlich etwas Wesentliches vermissen, etwas, das bewirkt, dass „Betreuung“ sich wie Fürsorge anfühlt. Genau wie Harlows Affen geben wir einer Betreuung den Vorzug, die auf unsere emotionalen Bedürfnisse reagiert. Das Affen-Experiment belegt, dass eine allein auf körperliche Bedürfnisse ausgerichtete Betreuung nicht in der Lage ist, eine von Vertrauen und Zuneigung geprägte Bindung aufzubauen, in der wir uns sicher und geborgen fühlen.

In Pflegesettings, die sich primär um körperliche Bedürfnisse kümmern, sind die Betreuer mit der Durchführung bestimmter pflegerischer Aufgaben beschäftigt. Diese gewöhnlich zu bestimmten Tageszeiten durchgeführten Aufgaben werden zu immer gleichen Pflegeroutinen systematisiert, wie Aufstehen, Waschen, Anziehen, Essen anreichen, zur Toilette gehen, wieder ins Bett bringen. Haben diese körperlichen Bedürfnisse einen höheren Stellenwert als emotionale Bedürfnisse, dann ist dies ein Hinweis darauf, dass Berührungen nur im Kontext von Aufgaben und Behandlungen stattfinden und die Menschen mit Demenz somit nur bei bestimmten Aktivitäten berührt werden, wie:

anfassen	halten	anheben	absenken
lagern	waschen	herrichten	fixieren
umklammern	anschnallen	greifen	verlagern
schieben	ziehen	hantieren	anlehnen
hin- und herschieben	festschnallen	festklemmen	packen
umfassen	sichern	hochheben	durchschütteln
zusammendrücken	anstupsen	anrempeln	antreiben
bewegen	knuffen	drängeln	quetschen
hochwuchten	zerren	ziehen	hochziehen
schleifen	tragen	schultern	reißen
losschnallen	neu arrangieren	drehen	wenden
umdrehen	herrichten	aufhelfen	hinsetzen
bürsten	reiben	hochhieven	beruhigen
umlagern	zurechtrücken	abwischen	fahren

Die Beziehungen, die durch Wahrnehmungen wie diese vermittelt werden, unterscheiden sich deutlich von denen, die durch person-zentrierte Berührungen entstehen.

Die oben aufgeführten Tätigkeitswörter werden üblicherweise eher für den Umgang mit Gegenständen benutzt als für den mit Menschen. Wenn Menschen Tag für Tag, Woche für Woche, Monat für Monat, Jahr für Jahr Berührungen dieser Art erfahren, dann werden sie sich irgendwann wie ein Objekt fühlen, das man benutzt oder wie ein Ding, mit dem man hantiert und nicht wie Menschen, zu denen man gerne Kontakt pflegt. Da diese pflegerischen Aufgaben den üblichen Verfahrensregeln entsprechen, wird zudem die Zustimmung zu aufgabenorientierten Berührungen von Anfang an oft als gegeben vorausgesetzt. Doch dies ist eine fragwürdige Vorgehensweise, denn Gefühle wie Autonomie, Sicherheit, Wohlergehen, Wirksamkeit und Identität beruhen darauf, dass wir die Kontrolle darüber haben,

- wer uns berührt;
- wie wir berührt werden;
- wann wir berührt werden;
- wo wir berührt werden;
- warum wir berührt werden.

Beziehungen, die das Bedürfnis nach Kontrolle über diese Faktoren nicht anerkennen und nicht respektieren, werden als kalt, abweisend, feindselig, invasiv, dominierend oder sogar als missbräuchlich wahrgenommen. Leider werden diese Faktoren im Fall der aufgabenorientierten Berührung gewöhnlich von der anstehenden Aufgabe bestimmt, was zur Folge hat, dass aufgabenorientierte Berührungen nur von einer Seite ausgehen. Die Person, die die Aufgabe durchführt, verfügt über Macht und Kontrolle. Da aufgabenorientierte Berührungen von der Aufgabe bestimmt werden, können die durch sie vermittelten Beziehungen nach dem Philosophen Martin Buber (Buber, 1970) als Ich/Es-Beziehungen bezeichnet werden. Eine Ich/Es-Beziehung resultiert aus einer Haltung, die auf ein Ziel ausgerichtet ist und bei der nicht die Person, sondern die vorgegebene Agenda im Mittelpunkt der Begegnung steht. Für eine aufgabenorientierte Begegnung bedeutet dies: Mittelpunkt ist die Durchführung der Aufgabe, die Begegnung ist lediglich Mittel zum Zweck. Dies steht im Gegensatz zu der Ich/Du-Beziehung nach Buber, die dadurch gekennzeichnet ist, dass die Begegnung echten Austausch anstrebt und die Absicht verfolgt, mit der anderen Person in Beziehung zu treten. In gleicher Weise können wir von einer Ich/Es-Berührung und einer Ich/Du-Berührung sprechen. Die Ich/Es-Berührung degradiert die Person zum Objekt und lässt sie außer Acht. Zu aufgabenorientierten Berührungen passt der Ausspruch „Erledigt!". Die Ich/Du-Berührung steht dagegen für eine Beziehung, die die Persönlichkeit des anderen achtet. Zu person-zentrierten Berührungen passt somit eher der Satz „Ich trete mit dir in Beziehung." Ich/Es-Berührungen führen oft zu einer ungleichen Machtverteilung und, in Kombination mit der Einseitigkeit, sogar zu einer Beziehung, in der ein Partner den anderen dominiert. Diese Berührung unterscheidet sich grundlegend von der person-zentrierten Berührung, für die gilt, dass die Person, die die andere berührt, auch bereit ist, sich von dieser berühren zu lassen. Tatsächlich kann man bei person-zentrierten Berührungen kaum unterscheiden, wer wen berührt! Ich/Du-Berührungen sind gekennzeichnet von Gegenseitigkeit, die den Ich/Es Berührungen fehlt.

9.3 Aufgabenorientierte Berührungen und klinische Pflegemodelle

Nachdem wir aufgabenorientierte Berührungen definiert und ihre Auswirkungen auf die Persönlichkeit und die Beziehungen erörtert haben, fehlen noch die Faktoren, die den Umgang damit beeinflussen. Nach meinen Beobachtungen in diversen Pflegesettings und Gesprächen mit Hunderten von Mitarbeitern spielen folgende Faktoren eine Rolle:

- routinebasierte Pflege;
- unpersönliche Wohnbereiche, die geselliges Beisammensein unterbinden;
- Infektionskontrolle.

9.4 Routinebasierte Pflege

Berührungen, die auf Pflegeroutinen beschränkt sind, offenbaren, dass verkannt wird, in welchem Ausmaß Berührungen Beziehungen und die Persönlichkeit beeinflussen und dass dies das Autonomie- und Selbstwertgefühl der Betroffenen beeinträchtigt. Das bedeutet, routinebasierte Pflegekulturen können die Persönlichkeit zerstören. Aus diesem Grunde ist es so wichtig, dass Dienstleistungsanbieter prüfen, ob der Umgang mit Berührungen in ihrem Dienst aufgabenorientiert oder person-zentriert ist. Dies lässt sich am besten durch direkte Beobachtung der pflegerischen Interaktionen feststellen. In Kapitel 1 wurde ein dafür geeignetes Beobachtungsinstrument vorgestellt. Pflegerische Arbeit, die auf einem klinischen Pflegemodell und einem aufgabenorientierten Ansatz basiert, ist daran zu erkennen, dass:

- Menschen mit Demenz wie Objekte behandelt und häufig mit Plastikhandschuhen berührt werden,
- wie ein Möbelstück bewegt werden,
- über sie gesprochen wird, als wären sie nicht anwesend: „Bist du mit ihr schon fertig?“,
- sie auf eine pflegerische Aufgabe reduziert werden,
- als Zimmernummer bezeichnet werden: „Ist die 22 noch im Schlafzimmer?“,
- außer im Rahmen von pflegerischen Aufgaben kaum berührt werden,
- ignoriert und aufgefordert werden, eine Minute zu warten, wenn sie von den Mitarbeitern getröstet und beruhigt werden wollen.

Sollte Ihnen eine dieser Verhaltensweisen bei mehreren Mitarbeitern auffallen, deutet dies darauf hin, dass Routinen den Tag beherrschen und der Betrieb des Heims wichtiger ist als die Menschen, die darin leben. Dies ist, wenn überhaupt, höchst selten auf böswillige Absicht der Mitarbeiter zurückzuführen. In einem routinebasierten Pflegesystem fühlen sich die Bewohner wie Objekte und die Mitarbeiter wie Teile einer Maschine. Dies bedeutet, routinebasierte Pflege missachtet sowohl die Persönlichkeit der Mitarbeiter als auch die der Pflegeempfänger. Zwischenmenschliche Interaktionen, die von einer strikten Agenda bestimmt werden, lassen wenig Raum für Spontaneität und Selbstausdruck zu. In aufgabenorientierten Pflegekulturen haben die Mitarbeiter eine Ich/Es-Beziehung zu ihrem Dienst, die ihnen das Gefühl vermittelt, auch nicht wichtig zu sein. „Wir sind keine Maschinen!“ sagte mir neulich eine Betreuerin während einer Diskussion über die Routinen, die ihren Tag beherrschen. Leider beeinflussen diese Routinen nicht nur die pflegerischen Interaktionen, sondern häufig auch die Gestaltung der Pflegeumgebungen in der Weise, dass der aufgabenorientierte Ansatz verstärkt und sogar kontrollierendes Verhalten gefördert wird.

Um den Umgang der Mitarbeiter mit Berührungen zu verbessern, müssen folglich die Gemeinschaftsbereiche verändert werden.

9.5 Gestaltung der Gemeinschaftsbereiche

Mobiliar und Gestaltung der Gemeinschaftsbereiche lassen, was Berührungen und Beziehungen anbelangt, gewisse Erwartungen aufkommen. Die Gemeinschaftsbereiche in aufgabenorientierten Pflegekulturen sind häufig nur mit Sesseln ausgestattet, die in einer Reihe an den Wänden des Gesellschaftsraums stehen. Diese Sessel zwingen die Bewohner, für sich allein zu sitzen, und diese Sitzordnung erschwert es ihnen, Kontakt zu anderen aufzunehmen: Direkte Interaktionen werden verhindert, soziale Interaktionen und person-zentrierte Berührungen unter den Heimbewohner werden stark eingeschränkt. Zudem gibt es in diesen Bereichen nicht genug Sitzgelegenheiten, sodass sich die Mitarbeiter des Heims auch dort hinsetzen können. Dies hindert die Mitarbeiter daran, mit den Heimbewohnern zusammen zu sein oder Zeit mit ihnen zu verbringen und vermittelt die Botschaft, dass das Zusammensein mit den Menschen mit Demenz nicht vorgesehen ist bzw. aktiv unterbunden wird. In solchen Umgebungen wird das Bedürfnis nach person-zentrierter Berührung meistens ignoriert. Um zu den Bewohnern vorzudringen, müssen sich die Mitarbeiter richtig anstrengen:

- Sie müssen sich zwischen den Sesseln durchzwängen,
- sich auf kleine Tische setzen,
- nach Stühlen suchen,
- sich auf den Boden hocken,
- sich tief bücken,
- der Person, neben der sie stehen, den Rücken zuwenden, um in die Nähe einer anderen Person zu gelangen,
- über die Rückseite eines Sessels Kontakt zu einer Person aufnehmen,
- sich auf die Sessellehne setzen,
- beim Hinüberbeugen einer Person ihr Hinterteil vor das Gesicht halten, um in die Nähe einer anderen Person zu kommen.

All dies habe ich immer wieder bei Mitarbeitern beobachtet, die versuchten, in Kontakt mit den Menschen zu kommen, die sie betreuen. Auch Freunde und Familienangehörige der Menschen mit Demenz haben leider die gleichen Schwierigkeiten, in die Nähe der Person zu kommen, die sie besuchen wollen. Dieser umgebungsbedingte Faktor kann für die Beziehungen großen Stress bedeuten, denn nun müssen zwei Barrieren überwunden werden: die durch die

Kommunikation bedingte Barriere, die mit Demenz oft einhergeht und die durch die Pflegeumgebung bedingte Barriere, die verhindert, dass die Menschen bequem und einfach zueinander finden. Weil die Besucher nur unter Schwierigkeiten zu den Bewohnern vordringen können, fallen durch dieses zusätzliche Hindernis ihre Besuche womöglich kürzer aus als geplant. Gemeinschaftsbereiche dieser Art orientieren sich bedauerlicherweise an den Bedürfnissen und Werten der Heimbetreiber und nicht an denen der Heimbewohner. In Gemeinschaftsbereichen können individuelle pflegerische Bedürfnisse effizienter gemanagt werden, wenn die Bewohner in einer Reihe sitzen. Sie können dann einer nach dem anderen in einem Arbeitsgang „abgefertigt“ werden, sodass es leichter ist, mehrere Aufgaben bis zu einer bestimmten Tageszeit zu erledigen. Zudem hat diese Sitzordnung den Vorteil, dass eine einzige Mitarbeiterin die jeweiligen Bedürfnisse aus der Entfernung und von einer bestimmten Stelle des Raumes aus einschätzen kann. Die Bewohner können so „kontrolliert“ werden, ohne dass die Mitarbeiter sich auf soziale Interaktionen mit Einzelnen einlassen oder in deren Nähe kommen müssen. Auch wenn diese Gemeinschaftsbereiche als „Lounge“ bezeichnet werden, fungieren sie in Wirklichkeit als Fabrik. In Sesseln aufgereiht wie auf einem Fließband werden die Bewohner denn auch eher wie Gegenstände behandelt und nicht wie Menschen.

9.6 Infektionsmanagement

Mikroorganismen, insbesondere Bakterien, werden meistens durch Handkontakt übertragen und verursachen Infektionen. Eine wirksame Handhygiene und der Einsatz von Schutzmaßnahmen, wie z.B. Handschuhe, gilt als wichtige Maßnahme, die Ausbreitung von Keimen effizient zu verhindern. Deshalb müssen Gesundheitsfachleute beim Umgang mit „Patienten“ bestimmte Vorsichtsmaßnahmen beachten. Diese sind aufgeführt in den für die Anbieter von Gesundheitsleistungen geltenden klinischen Richtlinien über standardisierte Vorsichtsmaßnahmen für das Infektionsmanagement. Gemäß diesen Richtlinien sind vor und nach dem Körperkontakt mit einem Patienten die Hände zu waschen, unabhängig davon, ob der Kontakt im Rahmen einer pflegerischen Aufgabe oder einer sozialen Interaktion erfolgt. Diese standardisierten Vorsichtsmaßnahmen für das Infektionsmanagement wirken sich auf den Umgang der Mitarbeiter mit Berührungen aus. In Akutkrankenhäusern beispielsweise, wo die Infektionsgefahr für die Patienten besonders groß ist (hierzu zählt auch die von der Gesundheitsversorgung ausgehende Infektionsgefahr), sind die Vorsichtsmaßnahmen für die Mitarbeiter der wesentliche Grund, die Patienten nur im Rahmen von pflegerischen Aufgaben zu berühren. Stellen Sie sich vor, Sie müssten jedes Mal, wenn Sie einen Patienten berühren, diese Prozedur durchführen, die 40–60 Sekunden dauert (Weltgesundheitsorganisation, 2009):

1. Hände unter den Wasserkran halten.
2. Hände vollständig einseifen.
3. Handflächen gegeneinander reiben.
4. Handrücken beider Hände mit der Fläche der anderen Hand abreiben und die Finger miteinander verflechten.
5. Handflächen mit verflochtenen Fingern gegeneinander reiben.
6. Rückseite der gekrümmten Finger in der Fläche anderen Hand reiben.
7. Daumen mit der anderen Hand umschließen und mit kreisenden Bewegungen reiben.
8. Fingerspitzen in der Fläche der anderen Hand mit kreisenden Bewegungen reiben.
9. Handgelenke mit der anderen Hand reiben.
10. Hände mit Wasser abspülen.
11. Mit dem Ellbogen den Kran zudrehen.
12. Mit einem Einmalhandtuch gründlich abtrocknen.

Vielleicht würden auch Sie, wenn es nicht absolut notwendig wäre, den Körperkontakt mit Patienten meiden, was viele Pflegepersonen tatsächlich auch tun. Pflegende, die mit dringlichen körperlichen Pflegebedürfnissen konfrontiert sind, sehen person-zentrierte Berührungen nicht als Notwendigkeit an. Alle positiven Auswirkungen, die person-zentrierte Berührungen mit sich bringen, sind in ihren Augen nicht so bedeutsam, dass sie den zusätzlichen Arbeitsaufwand für das Infektionsmanagement lohnen. Dieses Denken, das die Mitarbeiter veranlasst, person-zentrierte Berührungen zu vermeiden, lässt die Zahl aufgabenorientierter Berührungen rasant ansteigen. Zur Erinnerung: Diese Berührungsarten sind Bestandteil von Pflegeroutinen, weshalb die negativen Auswirkungen den Gesundheitsfachleuten nicht bewusst sind.

Neben dem Händewaschen und Einreiben mit Alkohol benutzen die Betreuer noch Schutzhandschuhe, wenn sie damit rechnen müssen, dass sie mit Körperflüssigkeiten in Berührung kommen, beispielsweise wenn Personen offene Wunden haben oder Unterstützung bei der Körperpflege brauchen. Das Tragen von Plastikhandschuhen zu anderen als den hier genannten Gelegenheiten kann zudem ziemlich diskriminierend sein. Wenn Betreuer sich an geltende Standards für die Handhygiene halten, brauchen sie keine Plastikhandschuhe zu tragen, wenn sie Menschen mit Demenz massieren, es sei denn, sie müssen damit rechnen, mit offenen Wunden in Berührung zu kommen. Unnötige Vorsichtsmaßnahmen im Rahmen des Infektionsmanagements bergen ein Risiko in sich! Sie setzen Menschen mit Demenz dem Risiko aus, wie ein krankes Objekt behandelt zu werden. Diese Erfahrung, stigmatisiert zu werden, wird noch verschärft, wenn Berührungen auf die Durchführung pflegerischer Aufgaben beschränkt sind.

9.7 Veränderungen von Berührungskulturen

Sie können den Umgang mit Berührungen durch informelle Beobachtung oder mithilfe eines Beobachtungs-Tools überprüfen, um entwicklungsbedürftige Bereiche in Ihrem Dienst ausfindig zu machen. Nach meiner Erfahrung muss am Anfang eines Praxisentwicklungsprozesses eine Aufklärung über die Rolle von Berührungen im normalen Leben und in der Pflege demenzkranker Menschen erfolgen. Bilder, Kitwoods Blume und die im Informationsmaterial zu Übung 3 enthaltene Liste (Typologie der Berührungen) sind eine gute Ausgangsbasis, um die verschiedenen Berührungsarten zu erkunden. Anhand dieser Tools lernen die Mitarbeiter, zwischen aufgabenorientierten und person-zentrierten Berührungen zu unterscheiden und sich mit deren Auswirkungen auf die Persönlichkeit/die Beziehungen auseinanderzusetzen. Fordern Sie die Mitarbeiter auf, über die Rolle dieser beiden Berührungsarten in ihrem Pflegesetting nachzudenken, damit sie besser nachvollziehen können, wie sich ihre Berührungen auf die von ihnen betreuten Menschen auswirken. Dies sensibilisiert sie für die potenziell negativen Auswirkungen aufgabenorientierter Berührungen und die Vorzüge person-zentrierter Berührungen. Hängen Sie ansprechende Bilder von freundschaftlichen Berührungen in den öffentlich zugänglichen Bereichen des Pflegesettings auf, wo alle Betreuer sie sehen können. Dies wird sie inspirieren, ihre Erkenntnisse in die Praxis umzusetzen.

Im Verlauf dieser Übungen kommen die Mitarbeiter meistens auf einen sehr wichtigen Aspekt zu sprechen. Nicht jede Berührung in der Pflege demenzkranker Menschen lässt sich problemlos der Kategorie aufgabenorientiert oder person-zentriert zuordnen. Einige Berührungen innerhalb pflegerischer Aufgaben sind person-zentriert. Sie können dies leicht nachprüfen, wenn Sie Ihre Mitarbeiter beobachten. Im Folgenden werde ich diesen Aspekt näher erläutern. Neben den durch die pflegerische Aufgabe vorgegebenen, zweckgebundenen Berührungen gibt es bestimmte Berührungen, die typisch für fürsorgliche Beziehung und Intentionen sind. Solche Berührungen lassen sich folglich keiner der beiden Kategorie zuordnen. Ich nenne sie „expressive aufgabenorientierte Berührungen" (keine besonders prickelnde Bezeichnung, aber Sie können gerne nach einer besseren suchen!). Betreuer, die expressive aufgabenorientierte Berührungen durchführen, setzen nicht einfach die Zustimmung der Betroffenen voraus, sondern nehmen vor der Durchführung der Aufgabe zu den Betroffenen Kontakt auf. Dies bedeutet, expressive aufgabenorientierte Berührungen sind geeignet, eine Ich/

Du-Beziehung herzustellen, die wiederum den Kontext für die pflegerische Aufgabe bildet. Expressive aufgabenorientierte Berührungen können im Idealfall eine Aufgabe in eine wohltuende Begegnung verwandeln. Hier einige Beispiele:

- Ein Betreuer umarmt einen Mann und legt dabei eine Schlinge für das Hebezeug um seinen Körper.
- Eine Betreuerin streichelt jedes Mal die Hand eines Mannes, wenn sie einen Löffel Porridge zu seinem Mund führt.
- Ein Betreuer streichelt und krault einen Mann spielerisch, während er ihm hilft, seinen Pullover anzuziehen.
- Eine Pflegeperson streichelt einer Person das Gesicht, während sie deren Kopf in die richtige Position bringt, um den Zustand ihrer Bindehautentzündung zu überprüfen.
- Ein Betreuer kniet sich vor einen Mann und hält einen Moment dessen Hand, bevor er ihn bittet, ihn zur Toilette zu begleiten.
- Eine Betreuerin nimmt den Arm einer Frau an und tanzt mit ihr zu einem Sitzplatz auf der anderen Seite des Raumes.
- Eine Betreuerin massiert einem Mann die Füße, während sie ihm beim Anziehen der Schuhe hilft.
- Eine Pflegeperson streichelt den Arm einer Frau, während sie ihn auf Druckstellen untersucht.
- Ein Betreuer legt einem Mann freundschaftlich seine Hand auf die Schulter und bittet ihn, ihn zum Tisch zu begleiten.

In all diesen Beispielen werden freundschaftliche Berührungen in eine pflegerische Aufgabe integriert, um die fürsorgliche Intention deutlich zu machen und eine herzliche, vertrauensvolle und freundschaftliche Beziehung herzustellen. So gelingt es Betreuern, eine Aufgabe in eine Beziehung zu verwandeln, die geeignet ist, auf die emotionalen und die physischen Bedürfnisse zu reagieren. Unter diesen Bedingungen werden pflegerische Aufgaben als fürsorgliche und liebevolle Pflege wahrgenommen. Suchen Sie gemeinsam mit den Betreuern nach weiteren Beispielen für expressive aufgabenorientierte Berührungen und diskutieren Sie deren Durchführung, damit die Betreuer lernen, was beim Umgang mit Berührungen im Rahmen der Pflege gute Praxis bedeutet. Manchen mag dies wie eine Feststellung von Selbstverständlichkeiten erscheinen. Doch Betreuer, die im Kontext einer Pflegekultur ausgebildet wurden, die Wert auf professionelle Distanz legt, könnten diesen Umgang mit Berührungen im Rahmen der Pflege als unvereinbar mit der Kultur empfinden. Sobald Sie sich von dem veralteten Umgang mit Berührungen verabschiedet haben, diskutieren Sie die Vorzüge expressiver Berührungen im Rahmen pflegerischer Aufgaben und betonen Sie, was wirklich zählt: die individuellen Bedürfnisse und Vorlieben der

Person, der die Berührung gilt. Sicher werden einige Betroffene mit diesem Ansatz besser zurechtkommen als andere. Die einen schätzen Distanz und Förmlichkeit, die anderen bevorzugen Zuwendung und Intimität. Zudem haben Menschen, die kognitiv in der Lage sind, den Sinn der anstehenden Aufgabe zu verstehen, den Trost und die Beruhigung, die expressive aufgabenorientierte Berührungen vermitteln, weniger nötig als Menschen in den Endstadien der Demenz (**Kap. 10:** Widerstand gegen die Pflege).

Nachdem Sie die verschiedenen Berührungsarten diskutiert und deren Rolle innerhalb des Dienstes thematisiert haben, gilt es, die Faktoren zu ermitteln, die den Umgang mit diesen Berührungsarten beeinflussen. In diesem Zusammenhang muss geprüft werden, wie sich die Kultur insgesamt auf den Umgang der Mitarbeiter mit Berührungen auswirkt. Die Faktoren, die Einfluss darauf nehmen, sind von Setting zu Setting verschieden. Ich habe bereits Faktoren genannt – routinebasierte Pflege, Gemeinschaftsbereiche und Infektionsmanagement –, die typisch für klinische und gemischte Pflegemodelle sind. Solange diese Faktoren nicht beseitigt werden, werden die oben erwähnten Diskussionen und Übungen keinen Erfolg haben. Es gilt, Routinen zu lockern, damit die Betreuer sich frei fühlen können, die Pflege nach ihren Vorstellungen zu gestalten. Die Betreuer brauchen die Sicherheit und Entscheidungsfreiheit, auf die Durchführung einer Aufgabe zu verzichten, wenn die Menschen mit Demenz dies wünschen. Ein solcher, an die situativen Gegebenheiten angepasster Ansatz verändert nicht nur den Umgang der Mitarbeiter mit Berührungen, sondern hat auch einen nachhaltigen Einfluss darauf, wie die Pflege demenzkranker Menschen aussieht, sich anhört und anfühlt. Die Betten können gemacht werden, nachdem man zusammen mit den Betroffenen eine Tasse Tee oder Kaffee getrunken hat; die Mahlzeiten müssen nicht zwangsläufig bis zu einer bestimmten Tageszeit beendet sein; es ist nicht nötig, Gegenstände sofort nach dem Gebrauch wieder wegzuräumen; Menschen, die später wach werden, können im Schlafanzug frühstücken und Tee trinken, ohne sich nach einem Zeitplan zu richten. Kurzum, in der Pflege soll es zugehen wie im normalen Leben! Denn im normalen Leben gibt es wichtigere Dinge und größere Bedürfnisse zu erfüllen. Im normalen Leben laufen die Aktivitäten und Maßnahmen, die wichtig sind, um unsere elementaren Bedürfnisse zu erfüllen, nebenher ab, aber sie stehen nicht im Mittelpunkt, wie es in offiziellen Demenzpflegesettings üblich ist. In einigen Demenzpflegeheimen, die ich besucht habe, finden all diese Aktivitäten statt, allerdings laufen sie im Hintergrund ab, weil die Dinge, die das Leben lebenswert machen, im Mittelpunkt stehen. Ob Lebensqualität oder ein Service von hoher Qualität angeboten wird, macht den entscheidenden Unterschied aus. Routinebasierte Pflege bietet einen Service von hoher Qualität (d.h. die Arbeit wird innerhalb der vorgegebenen Zeit erledigt), aber keine annehmbare Lebensqualität. Für die meisten Menschen sind es die alltäglichen zwischenmenschlichen Beziehungen, die die Lebensqualität ausmachen, doch wenn Routinen den Tag beherrschen, kommen diese Beziehungen zu kurz. Die Anbieter von Pflegedienstleistungen müssen die Pflegeroutinen unbedingt lockern, wenn sie wollen, dass sich in ihrem Dienst mehr person-zentrierte Beziehungen entwickeln. Wenn solche Beziehungen existieren, ergeben sich sinnvolle Kontakte zwischen den Bewohnern von ganz allein, vorausgesetzt sie müssen nicht zu viele Hindernisse in ihrer Umgebung überwinden. Die Gemeinschaftsbereiche müssen daher den beziehungszentrierten Ansatz widerspiegeln und unterstützen: genügend Sitzgelegenheiten für die Mitarbeiter; Sofas, auf denen die Bewohner nebeneinandersitzen können; und eine Anordnung der Sessel, die direkte Interaktionen zulässt. Zu guter Letzt gilt es, das Infektionsmanagement zu verändern und die durch menschliche Kontakte bedingten Risiken zu managen anstatt zu vermeiden, damit Menschen mit Demenz sich nicht wie Objekte behandelt oder stigmatisiert fühlen.

9.8 Zusammenfassung

In diesem Kapitel wurde ein allgegenwärtiges Phänomen der Pflege demenzkranker Menschen thematisiert: aufgabenorientierte Berührungen. Die Auseinandersetzung mit deren Rolle im Rahmen der Pflege hat gezeigt, dass dieses einen großen Einfluss darauf hat, wie Menschen mit Demenz die Pflege wahrnehmen. Um den Umgang der Mitarbeiter mit Berührungen im Rahmen der Pflege zu verbessern, gilt es, die potenziell negativen Auswirkungen aufgabenorientierter Berührungen zu verringern. Doch um dieses Ziel zu erreichen, müssen andere Faktoren, die Aufgabenorientiertheit und kontrollierendes Verhalten begünstigen, z.B. routinebasierte Pflege, eliminiert werden. Vielleicht finden manche es übertrieben, wegen eines so „kleinen“ Problems, wie es Berührungen sind, die routinebasierte Pflege abzuschaffen. Doch Berührungen in der Betreuung demenzkranker Menschen sind und können eins niemals sein: nebensächlich. Sie sind im Gegenteil ein zentraler Aspekt, der die Lebensqualität der Menschen entscheidend beeinflusst; Berührungen können Beziehungen stärken oder ruinieren, Leid erzeugen oder lindern, die Persönlichkeit zerstören oder unterstützen, die Autonomie fördern oder beeinträchtigen. Zerstören sie die Persönlichkeit, kann die Wahrnehmung von Berührungen in Kombination mit der Wahrnehmung der Demenz die verhaltensbezogenen und psychologischen Symptome der Demenz verstärken. Einige der unangenehmsten verhaltensbezogenen Symptome der Demenz lassen sich auf die aufgabenorientierten Berührungen der Mitarbeiter zurückführen. Doch das Problem der im Rahmen unpersönlicher Routinen durchgeführter, aufgabenorientierter Berührungen wird meistens geflissentlich ignoriert. Das Ausblenden dieses sozialpsychologischen Aspekts der Demenz kann sich jedoch als großer Nachteil erweisen.

Schritte zur Veränderung der Kultur

Verringerung aufgabenorientierter Berührungen

1. Schritt: Lassen Sie die Mitarbeiter anhand der Typologie der Berührungen und anhand von Bildern, die Berührungen zeigen, den Unterschied zwischen aufgabenorientierten und person-zentrierten Berührungen feststellen.

2. Schritt: Diskutieren Sie die Auswirkungen aufgabenorientierter Berührungen auf Beziehungen, Persönlichkeit und Wohlbefinden (s. Übung 4, Die Welt aufgabenorientierter Berührungen, Anhang 5).

3. Schritt: Beseitigen Sie die Ursachen, die Aufgabenorientiertheit begünstigen (rigide Pflegeroutinen, unpersönliche Gemeinschaftsbereiche, Risikovermeidung), damit die Betreuer die Möglichkeit haben, auf angenehmere und einfachere Art sinnvolle Kontakte zu den Menschen mit Demenz aufzubauen.

10 Widerstand gegenüber Berührungen im Pflegekontext

Ausgestattet mit einem Paket Wischtücher in der einen und einer frischen Windel in der anderen Hand habe ich heute Morgen mit einem zehn Monate alten Baby gerungen. Meine Tochter Rori schätzt diese kleinen Säuberungsprozeduren überhaupt nicht. Da sie seit kurzem krabbeln kann und inzwischen auch genau weiß, was sie will, hat sie grundsätzlich etwas anderes vor. Solche unterschiedlichen Pläne können ziemlich unangenehm sein und viel Stress auslösen, besonders wenn das Interesse groß und die Windel randvoll ist. Während Rori tritt, sich windet, sich wehrt und schreit, sinkt meine Laune immer mehr. In solchen Situationen flehe ich Rori meistens an: „Nein warte, nur noch einen Moment. Lass es! Nein, ich muss das hier erst fertig machen! Nur noch einen kleinen Augenblick! Ich muss nur noch den Rest abwischen. Nein! On nein!" Manchmal bitte ich sogar um Verstärkung! Natürlich sind meine Erklärungen, Rechtfertigungen, Bitten und Klagen völlig sinnlos, denn Rori ist kognitiv noch nicht in der Lage, mich zu verstehen. Könnte sie dies, würde sie einsehen, dass es nötig ist, ihre Windel zu wechseln. Hätte sie diese geistigen Fähigkeiten, würde sie sich vermutlich auch nicht wehren. Sie würde verstehen, dass es in ihrem eigenen Interesse ist, schnell die Windel zu wechseln und hätte gegen diese unangenehme Prozedur wahrscheinlich nichts einzuwenden.

Da die Fähigkeit, eine informierte Zustimmung zur Körperpflege zu geben, durch eine gravierende kognitive Beeinträchtigung beeinträchtigt sein kann, sind die Betreuer von Menschen mit Demenz oft mit einer ganz ähnlichen Situation konfrontiert. Menschen mit einer massiven kognitiven Beeinträchtigung sehen weder ein, dass Körperpflege nötig ist, noch verstehen sie die Intentionen oder verbalen Erklärungen ihrer Betreuer. Doch wenn Worte und Vernunft nichts bewirken, müssen wir mit Kreativität und Fantasie auf die Situation reagieren und uns neue und effiziente Maßnahmen ausdenken. Rori gebe ich meistens irgendetwas, was sie festhalten kann, singe ihr ein Lied vor, ziehe die Spieldose neben ihr auf oder schneide Gesichter, um ihre Aufmerksamkeit zu halten und manchmal funktioniert das sogar! Auch viele Betreuer nutzen ihre Fantasie, Kreativität und Intelligenz, um die Zustimmung von Menschen mit Demenz zu erhalten, die zu logischem Denken nicht fähig sind. In diesem Kapitel beschäftigen wir uns mit dem Thema Widerstand gegen Berührungen bei der Pflege, um dieses Verhalten verständlich zu machen und um Betreuern zu zeigen, wie sie durch Veränderung ihres Umgangs mit Berührungen die Zustimmung der Betroffenen gewinnen können. Um das Verhalten der Betroffenen zu verstehen, wollen wir zunächst ergründen, wie wir selbst in bestimmten Situationen, die wir alle irgendwann schon einmal erlebt haben, auf Berührungen reagieren.

10.1 Widerstand gegen aufgabenorientierte Berührungen

Denken Sie an eine Situation, in der Sie selbst aufgabenorientierten Berührungen ausgesetzt waren, beispielsweise bei einer ärztlichen Untersuchung, Zahnbehandlung oder ärztlichen Behandlung. Versuchen Sie sich zu erinnern, wie Sie sich vor, während und nach der Prozedur gefühlt haben. Den meisten Menschen fallen sofort negative Empfindungen und Gefühle ein:

- Furcht
- Angst
- Panik
- Stress
- Scham
- Demütigung
- Schock
- Aufregung
- Ärger.

Gefühle dieser Art können durch verschiedene Ereignisse ausgelöst werden, sei es eine zahnärztliche Untersuchung oder ein invasiver operativer Eingriff. Dies ist so, weil aufgabenorientierte Berührungen im Allgemeinen mit einem Kontrollverlust einhergehen. Im Alltag haben wir normalerweise die Kontrolle darüber, wo, wann, von wem und warum wir berührt werden. Wie bereits erwähnt (**Kap. 3**), hängt es von folgenden Faktoren ab, wie eine Berührung wahrgenommen wird:

- von der Situation – wann, wo und warum wir berührt werden,
- von der Beziehung – wer berührt wen,
- von der Art der Berührung – wie werden wir berührt.

Die Missachtung des Rechts einer Person, darüber zu entscheiden, wer sie wo, wann, wie und warum berührt, gilt als Misshandlung. Wenn es um aufgabenorientierte Berührungen geht, entscheiden nicht wir, sondern die anstehende Aufgabe darüber. Ein Beispiel: Wir können den Zahnarzt nicht auffordern, die Zahnbehandlung bei uns zu Hause durchzuführen, weil wir uns in dieser Umgebung wohler fühlen. Wir können die Untersuchung auch nicht sofort durchführen lassen, weil es uns gerade in den Kram passt, sondern wir müssen erst einen Termin vereinbaren, an dem der Zahnarzt Zeit für uns hat. Zudem können wir die Untersuchung nicht von irgendwem durchführen lassen – es muss schon ein ausgebildeter Zahnarzt sein und keine uns nahestehende Person, die wir kennen oder der wir vertrauen. Wer uns berührt, entzieht sich weitgehend unserer Kontrolle. Genauso wenig können wir dem Zahnarzt sagen, er soll Mund und Zähne in Ruhe lassen und stattdessen unsere Hände und Schultern behandeln! Wie der Zahnarzt uns berührt, hängt davon ab, wie er den Zustand unserer Zähne beurteilt.

Aufgabenorientierte Berührungen bedeuten somit einen Verlust an Kontrolle über die Situation, die Beziehung und die Art der Berührung. Der Kontrollverlust kann bewirken, dass eine harmlose Zahnbehandlung großen Stress auslöst, der in dieser Situation durch die Körpersprache des Zahnarztes noch verstärkt wird. Stellen Sie sich seine Körpersprache bei einer normalen Zahnbehandlung vor: Haltung und Position sind gebieterisch, er beugt sich vor und inspiziert den Mund. Sein Gesicht ist halb von einem Mundschutz verdeckt, was uns daran hindert, seinen Gesichtsausdruck bzw. seine Motivation oder Absicht einzuschätzen. Im Behandlungsstuhl liegend und die Hände an der Lehne fixiert, haben wir nicht die Möglichkeit, den Zahnarzt so zu berühren wie er uns – die Berührung ist einseitig. Das Ganze wird zudem untermalt durch die quälenden Geräusche der zahnärztlichen Instrumente. In Kapitel 3 wurde erwähnt, dass auch die Körpersprache zu den Faktoren gehört, die die Wahrnehmung einer Berührung beeinflusst. Kein Wunder, dass so viele Menschen Angst vor dem Zahnarzt haben, ist seine Körpersprache doch ein Konglomerat potenzieller Stressoren.

Aufgabenorientierte Berührungen lösen meistens genau jene Gefühle aus, die wir unser Leben lang zu meiden versuchen. Warum setzen wir uns angesichts all dieser Ängste und Qualen solch einem Martyrium dann überhaupt aus? Die Antwort auf diese Frage liegt auf der Hand. Wir denken an die Konsequenzen, die der Verzicht auf die ärztliche Untersuchung, Zahnbehandlung oder ärztliche Behandlung nach sich zieht und erkennen, dass wir dann womöglich mit noch größeren Unannehmlichkeiten oder Beschwerden zu rechnen haben. Kurzum, wir sehen ein, dass der „Zweck die Mittel heiligt“. Die Aufgabe selbst ist nicht angenehm, das Ergebnis schon. Unsere Fähigkeit, die Erfahrung zu rationalisieren, lässt sie nicht nur vernünftig erscheinen, sondern auch leichter erträglich. Leider können viele Menschen mit Demenz nicht logisch denken, weil die Demenz genau diese Fähigkeit häufig zerstört. Ihre Beeinträchtigung führt dazu, dass sie aufgabenorientierte Berührungen völlig anders wahrnehmen – nämlich nicht als vernünftig, erträglich und erstrebenswert, sondern als sehr traumatisch. Überlegen Sie, ob diese Beeinträchtigung nicht auch Ihre Wahrnehmung aufgabenorientierter Berührungen verändern und Sie zu Reaktionen wie diesen veranlassen würde:

- schreien
- rufen
- fluchen
- sich zurückziehen
- schlagen
- treten
- sich verstecken
- spucken
- beißen
- kratzen
- weglaufen
- fliehen.

Dieses Kampf- oder Fluchtverhalten sind elementare, instinktive Reaktionen auf eine Situation, die als Gefahr für das Überleben wahrgenommen wird. Wird eine Untersuchung, Maßnahme oder Behandlung als feindselige, invasive, aggressive oder sogar missbräuchliche Berührung empfunden, ist dieses Kampf- oder Fluchtverhalten eine völlig natürliche Reaktion, und es ist äußerst schwierig, es in Stresssituationen zu unterdrücken, zu verhindern oder bewusst zu kontrollieren, umso mehr, wenn man an einer massiven kognitiven Beeinträchtigung leidet. In der Pflege demenzkranker Menschen gilt dieses Kampf- oder Fluchtverhalten meistens als:

- Widerstand gegen die Pflege
- mangelnde Compliance
- kämpferisches Verhalten
- unkooperatives Verhalten
- Ablehnung der Pflege
- agitiertes Verhalten
- destruktives Verhalten
- aggressives Verhalten.

Diese Verhaltensweisen haben häufig katastrophale Folgen für die Betreuer und auch für die Menschen mit Demenz. Bei den Betreuern können sie starken Stress, körperliche Verletzungen und sogar Burn-out auslösen, und bei den Menschen mit Demenz neben emotionalem Leid, z.B. Stigmatisierung und Isolation, auch massive Gesundheitsprobleme wie Mangelernährung, Hautprobleme (z.B. wundgelegene Stellen und Druckgeschwüre), Dehydration, Gewichtsverlust und Infektionen. Die genannten Verhaltensweisen können zudem eine vertrauensvolle und freundschaftliche Beziehung zerstören, die für ein gesundes Geben und Nehmen im Hinblick auf fürsorgliches Verhalten enorm wichtig ist. Leider gewähren die Begriffe, mit denen wir diese Verhaltensweisen beschreiben, den Betreuern keinen Einblick in die zugrunde liegende Ursache dieses Verhaltens. Bezeichnungen wie „unkooperativ", „widerspenstig" oder „Verweigerer" brandmarken die Menschen mit Demenz als Problem und nicht den Umgang mit aufgabenorientierten Berührungen. Indem wir das Verhalten „ihnen" (den Menschen mit Demenz) anlasten, suggerieren wir zudem, dass der Betreuer daran nichts ändern kann. Diese Verhaltensweisen gelten somit als Symptome der Demenz und nicht als Symptome, die durch den Umgang der Betreuer mit Berührungen hervorgerufen werden.

Die Wahrnehmung aufgabenorientierter Berührungen aus der Sicht von Menschen mit massiver kognitiver Beeinträchtigung macht deutlich, dass wir, die Betreuer, Teil des Problems sind. Dies ist eine gute Nachricht, bedeutet sie doch, dass wir, die Betreuer, doch etwas ändern können.

10.2 Zustimmung der Betroffenen erlangen

Berührungen als Teil pflegerischer Aufgaben müssen keine solchen katastrophalen Auswirkungen haben, wenn wir die Faktoren kennen, welche die Wahrnehmung von Berührungen beeinflussen. Betreuer können mithilfe dieser Erkenntnisse ihren Umgang mit Berührungen entsprechend anpassen, um die Zustimmung der Betroffenen zu erlangen. Dieser informierte Ansatz ist geeignet, pflegerische Aufgaben, deren Durchführung für alle Beteiligten stets mit viel Stress verbunden war, in emotional bereichernde und sinnvolle Aktivitäten zu verwandeln. Um die Zustimmung der Betroffenen zu erlangen, die Widerstand gegen die Pflege leisten, setzen viele Betreuer auf deren logisches Denkvermögen, also genau die Fähigkeiten, die beeinträchtigt sind. Andere Betreuer entwickeln dagegen außergewöhnliche Ansätze, die ohne das logische Denkvermögen der Betroffenen auskommen und unglaublich erfolgreich sind. Nachfolgend sind einige dieser Ansätze als Beispiele für beste Praxis aufgeführt. Manche Leser werden die Beispiele unkonventionell finden, andere vielleicht ein bisschen unsinnig! Doch der Unsinn hat Methode. Bei näherer Betrachtung wird klar, dass die Betreuer einen oder mehrere der vier Faktoren genutzt haben, die die Wahrnehmung von Berührungen beeinflussen:

- die Situation,
- die Beziehung,

- die Art der Berührung,
- die Körpersprache.

Im Kapitel wurde dargelegt, dass diese Faktoren großen Einfluss darauf haben, wie wir Berührungen wahrnehmen und dass sie darüber entscheiden können, ob wir unsere Zustimmung geben oder nicht. Bei Menschen, die wegen mangelnder geistiger Fähigkeiten Widerstand gegen die pflegerische Arbeit leisten, können diese Faktoren den Betreuern helfen, deren Zustimmung zu erlangen.

10.2.1 Elizabeth

Elizabeth hatte Demenz in fortgeschrittenem Stadium und lebte in einem Pflegeheim für Menschen mit Demenz. Bedingt durch ihre Krankheit war sie weder in der Lage einzusehen, warum sie sich waschen musste, noch verstand sie, weshalb sie dazu ins Bad gehen sollte oder warum eine andere Person ihr dabei helfen musste. Bedingt durch die Beeinträchtigung ihrer geistigen Fähigkeiten widersetzte Elizabeth sich den Versuchen sämtlicher Betreuer, sie zu waschen und gründlich zu säubern. Die Versuche der Mitarbeiter, sich um dieses grundlegende Bedürfnis zu kümmern, führten regelmäßig dazu, dass Elizabeth brüllte, schrie, um sich schlug und trat, kratzte und die Betreuer sogar biss. Schon bald galt Elizabeth im Heim als „aggressiv“ und einige Mitarbeiter nahmen sich vor ihr in Acht und mieden den Kontakt zu ihr, sowohl im Rahmen der pflegerischen Arbeit als auch sonst. Die Folge davon war, dass es mit der körperlichen Hygiene bei Elizabeth rapide bergab ging. Ihr asoziales Verhalten und die mangelnde körperliche Hygiene verstärkten ihre Isolation und Stigmatisierung. Doch einer Betreuerin fiel auf, dass Elizabeth gerne Kirchenlieder summte und eines ihrer Lieblingslieder „Onward Christian Soldiers“ war. Elizabeth beteiligte sich auch gerne an der Arbeit im Heim und übernahm Aufgaben im Haushalt und bei der Pflege. Die Heimmitarbeiter achteten stets darauf, dass es immer irgendwelche Dinge gab, die Elizabeth in die Hand nehmen und benutzen konnte, um sich zu beschäftigen, etwa ein Teppichkehrer, Teehandtücher, Putztücher, ein Kinderwagen und Babypuppen.

Die Betreuerin beschloss, diese Informationen zu nutzen, wenn Elizabeth das nächste Mal gewaschen und gebadet werden sollte. Sie begann, sich eine Weile zu Elizabeth zu setzen, während diese mit ihren Puppen beschäftigt war. Zusammen badeten sie die Puppen und sangen „Onward Christian Soldiers“. Diese Aktivitäten zeigten Elizabeth, was Waschen und Baden bedeutete und worum es dabei ging. Elizabeth merkte auch, dass Baden sicher und die Unterstützung durch die Betreuerin hilfreich war. Seitdem die Betreuerinnen so vorgingen, konnten sie Elizabeth beim Baden unterstützen, ohne dass sie aggressiv wurde oder Widerstand leistete. Inzwischen genießt Elizabeth die Zeit im Bad sogar.

Um Elizabeths Zustimmung zu dieser pflegerischen Aufgabe zu erlangen, begannen die Mitarbeiterinnen, Zeit mit ihr zu verbringen, um eine vertrauensvolle und freundschaftliche *Beziehung* zu ihr aufzubauen. Sie stimmten ihre *Körpersprache* auf die Beziehung ab und setzten sich vor der Durchführung der Aufgabe zu Elizabeth, um ihr zu signalisieren, dass sie ihre Gesellschaft suchten und ihr nichts antun wollen. Dann stimmten sie die pflegerische *Situation* mithilfe der Puppen und des Gesangs auf Elizabeths Pflege- und Betreuungsbedürfnis ab. Dies erforderte auch die Schaffung einer pflegerischen Situation, die gegenseitige *Berührungen* zuließ. Elizabeth durfte zuerst die Puppe berühren und baden und wurde anschließend selbst berührt und gebadet. Mit diesem erweiterten pflegerischen Ansatz gelang es, Elizabeths Körper zu reinigen und auf ihr Bedürfnis nach sinnvoller Beschäftigung und Zugehörigkeit zu reagieren.

10.2.2 Iris

Iris stammte aus London, lebte aber in einem Pflegeheim in Nottingham. Bedingt durch ihre kognitive Beeinträchtigung lebte sie in einer anderen Realität; sie sorgte sich oft um ihren Mann, der bereits gestorben war, und achtete darauf, dass ihre Töchter, die längst erwachsen waren, zur Schule gingen. Iris brauchte Unterstützung bei der Körperpflege, wehrte sich jedoch häufig vehement dagegen. Eines nachmittags hatte Iris sich beschmutzt und musste dringend gesäubert werden, doch jeder, der ihr helfen wollte, wurde verbal attackiert und beleidigt: „Verpiss dich“, „Hau ab du Arschloch“, „Mach dich doch selbst sauber, du Dreckschwein!“ So vorsichtig, freundlich und höflich die Betreuerinnen sich ihr auch näherten und beruhigend auf zu einzuwirken versuchten, Iris reagierte immer auf die gleiche Art und Weise, sie schlug nach ihnen, sobald sie in ihre Nähe kamen. Verschiedene Betreuerinnen unternahmen einen Versuch, doch ohne Erfolg. Auch die Mitarbeiter der Nachtschicht hatten kein Glück. Eine Betreuerin beschloss, nicht aufzugeben, sondern auf eine andere Art vorzugehen. Sie hatte die Idee, Iris käme mit einer anderen Person vielleicht besser zurecht, mit einer, die mehr zu ihr passte. Sie verließ das Heim, wechselte ihre Kleidung und frisierte ihre Haare anders. Sie zog eine Jeansjacke über, löste ihre Haare und ließ sie ins Gesicht fallen und setzte einen Bowler-Hut auf. In ihrem neuen Outfit ging sie zurück ins Heim und sprach mit Cockney-Dialekt. Sie bezeichnete ihre Kolleginnen als dumme dreckige Schweine und schlug vor, die anderen alle wegzuschicken und sich gemeinsam um das Problem zu kümmern.

Iris beschloss, der Person mit dem Cockney-Dialekt zu folgen, die anscheinend auf ihrer Seite war, und nicht den anderen Betreuerinnen, die „nur ein Schmerz im Arsch“ waren.

Um die Zustimmung zu dieser pflegerischen Aufgabe zu bekommen, musste die Betreuerin sich in eine andere Person verwandeln. Iris konnte eher Vertrauen zu einer Frau entwickeln, die aus der gleichen Gegend stammte wie sie, die gleiche Sprache sprach wie sie und ihr Misstrauen und ihre feindselige Einstellung gegenüber den anderen Betreuerinnen teilte. Eine *Beziehung* wie diese gab Iris in schwierigen Zeiten am meisten Sicherheit. Um diese Beziehung aufbauen zu können, musste die Betreuerin in eine andere Rolle schlüpfen und ihre Sprache, ihren Dialekt, ihre *Körpersprache* und ihre Kleidung verändern.

10.2.3 Charlotte

Charlotte lebte in einem stationären Pflegesetting im Süden von London. Bedingt durch ihre kognitive Beeinträchtigung lebte sie, genau wie Iris, in einer anderen Realität. Sie sprach oft von ihren Kindern und sagte, dass sie alles fertig haben muss, wenn sie nach Hause kommen. Charlotte hatte gerne alles im Blick und so saß sie oft in den Bereichen des Heims, in denen viel Betrieb war, und beobachtete das Kommen und Gehen der Leute. Wenn sie Angst hatte, wollte sie immer die Kinder von der Schule abholen. Auch Charlotte sah nicht ein, dass Waschen nötig war und reagierte ärgerlich auf die Versuche der Betreuerinnen, ihr dabei zu helfen. Die Folge davon war, dass ihre Körperpflege vernachlässigt wurde. Die Mahnungen und Aufforderungen der Mitarbeiterinnen, mitzukommen und sich zu waschen, wurden empört zurückgewiesen: „Für wen haltet ihr euch? Wascht euch doch selber. Ihr riecht! Ihr müsst euch waschen! Ihr seid selber schmutzig!“ Charlotte empfand die Äußerungen der Mitarbeiterinnen als sehr ungehörig, und die Betreuerinnen gaben sich alle Mühe, sich auf eine Art und Weise auszudrücken, die nicht beleidigend wirkte. Je öfter es die Mitarbeiter versuchten, desto heftiger wurden Charlottes Reaktionen. Die Strategie der Betreuer, es zu verschiedenen Tageszeiten zu probieren und ihr mehr Zeit und Raum zu lassen, waren wenig erfolgreich. Die Betreuerinnen machten sich Sorgen um Charlottes stark vernachlässigte Körperpflege und näherten sich dem Punkt, an dem sie eine „Entscheidung in ihrem eigenen Interesse“ treffen und sie zwingen mussten, ihren Aufforderungen Folge zu leisten. Eine Betreuerin entschloss sich, einen Versuch zu wagen; sie akzeptierte Charlottes Vorwurf, sie selbst rieche und müsse sich waschen und forderte Charlotte auf, ihr beim Waschen behilflich zu sein. Schnell stellte sich heraus, dass Charlotte mehr daran interessiert war, anderen beim Waschen zu helfen als selbst gewaschen zu werden. Charlotte erzählte, dass sie ihre Kinder regelmäßig wäscht und sie stets sauber und ordentlich zur Schule schickt, egal wie viel Mühe es sie kostet.

Kurze Zeit später befand sich die Betreuerin mit Charlotte, die ihr beim Waschen helfen wollte, im Duschraum. Nachdem die Betreuerin dafür gesorgt hatte, dass eine Kollegin den Vorgang beobachten konnte, begann sie sich auszuziehen. Charlotte schaute ihr dabei zu, worauf die Betreuerin sagte, „Schauen Sie mich nicht so an! Das ist mir peinlich! Sie sollten sich auch ausziehen, damit Sie nicht nass werden!" Charlotte gehorchte und zog sich ebenfalls aus. Nachdem die Betreuerin sich ein wenig gewaschen hatte, konnte sie Charlotte beim Duschen helfen. Frisch geduscht und angezogen, war Charlotte nicht nur sauber, sondern auch sehr stolz auf ihre Leistung. Die Betreuerin dankte Charlotte für ihre Hilfe und sagte, es sei sehr angenehm, wieder frisch und sauber zu sein. Als Charlotte wieder im Gesellschaftsraum saß, zeigte sie oft auf die Betreuerin und erklärte den anderen Mitarbeitern, sie habe sie und ihre anderen Kinder heute gewaschen.

Charlottes Bedürfnis, sich um andere zu kümmern, offenbarte sich in den Bemerkungen über ihre Kinder. Die Betreuerin reagierte auf dieses Bedürfnis und machte sich so zur Empfängerin der pflegerischen Maßnahme. Sie war die Person, die von Charlotte berührt wurde und nicht die, die Charlotte berührte. Dieser andere Umgang mit *Berührungen* veränderte die *Beziehung*. Während Charlotte mehr Einfluss und Kontrolle gewann, war die Betreuerin der gleichen Verletzlichkeit und Peinlichkeit ausgesetzt, die Charlotte zu meiden versuchte. Diese Gefühle spiegelten sich in der *Körpersprache* der Betreuerin. Die Veränderung der Beziehung verwandelte die pflegerische *Situation* dahingehend, dass Charlottes Bedürfnis, die Kontrolle zu behalten und sich um andere zu kümmern, berücksichtigt wurde. Die Plausibilität und Gegenseitigkeit der Situation überzeugte Charlotte, der pflegerischen Aufgabe zuzustimmen.

10.2.4 George

George lebte in einem Pflegeheim für Menschen mit Demenz in South Wales. Er war häufig desorientiert und agitiert. Er litt unter Verhaltensstereotypien und schrie oft, um Aufmerksamkeit und Unterstützung zu bekommen, weil er nicht in der Lage war, seine Bedürfnisse verbal zu äußern. Die Mitarbeiter hatten Schwierigkeiten, Kontakt zu ihm aufzunehmen und mit ihm zu kommunizieren, weshalb die Interaktionen mit ihm hauptsächlich im Rahmen pflegerischer Aufgaben stattfanden. George mochte es nicht, wenn die Mitarbeiter ihm zu nahekamen und er schlug oft nach ihnen, wenn sie versuchten, ihm das Gesicht abzuwischen oder Speisereste von seiner Kleidung zu entfernen. Besonders widerspenstig verhielt er sich, wenn die Mitarbeiter ihm beim Duschen helfen wollten. Da George sehr groß war, fürchteten sie sich vor ihm und warnten ihre Kollegen vor seinem unberechenbaren und aggressiven Verhalten. „Hütet euch vor dem, er schlägt“, war eine Äußerung, die im Zusammenhang mit George oft zu hören war.

George sah oft schmuddelig aus, weil er Speisereste im Gesicht und auf der Kleidung hatte. Seine Familienangehörigen störte sein Aussehen und sie meinten, George würde sein ungepflegtes Äußeres hassen, da er stets wert daraufgelegt hatte, gut gekleidet und glatt rasiert zu sein. Die Mitarbeiter hatten ihre liebe Not, „ihn herzurichten“, bevor die Familienangehörigen kamen und manchmal stritten sie sich, wer an der Reihe war, diese Aufgabe zu übernehmen. Ein Betreuer, der von Georges Einstellung gegenüber dem Rasieren gehört hatte, schlug vor, Rasierschaum zu holen. Nach dem Mittagessen setzte er sich mit einer Dose Rasierschaum in der Hand neben George und sprühte etwas Schaum auf den Tisch. George sah zu, war jedoch nicht sonderlich beeindruckt. Um seine Aufmerksamkeit zu erlangen, versprühte der Betreuer in einer kreisförmigen Bewegung mehr Schaum auf dem Tisch, so als wolle er ein Bild zeichnen. George lächelte. In seinem Bemühen bestärkt nahm der Betreuer etwas Schaum in die Hand und tupfte ihn auf seine Nase. George schaute überrascht auf. Dann sprühte ihm der Betreuer etwas Schaum auf eine Hand. George berührte den Schaum, nahm noch mehr davon vom Tisch und verteilte ihn auf seinem Gesicht. Der Betreuer und George begannen, mit dem Schaum zu spielen und bald waren ihre Gesichter, Köpfe und ihre Kleidung voller Schaum. Dies war der Punkt, an dem George das dringende Bedürfnis verspürte, sich zu säubern und seine Kleidung zu wechseln, wobei er dankbar die Hilfe seines Freundes annahm.

Die Zustimmung zu dieser pflegerischen Aufgabe erforderte eine spielerische, gegenseitige Form der *Berührung*. Dank dieses spielerischen Umgangs mit Berührungen konnte eine vertrauensvolle, ungezwungene und freundschaftliche *Beziehung* hergestellt werden, die es ermöglichte, eine *Situation* zu schaffen, die George von der Notwendigkeit einer Säuberung überzeugte. Diese erweiterte pflegerische Aufgabe hat sich sowohl Georges Bedürfnis nach Hygiene und Sauberkeit als auch sein Bedürfnis nach Spaß und Vergnügen zunutze gemacht.

10.2.5 Sarah

Sarah lebte in einem Pflegeheim in Shoreham. Als ihre Demenz weiter voranschritt, brauchte sie Unterstützung bei der Körperpflege sowie beim Waschen und Anziehen. Sarah war sehr gesprächig, obwohl ihren Äußerungen der logische Zusammenhang meistens fehlte. Ihr Benehmen war voller Anmut und Würde und sie schien einen allzu vertraulichen Umgang mit anderen nicht zu mögen. Sie beteiligte sich nicht an den Aktivitäten im Gesellschaftsraum, weshalb sie das

Geschehen meistens allein aus der Entfernung beobachtete und „Selbstgespräche führte". Die meisten Versuche, sie zu dem Tisch zu führen, wo die Aktivitäten stattfanden, scheiterten. Waschen und Anziehen waren in der Regel kein Problem; die Mitarbeiter stellten für Sarah die Dusche in ihrem Schlafzimmer an und dies war für sie das Signal, dass Waschen anstand. Sarah brauchte etwas Unterstützung beim Ausziehen und unter die Dusche gehen, wehrte die Mitarbeiter aber meistens ab und tadelte sie, wenn sie mehr für sie tun wollten.

Einmal, als Sarah im Gesellschaftsraum in ihrem Sessel saß, beschmutzte sie sich. Da sie anscheinend nichts davon bemerkt hatte, konnten die Mitarbeiter sie nicht mitnehmen und säubern. Alle Versuche, ihre Hand zu ergreifen und sie mitzunehmen, lösten bei ihr Angst und Entsetzen aus: „Gehen Sie weg!" Die Teezeit rückte näher und die Mitarbeiter wollten das Malheur unbedingt beiseitigen, bevor Sarahs Tochter am Abend erschien. Eine Betreuerin kam auf die Idee, sich neben Sarah zu setzen. Sie holte sich einen Stuhl aus dem Speisebereich und stellte ihn neben Sarah, damit sie die Aktivitäten im Raum beobachten konnte, so wie Sarah es auch zu tun pflegte. Sarah kommentierte die Aktivitäten mit Murmeln und Gesten und die Betreuerin reagierte auf ihre Kommentare mit Lauten und Gesten, die Zustimmung signalisierten, wie bei einer richtigen Unterhaltung. Sarah wandte sich daraufhin der Betreuerin zu und sprach sie direkt an, was die Betreuerin mit Kopfnicken, Geräuschen und Gesten validierte.

Nach zehn Minuten hatte die Betreuerin nicht nur Sarahs Sympathie gewonnen, sondern Sarah begann sogar, die Betreuerin freundschaftlich und hin und wieder vertraulich zu berühren. Plötzlich erschien eine andere Betreuerin, reichte Sarah ihre Hand und bot ihr höflich an, sie zu ihrem Zimmer zu begleiten. Sarah stieß die Hand weg und warf ihrer Gefährtin einen empörten Blick zu, der besagte, dass die andere Betreuerin sich extrem anmaßend verhielt. Die Betreuerin, die neben Sarah saß, hatte den Eindruck, dass diese Interaktion auf Sarah so wirkte, als hätte eine Fremde ihr die Hand gereicht. So gesehen musste die Betreuerin zugestehen, dass Sarahs Reaktion angesichts der Situation und Beziehung durchaus angemessen war und sie validierte Sarahs Empörung mit einem verständnisvollen Blick. Anschließend reichte sie Sarah beiläufig ihre Hand und gab ihr mit Gesten zu verstehen, dass es besser sei, nicht bei diesen Leuten zu bleiben. Sarah sah die Betreuerin dankbar an, nahm deren Hand und ließ sich endlich zu ihrem Schlafzimmer begleiten. Hier konnten die Betreuerinnen Sarah immer problemlos dazu zu bringen, sich auszuziehen und zu waschen, denn das Anstellen der Dusche war stets ein verlässliches und wirksames visuelles Signal.

Während die Betreuerin neben Sarah saß, fiel ihr auf, dass allzu große Vertraulichkeit nicht Sarahs Vorstellungen von ihrer Beziehung entsprach. So fand sie heraus, welche Art von Körpersprache Sarah als absolut unangemessen empfand (eine zu schnelle Annäherung). Dies brachte die Betreuerin auf die Idee, sich Sarah gegenüber wie eine Fremde zu verhalten. Die entsprechende *Körpersprache* verlangte: Abstand halten, auf gutes Benehmen achten und direkte Konfrontation vermeiden.

Die Betreuerin achtete darauf, dass Haltung, Abstand, Gesichtsausdruck, Stimme, Bewegungen und Berührungen Sarahs Vorstellungen von einer Beziehung entsprachen. Diese Körpersprache war letztendlich ausschlaggebend dafür, dass eine vertrauensvolle *Beziehung* aufgebaut werden konnte, die Sarahs Zustimmung in Aussicht stellte. Doch das Vertrauen brauchte eine gewisse Zeit, um zu wachsen. Um dieses Vertrauen aufzubauen, musste die Betreuerin genau auf Sarah und deren *Körpersprache* achten und was dies über die von Sarah bevorzugte Beziehung aussagte. Die Betreuerin musste warten, bis die *Beziehung* ein gewisses Maß an Vertrautheit und Zuneigung erreichte, bevor sie versuchen konnte, Sarah zu irgendetwas zu motivieren. Die Betreuerin musste sich anfangs wie eine Fremde verhalten, bevor sie Sarahs Gefährtin werden konnte. Erst als Sarah die Betreuerin als Gefährtin akzeptierte, konnte diese darauf hoffen, Sarahs Freundin zu werden. Das Angebot der Betreuerin, Sarah zu ihrem Zimmer zu begleiten, wurde nur im Kontext dieser Freundschaft akzeptiert. Der Verzicht auf den ersten Schritt beim Aufbau dieser Beziehung hatte bei Sarah Empörung und Protest ausgelöst.

10.2.6 Irene und David

Irene lebt mit ihrem Mann David in ihrem Haus in South Wales. Bedingt durch ihre kognitive Beeinträchtigung brauchte Irene sehr viel Unterstützung bei der täglichen Pflege. Irene war zwar sehr gesprächig und kommunikativ, aber ihren Äußerungen fehlte der logische Zusammenhang. Eine Betreuerin kam regelmäßig zu Irene und David ins Haus, um sie zu unterstützen. Einmal kam die Betreuerin, die Irene morgens beim Waschen und bei der Körperpflege half, 40 Minuten zu spät und David beschloss, Irene beim Duschen zu helfen und sie für den Tag fertig zu machen. Leider verstand Irene nicht, was David vorhatte und sie widersetzte sich seinen Bemühungen. Der Konflikt eskalierte und als die Betreuerin eintraf, hörte sie Geschrei und Gebrüll und sah, dass Irene nass und nackt war und auf Davids Brust einschlug, während David versuchte, sie daran zu hindern. Beide weinten und waren völlig aufgelöst.

Die Betreuerin schlug David vor, einen Spaziergang zu machen, um die Situation zu entspannen. Dann setzte sie sich mit Irene aufs Bett und hörte Irene zu, die mit kaum verständlichen Worten ihren Schock und ihr Entsetzen zum Ausdruck brachte. Nachdem die Betreuerin Irenes Gefühle validiert hatte, nahm sie eine Haarbürste und fing an, Irenes Haar zu bürsten. Sie streichelte auch Irenes

Kopf und führte ihre Finger sanft durch ihr Haar. Nachdem der Stress deutlich nachgelassen hatte, entspannte sich Irenes Körper, ihr Gesichtsausdruck wurde weicher, sie beruhigte sich und ihre Atmung wurde langsamer und tiefer. In dem Augenblick kam David zurück. Die Betreuerin gab ihm ein Zeichen, zu ihnen zu kommen, legte Davids Hände auf Irenes Kopf und bedeutete ihm, die sanfte Behandlung fortzusetzen. David strich seiner Frau über den Kopf und die Haare und die Betreuerin zog sich zurück. Irene drehte sich zu David um, stand auf und umarmte ihn. Beide nahmen sich liebevoll in den Arm und schluchzen vor Erleichterung. Kurz darauf ließ Irene zu, dass David ihr half, ihre Haare zu trocknen, während die Betreuerin Irene beim Anziehen unterstützte.

Um die Zustimmung zu der pflegerischen Aufgabe zu erlangen, setzte sich die Betreuerin zuerst zu Irene, hörte ihr zu und validierte durch Laute und Gesten Irenes Gefühle und Schwierigkeiten. Ihre *Körpersprache* baute Vertrauen auf und half, die Situation zu beruhigen. Dank ihres einfühlsamen Umgangs mit *Berührungen* konnte die Betreuerin Irene beruhigen und besänftigen. Ihre Berührungen verwandelten die anstehende pflegerische Aufgabe in eine angenehme und entspannende Erfahrung und vermittelten Irene die pflegerische Intention in einer für sie verständlichen Sprache. Nachdem die Betreuerin David gezeigt hatte, wie er Irene berühren sollte, wurde seine pflegerische Intention für Irene erkennbar und ihre vertrauensvolle und freundschaftliche Beziehung war wiederhergestellt. Im Kontext dieser Beziehung waren Irene und David in der Lage, wieder miteinander anstatt gegeneinander zu arbeiten.

10.3 Die Methode hinter dem Unsinn

Wie die Auseinandersetzung mit den obigen Beispielen zeigt, hängt die Zustimmung zu einer pflegerischen Aufgabe von einem oder mehreren der nachstehend aufgeführten Faktoren ab:

- von *der Situation* – warum, wo und wann soll die pflegerische Aufgabe durchgeführt werden;
- von *der Beziehung* – wer berührt wen während der Durchführung;
- von *der Art der Berührung* – wie werden wir vor und während der Durchführung berührt;
- von *der Körpersprache* – wie verhält sich der Betreuer vor und während der Durchführung.

Weil diese Faktoren einen so großen Einfluss auf die Wahrnehmung von Berührungen haben, kommt ihnen im Hinblick auf die Zustimmung eine Schlüsselfunktion zu. In den obigen Beispielen haben die Betreuer und Betreuerinnen auf einen oder mehrere dieser Faktoren gesetzt, um Beziehungen und Situationen zu schaffen, die den Weg für die Zustimmung zu der pflegerischen Aufgabe geebnet haben (**Abb. 10-1**).

Bei dieser Methode, die Zustimmung zu sichern, haben die Betreuer die anstehende Aufgabe in den Hintergrund gerückt und sind auf die Person und deren Eigenheiten eingegangen. Der Aufbau einer vertrauensvollen, persönlichen und freundschaftlichen *Beziehung* war in jedem der obigen Beispiele eine Voraussetzung für die Zustimmung. Bei Iris, Sarah, George und Irene war die Beziehung der Schlüssel, der die Zustimmung sicherte. Ihre Wahrnehmung der Beziehung wurde maßgeblich von den *Berührungen* und der *Körpersprache* der Betreuer beeinflusst. Die Betreuerin von Iris schlüpfte in die Rolle einer völlig anderen Person und die Betreuerin von Sarah musste sich dieser zuerst als Fremde nähern, bevor sie versuchen konnte, Sarah zu irgendetwas zu motivieren. George war es lieber, erst spielerisch berührt anstatt kurzerhand abgewischt oder gesäubert zu werden. Auch bei Irene spielte die *Art der Berührung* eine entscheidende Rolle. Es war wichtig, sie auf eine Art und Weise zu berühren, die die pflegerische Intention erkennen ließ.

Die Beispiele zeigen, dass die akribische Beobachtung der nonverbalen Kommunikation ein wichtiger Teil eines beziehungszentrierten Ansatzes ist, der auf Zustimmung abzielt. Betreuer, die so simple Dinge tun wie sich hinsetzen,

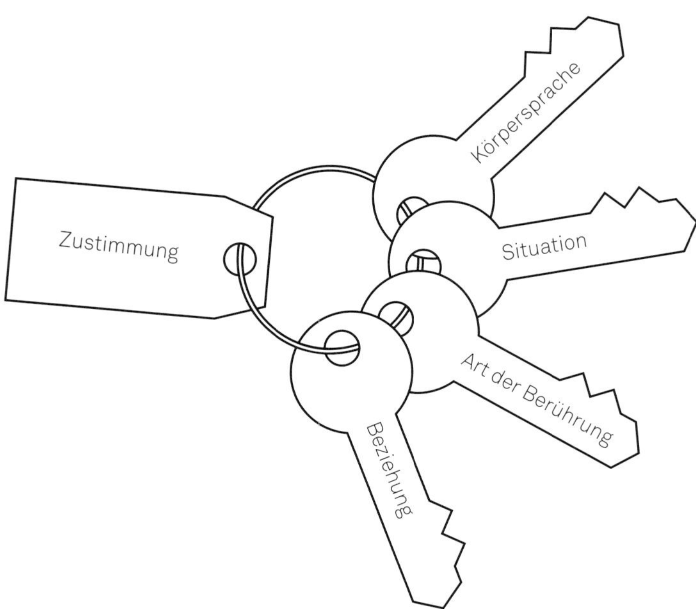

Abbildung 10-1: Schlüssel zur Zustimmung

zeigen, dass sie über diese Fähigkeit verfügen! In der Mehrzahl der obigen Beispiele haben die Betreuer genau dies zuerst getan. Wenn Worte immer weniger bedeuten, gewinnen die vom Körper ausgesendeten Signale an Bedeutung. Eine Körperhaltung wie Sitzen oder Stehen vermittelt aussagekräftige Botschaften. Wenn wir sitzen vermitteln wir die Botschaften „Ich bin hier, um bei dir zu sein" und „Es ist hier sicher". Aufstehen kann bedeuten „Ich habe zu tun" und „Ich bin auf dem Sprung".

Die Beispiele zeigen zudem, dass ein Ansatz, der auf Zustimmung abzielt, viel mehr verlangt, als die anstehende Aufgabe vorerst in den Hintergrund zu rücken. Es kann sein, dass die Aufgabe in einen neuen Kontext eingebettet und an die *Situation* angepasst werden muss, wie im Fall von Elizabeth, Charlotte und George. Bei George musste eine spielerische Situation geschaffen werden, um ihn zu der Einsicht zu bringen, dass er bei all dem Schaum auf seinem Körper unbedingt gesäubert werden musste. Aus Elizabeth baden wurde Elizabeth badet ein Baby und aus Charlotte waschen wurde Charlotte wäscht eine Betreuerin als wäre sie ihr eigenes Kind. Anstatt zu versuchen, diese Aktivitäten zu rationalisieren, haben die Betreuer sie einfach so gestaltet, dass sie angenehm und emotional bereichernd waren. Werden Menschen mit geistigen Defiziten hinlänglich motiviert, können sie dazu gebracht werden, bestimmte Dinge zu tun, ohne dass sie über das entsprechende Wissen oder Denkvermögen verfügen, was normalerweise die Voraussetzung für verbale Zustimmung ist. Menschen mit geistigen Defiziten zu motivieren, eine pflegerische Aufgabe zu verstehen, bedeutet, die Aufgabe so zu verändern, dass sie sowohl den pflegerischen Bedürfnissen auf körperlicher Ebene als auch den emotionalen Bedürfnissen gerecht wird (**Abb. 10-2**).

Diese Motivation setzt auf die *Gefühle* der Betroffenen anstatt auf ihren *Verstand*. Diese Form der Zustimmung kann als „Zustimmung auf nicht kognitiver Ebene" bezeichnet werden. Die verbale Zustimmung beruht auf der Plausibilität der Aufgabe, die „Zustimmung auf nicht kognitiver Ebene" auf dem angenehmen *Gefühl*, das die Aufgabe auslöst. Daraus folgt, dass jede pflegerische Aufgabe emotional erstrebenswert sein muss. Weil intuitive Reaktionen in diesem Zusammenhang eine Rolle spielen, war es wichtig, dass die Aktivitäten auf die jeweiligen Gefühle und Bedürfnisse der Betroffenen eingehen mussten. Dies war der Grund, weshalb in der Mehrzahl der oben beschriebenen Situationen die Improvisation und Kooperation der Mitarbeiter gefragt war.

Auf Zustimmung basierende Pflege erfordert ein ausreichendes Maß an Vertrauen und Motivation. Dies gilt für jeden Empfänger der Pflege. Wie Betreuer dieses Vertrauen und diese Motivation entwickeln, hängt von der Person ab, um die es geht. Dies bedeutet, die Betreuer müssen die von ihnen betreuten Menschen gut einschätzen können und wissen, was ihnen wichtig ist, um ihre Zustim-

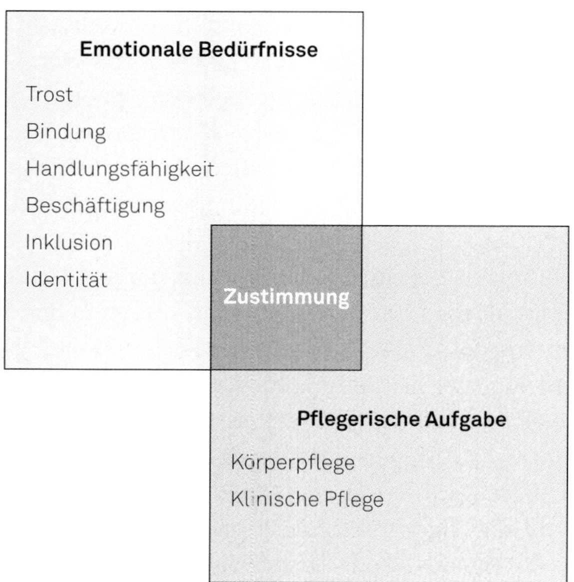

Abbildung 10-2: Voraussetzungen für eine Zustimmung auf nicht kognitiver Ebene

mung zu gewinnen. Sie müssen sich also mit den Eigenarten und Besonderheiten der Menschen, denen die Betroffenen vertrauen, genauso beschäftigen wie mit den Aktivitäten, die ihnen früher etwas bedeutet haben. Mit diesem informierten und intuitiven Ansatz wird es den Betreuern gelingen, vertrauensvolle Beziehungen aufzubauen und geeignete pflegerische Situationen zu schaffen, die eine echte Zustimmung zur Pflege ermöglichen.

10.4 Eine spielerische Pflegekultur

Die Diskussion der oben beschriebenen Ansätze macht deutlich, dass die Erlangung der Zustimmung viel mehr mit Spiel und Improvisation zu tun als mit „arbeiten“ und Erledigung des Arbeitspensums. Leider lässt sich ein spielerischer Ansatz nicht immer so einfach durchführen, besonders dann nicht, wenn Sie in einem professionellen Setting arbeiten. Die Betreuer müssen daher ausdrücklich zu einer spielerischen Vorgehensweise ermutigt werden, doch damit wird ihnen eine Freiheit gewährt, die auf Vertrauen beruht. Die Menschen mit Demenz müssen ihren Betreuern so weit vertrauen, dass sie der Pflege zustimmen; das gleiche Vertrauen müssen auch die Anbieter von Pflegedienstleistungen ihren Mitarbeitern entgegenbringen, d.h. sie müssen ihnen zutrauen, mit unkonventionellen

Ansätzen auf alltägliche pflegerische Aufgaben zu reagieren. Ob es einem Anbieter von Pflegedienstleistungen gelingt, die Fälle von „Widerstand gegenüber der Pflege“ zu verringern, hängt weitgehend davon ab, ob die Pflegekultur den Mitarbeitern so weit vertraut, dass sie ihnen diese Freiheit zugesteht. Die professionellen Betreuer in den obigen Beispielen haben Vertrauen in sich, ihre Kollegen und die Managerin gesetzt. Sie alle arbeiteten in einer Pflegekultur, in der Experimentierfreude, Spontaneität und unkonventionelles Denken als unverzichtbare Elemente der Demenzpflege erachtet wurden. Die Betreuerinnen von Elizabeth und Iris arbeiteten zudem in Pflegeumgebungen, die mit Materialien ausgestattet waren, die sie für ihre Experimente nutzen konnten (**Kap. 12**). Eine gut ausgestattete Pflegeumgebung ist eine wesentliche Voraussetzung für Experimente und Spiele. In funktionalen, unpersönlichen und mangelhaft ausgestatteten Pflegeumgebungen ist es sehr schwierig, eine Situation so zu verändern, dass sie den angestrebten Zielen gerecht wird. Das Bild des kalten, mangelhaft ausgestatteten, funktionalen Badezimmers ist ein gutes Beispiel hierfür.

Man kann sich kaum ein besseres Beispiel für ein solches Setting vorstellen als dieses unten abgebildete unpersönliche Badezimmer. Die Umgebung ist geeignet, die mit der Wahrnehmung aufgabenorientierter Aufgaben einhergehenden Gefühle von Furcht, Angst, Panik, Stress und Scham zu verstärken. In diesem Badezimmer gibt es absolut nichts, was die Mitarbeiter nutzen könnten, um die Wahrnehmung der Körperpflege zu verändern. Leider sind funktionale und unpersönliche Badezimmer in Pflegesettings die Regel. So sauber, sicher und professionell sie auch aussehen, sie können die Bemühungen der Betreuer zunichtemachen. Die Ausstattung der Pflegeumgebung mit Dingen, die neu sind,

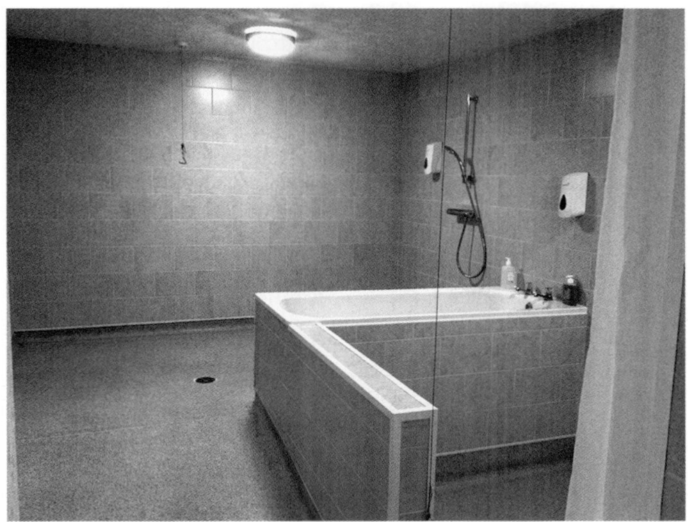

Abbildung 10-3: Funktionales Badezimmer

Trost spenden, die Sinne anregen oder Beziehung zur Lebensgeschichte der Betroffenen haben, versetzt die Betreuer in die Lage, eine pflegerische Situation auf die jeweiligen Bedürfnisse der Betroffenen abzustimmen (**Kap. 12**).

Selbstverständlich brauchen die Mitarbeiter auch ausreichend Zeit für einen spielerischen Ansatz. Dies bedeutet, Pflegeroutinen müssen gelockert und an die situativen Gegebenheiten angepasst werden. In der routinebasierten Pflege haben Ordnung, Effizienz und Produktivität Vorrang vor Spontaneität, Spiel und Experimenten. Eine solche Pflegekultur versteht Aufgaben als Arbeit, die schnell zu erledigen ist und nicht als wohltuende Erfahrung für die Betroffenen. In getaktete Pflegeroutinen eingebettete pflegerische Aufgaben vermitteln den Mitarbeitern das Gefühl, sie könnten es sich nicht leisten, die Aufgabe Aufgabe sein zu lassen und sich hinzusetzen, und sei es nur für einen kurzen Moment! Doch dieser Moment, in dem der Betreuer nicht mehr Teil der Pflegeroutine ist, sondern eine Beziehung zu dem zu betreuenden Menschen aufbaut, kann genau der sein, der den Weg für eine sichere, effiziente und einfühlsame Pflege ebnet.

10.5 Zusammenfassung

Um zu verstehen, warum Menschen mit Demenz Widerstand gegen die Pflege leisten, muss man wissen, in welchem Maße eine kognitive Beeinträchtigung die Wahrnehmung aufgabenorientierter Berührungen verändert. Viele Betroffene sind nicht in der Lage zu verstehen, dass ihre Wahrnehmung von Berührungen in einigen Fällen von der pflegerischen Aufgabe abhängig ist. Aus diesem Grunde unterscheiden einige Menschen mit Demenz nicht zwischen aufgabenorientierten Berührungen (z.B. die Körperpflege) und person-zentrierten Berührungen (z.B. eine Umarmung), sondern sie verlassen sich auf ihr Gefühl. Dies bedeute, sie nehmen eine Berührung wahr als Beziehung und nicht als Mittel zum Zweck. Der erste Schritt, die Zustimmung der Betroffenen zu gewinnen, besteht folglich darin, sich bewusst zu machen, dass keine pflegerische Aufgabe durchgeführt, sondern eine Beziehung aufgebaut wird, was konkret bedeutet, die anstehende Aufgabe Aufgabe sein zu lassen. In den angeführten Beispielen tun die Betreuer genau dies, um eine Beziehung zu den Betroffenen aufbauen zu können. Da die Qualität der Beziehung einen so großen Einfluss darauf hat, wie Berührungen wahrgenommen werden, reicht der Aufbau einer vertrauensvollen, persönlichen, freundschaftlichen Beziehung manchmal schon aus, um die Zustimmung zu gewinnen. In vielen Fällen ist es jedoch nötig, die anstehende Aufgabe in eine erstrebenswerte Aktivität zu verwandeln, die Bezug zur Lebensgeschichte der Betroffenen hat. Diese Methode, die Zustimmung zu gewinnen, ist jedoch nur möglich in einer Pflegekultur, die den Betreuern die Freiheit lässt:

- die anstehende Aufgabe Aufgabe sein zu lassen,
- sich zu der Person zu setzen und Zeit mit ihr zu verbringen,
- Dinge anders zu machen und sich Fehler zu erlauben,
- ihren Erfahrungen und ihrer Intuition zu folgen,
- kreativ und spontan zu sein,
- die pflegerische Arbeit an die jeweiligen menschlichen Bedürfnisse anzupassen.

Betreuer finden eher die richtige Methode, Menschen mit Demenz zur Zustimmung zu bewegen, wenn sie die für die Zustimmung relevanten Schlüssel kennen:

- die Situation,
- die Beziehung,
- die Art der Berührung,
- die Körpersprache,
- die Lebensgeschichte.

Betreuer, die die Schlüssel zur Zustimmung kennen und die Freiheit haben zu spielen, können viel mehr erreichen als die Zustimmung. Sie können pflegerische Aufgaben in sinnvolle Beziehungen und emotional erfüllende Aktivitäten verwandeln, die den Menschen mit Demenz helfen, ihre subjektive Wahrnehmung der pflegerischen Arbeit zu bereichern und ihre Lebensqualität zu verbessern.

Schritte zur Veränderung der Kultur

Aufklärung über den Widerstand gegen Berührungen im Rahmen der Pflege

1. Schritt: Fordern Sie die Betreuer auf, sich eigene Erfahrungen mit aufgabenorientierten Berührungen zu vergegenwärtigen, um nachvollziehen zu können, was Widerstand gegen Berührungen im Rahmen der Pflege konkret bedeutet (s. Übung 5, Ein Besuch beim Arzt oder Zahnarzt, Anhang 5).

2. Schritt: Unterstützen Sie eine Pflegekultur, die Improvisation, Kreativität, Spontaneität und Spiel im Rahmen von Pflegeroutinen gutheißt.

3. Schritt: Fordern Sie die Betreuer auf, die Zustimmung zu aufgabenorientierten Berührungen zu fördern, indem sie pflegerische Aufgaben in Situationen verwandeln, die sinnvolle Beziehungen und emotional erfüllende Aktivitäten ermöglichen.

11 Erotische Berührungen und sexuelle Intimität

„Was ist ein Name? Was uns Rose heißt,
Wie es auch hieße, würde lieblich duften!"
(Julia in "Romeo und Julia" von Shakespeare)

Der Aufbau einer neuen, engen Beziehung gehört zu den spannendsten Dingen in unserem Leben und diese Beziehung zu pflegen, ist ein hartes Stück Arbeit! Wenn uns beides gelingt, umso besser; die betreffende Person kann Geliebter, Kamerad oder Freund sein, jemand, an den wir uns wenden, wenn wir das Bedürfnis nach Trost und Abwechslung, Spaß und Unterstützung, Begeisterung und Geborgenheit haben. Solche Beziehungen haben für uns eine große Bedeutung, weil uns im Laufe unseres Lebens nicht viele Menschen begegnen, die uns so viel geben können. Die Begegnung mit diesem Menschen verändert unser Leben zumeist unmittelbar und auch auf Dauer. Die unmittelbare Wirkung zeigt sich in einem Zuwachs an Elan und Selbstwertgefühl, Wohlbehagen und Freude, Antrieb und Schwung. Da dieser Zustand natürlich auch unser Verhalten beeinflusst, sind wir während dieser Zeit geselliger, besser gelaunt, beschwingter, liebevoller, kreativer und umsichtiger. Die person-zentrierte Demenzpflege wertet diese Verhaltensweisen als Ausdruck des „Wohlbefindens" (Bruce, 2000). Doch in dieser Phase gesellt sich zu der Begeisterung auch Angst und wir beginnen uns zu fragen, was die andere Person über uns denkt, wir zweifeln an uns und befürchten, dass die Gefühle, die wir der anderen Person entgegenbringen, nicht erwidert werden. An unserem gesteigerten Wohlbefinden und der wachsenden Angst erkennen gute Freunde und Familienangehörige meistens, dass wir jemanden kennengelernt haben!

Nach den so genannten „Flitterwochen" folgen auf Angst und Begeisterung oft Wohlbehagen und Geborgenheit. Die Gewissheit, dass es jemanden gibt, dem wir vertrauen können, der da ist, wenn wir ihn brauchen und der unser Leben teilt, vermittelt uns ein tiefes Gefühl der Sicherheit und Zugehörigkeit. Der Aufbau einer neuen, engen Beziehung kann sowohl unmittelbar als auch auf Dauer einen großen Gewinn, aber auch große Verluste bedeuten, denn die

Begegnung mit einem Menschen birgt immer auch das Risiko in sich, ihn wieder zu verlieren. Der Verlust eines geliebten Menschen wird stets begleitet von Schmerz und Leid und die entsprechenden Zeichen sind unmittelbar und auch nach längerer Zeit meistens deutlich erkennbar. Menschen, dies seit kurzem von ihrem Partner getrennt sind, leiden unter:

- Kummer und Leid
- Schmerz und Unbehagen
- Isolation und Teilnahmslosigkeit
- Wut und Aggressivität
- Agitiertheit und Ruhelosigkeit
- Bestürzung und Selbstzweifel
- Stress und Angst
- Schock und Zweifel
- Depressionen und Verzweiflung.

Dieser Ausdruck von Unbehagen ist absolut normal und eine ganz natürliche Reaktion auf einen Verlust. Verluste dieser Art gehören zum Leben, aber es gibt auch tragische Verluste. Es ist tragisch, wenn zwei Menschen, die sich lieben, gewaltsam durch Umstände getrennt werden, die außerhalb ihrer Kontrolle liegen. Eines der bekanntesten Beispiele ist die Tragödie Romeo und Julia von Shakespeare. Obwohl sie sich lieben, werden Romeo und Julia durch Kräfte getrennt, auf die sie keinerlei Einfluss haben. Leider machen viele Menschen mit Demenz, die in Pflegeheimen leben, ähnliche Erfahrungen. Sobald sie eine Beziehung zu einem anderen Heimbewohner aufgebaut haben, kann es passieren, dass,

- ihnen gesagt wird, sie könnten sich nicht sehen,
- sie in einen anderen Teil des Heims umziehen müssen,
- sie daran gehindert werden, einander zu berühren,
- ihnen verboten wird, sich in ihren Zimmern zu besuchen,
- sie überwacht werden,
- sie systematisch gestört werden, wenn sie sich treffen,
- sie in ein anderes Pflegeheim umziehen müssen.

Dieses kontrollierende, paternalistische Verhalten erinnert an das Kontrollverhalten eines überfürsorglichen Vaters gegenüber seiner Tochter im Teenageralter. Doch Menschen mit Demenz sind ältere Erwachsene mit normalen sexuellen Bedürfnissen, die ein Recht darauf haben, ihre Sexualität auszuleben. Wer tut ihnen so viel unnötiges Leid an? Merkwürdigerweise lautet die Antwort auf diese Frage: ihre Betreuer. Familienangehörige, Betreuer, Manager, Pflegepersonen und die lokalen Behörden – sie alle spielen eine Rolle in dieser Tragödie. Doch was veranlasst sie, die Betroffenen daran zu hindern, Beziehungen aufzubauen, die den meisten Menschen sehr viel bedeuten? Die übliche Antwort lautet: um Menschen mit Demenz vor Ausbeutung zu schützen. Da eine kognitive Beeinträchtigung oft mit massiven Behinderungen und einer großen Abhängigkeit einhergeht, gelten Menschen mit Demenz als verletzlich, weil sie häufig nicht in der Lage sind, auf sich achten. Viele Menschen mit Demenz können eine Situation weder einschätzen noch angemessen darauf reagieren und handeln infolgedessen oft nicht in ihrem eigenen Interesse. Manche kennen ihre Bedürfnisse kaum und wissen daher auch nicht, was in ihrem Interesse ist. Aus diesem Grunde tragen Betreuer große Verantwortung für die körperliche Gesundheit und das emotionale Wohlbefinden der Menschen mit Demenz. Diese Verantwortung wird als „Fürsorgepflicht" bezeichnet. In gewissem Sinne haben wir als Bürger alle eine Fürsorgepflicht gegenüber unseren Mitmenschen. Wir verstoßen gegen die Fürsorgepflicht, wenn wir durch unser Verhalten andere in eine für sie nachteilige Situation bringen.

Bei Gesundheitsfachleuten, die andere betreuen, ist die Fürsorgepflicht Teil ihres Arbeitsvertrages, in dem ihre Rolle und ihre Pflichten genau beschrieben sind. Für Gesundheitsfachleute in der Demenzversorgung gehören zu dieser Fürsorgepflicht außerdem Entscheidungen über die Belange von Betroffenen, wenn diesen eine eigene Entscheidung nicht zugetraut wird. Somit haben Betreuer nicht nur eine große Verantwortung für Menschen mit Demenz, sondern auch sehr viel Macht über sie. Menschen mit Demenz sind folglich nicht nur deshalb verletzlich, weil sie nicht gut auf sich achten können, sondern auch, weil andere Menschen die Macht haben, über ihr Leben zu bestimmen. Deshalb gibt es eine Reihe von ethischen und rechtlichen Auflagen, die Menschen mit Demenz schützen und stärken sollen. Was Entscheidungen über ihr Sexualleben anbelangt, gibt es für die Betroffenen viele Gründe, diese Schutzmaßnahmen in Anspruch zu nehmen.

11.1 Sex, Alter und Demenz thematisieren

Menschen mit Demenz sind besonders verletzlich, wenn es um Vorurteile, Überzeugungen, Werte, falsche Vorstellungen, Befürchtungen und Ansichten geht, die ihre Betreuer in puncto Sex, Sexualität, Alter und kognitive Beeinträchtigungen haben. Die sexuellen Bedürfnisse von Menschen mit Demenz und die Ansichten ihrer Betreuer zu diesem Thema werden kaum diskutiert oder zur Kenntnis genommen, denn das Thema Sex in Pflegeheimen unterliegt dem gleichen Tabu wie das Thema Sex mit Familienangehörigen. Die menschliche Sexualität bleibt jedoch auch bei einer kognitiven Beeinträchtigung ein Leben lang und sogar bis ins hohe Alter erhalten. Folglich suchen auch Menschen mit

Demenz in Pflegeheimen sexuelle Intimität und streben nach einer intimen Beziehung mit anderen Heimbewohnern. Dieses prosoziale Verhalten ist in der Tat ein eindeutiger Ausdruck von Wohlbefinden. Dennoch haben Diskussionen, die ich mit Betreuern in der Pflege demenzkranker Menschen geführt habe, ergeben, dass:

- in vielen Pflegesettings sexuelle Beziehungen als Problem gesehen werden, das es zu unterbinden gilt, und nicht als Bedürfnis, das berücksichtigt werden muss;
- die Mitarbeiter, die in dem gleichen Pflegedienst arbeiten, häufig sehr unterschiedliche Einstellungen haben, was das Thema sexuelle Beziehungen zwischen Menschen mit Demenz anbelangt;
- die Tabuisierung sexueller Intimität zwischen Menschen mit Demenz zu Verboten vonseiten der Betreuer und zu restriktiven Maßnahmen vonseiten des Managements führen kann;
- restriktive Maßnahmen angeordnet werden können, die nicht im besten Interesse der Menschen mit Demenz sind;
- die Interessen von Familienangehörigen Vorrang vor den Interessen der Menschen mit Demenz haben.

Um dieses Tabu zu brechen, müssen wir anfangen, über das Thema zu reden. Die Betreuer in der Pflege demenzkranker Menschen werden nicht von sich aus offen über Sex reden, wenn sie nicht dazu aufgefordert werden. Um auf diese Notwendigkeit aufmerksam zu machen, wären ein Mitarbeitertraining zum Thema sexuelle Intimität und eine Diskussion über das Thema ideal. Meine Gruppendiskussionen über sexuelle Intimität beginnen damit, dass ich die Teilnehmer sämtliche Bezeichnungen für männliche und weibliche Genitalien aufzählen lasse, die sie kennen. Zum einen fungiert dieses Spiel als Eisbrechen, und zum anderen lernen wir auf diese Art etwas über unsere eigene Kultur und ihre Beziehung zum Sex. In der westlichen Kultur stammen viele dieser Bezeichnungen aus der klinischen Terminologie und sind medikalisiert, gelten als schmutzig oder unanständig, werden als Beleidigung oder Fluch benutzt, sind kindisch und albern oder stark personifiziert. Diese Bezeichnungen klären uns zwar kaum über sexuelle Bedürfnisse auf, verraten dafür aber sehr viel über die Beziehung unserer Gesellschaft zum Sex. Die Tatsache, dass viele der für die Genitalien verwendeten Begriffe Beleidigungen oder Flüche sind, legt nahe, dass unsere Kultur Sex als inakzeptabel oder sogar vulgär empfindet. Dieses kulturelle Vorurteil prägt selbstverständlich die Einstellung der Betreuer gegenüber den sexuellen Bestrebungen der von ihnen betreuten Menschen. Aber auch die Art und Weise, wie wir über Sex aufgeklärt werden und natürlich auch eigene sexuelle Erfahrungen haben Einfluss auf ihre Einstellung.

Manche Menschen wurden durch die Schule, religiöse Institutionen, Freunde, Familie, Fernsehen, Pornografie usw. über Sex aufgeklärt. Andere haben sehr traumatische sexuelle Erfahrungen gemacht und wieder andere haben kaum sexuelle Erfahrungen. All dies prägt unsere Ansichten über sexuelle Intimität zwischen Menschen mit Demenz, egal ob sie im Pflegeheim oder in der Familie leben. Gruppengespräche über diese Dinge tragen dazu bei, das Thema zu normalisieren und eigene Ansichten, Vorurteile und Voreingenommenheiten zu reflektieren. Es ist nicht die Aufgabe der Betreuer, ihre Werte und sexuellen Normen den Menschen mit Demenz aufzudrängen, sondern deren sexuelle Bedürfnisse zu akzeptieren, wenn sie zum Ausdruck gebracht werden. Wir sollten beispielsweise niemals unterstellen, dass alte Menschen mit Demenz sich nach heterosexuellen Normen richten oder sexuell inaktiv sind. Wenn wir uns diese Vorurteile und Voreingenommenheiten bewusst machen, haben wir eine Chance, sie auszublenden und auf die die jeweiligen Bedürfnisse der Menschen einzugehen, die wir betreuen.

Es ist verständlich, dass es einigen Familienangehörigen schwer fällt zu akzeptieren, dass ein Bedürfnis nach sexueller Intimität besteht und wie dieses Bedürfnis zum Ausdruck gebracht und berücksichtigt wird. Verständnis für die Sexualität der eigenen Mutter oder des eigenen Vaters aufzubringen, fällt vielen Kindern oft schwer, egal in welcher Lebensphase sie sich befinden. Hinzu kommt, dass Menschen mit Demenz einen anderen Familienangehörigen unabsichtlich tief verletzen können, wenn sie eine neue intime Beziehung zu einem Heimbewohner eingehen. Solch ein Verrat verursacht manchmal viel Herzeleid und ist sehr schwer zu akzeptieren. Aus diesem Grunde sollte das Thema sexuelle Intimität und die mit einer kognitiven Beeinträchtigung potenziell einhergehenden Probleme mit den Familienangehörigen besprochen werden, bevor es zu Verstimmungen kommt. Bei der Vorbereitung auf die Diskussionen mit Betreuerteams und Familienangehörigen ist ein Aspekt besonders wichtig: die möglichen Auswirkungen, die Alter und Demenz auf das Sexualleben der Betroffenen haben. Folgende Punkte sollten thematisiert werden (Alzheimer's Society, 2015)[9]:

- Verlust der sexuellen Hemmungen,
- Veränderte Dynamik der Beziehung, wenn Sexualpartner zu Betreuern werden und ihren Partner beispielsweise beim Waschen, Anziehen und Essen unterstützen müssen,
- ein neuer Sexualpartner,
- weniger Interesse an Sex, bedingt durch geringes Selbstwertgefühl und/oder Libidoverlust,

9 Mehr Informationen finden Sie im Informationsblatt 2015 *Sex and Intimate Relationships* der Alzheimer's Society.

- größeres Bedürfnis nach Nähe und körperlicher Intimität,
- Verlust von Koordination, Empfindungsvermögen und Sensibilität beim Sex,
- Mobilitätsprobleme beim Geschlechtsverkehr,
- erektile Dysfunktion,
- veränderte sexuelle Präferenzen,
- der Betroffene erkennt den Sexualpartner vor, während oder nach dem Geschlechtsverkehr nicht mehr,
- Verlust der Gefühle und Intimität beim Geschlechtsverkehr,
- größeres Bedürfnis nach Intimität als nach sexueller Erregung,
- der Wunsch des Partners, getrennt zu schlafen,
- veränderte Einstellungen, Überzeugungen und Werte, was Sex und sexuelle Beziehungen betrifft,
- intime sexuelle Aktivitäten in der Öffentlichkeit,
- grundlegende pflegerische Bedürfnisse können sexuelle Bedürfnisse reduzieren.

Manche Veränderungen bereichern eine Beziehung, andere zerstören sie.[10] Ein Beispiel: Menschen mit Demenz tun manchmal Dinge, die andere als unangemessen, primitiv, schockierend oder beleidigend empfinden. Der Grund ist der, dass sie oft keine Hemmungen haben und ihre Umgebung anders wahrnehmen, was dazu führen kann, dass sie sexuelle Gefühle und Impulse ausleben, die wir nach gängigen sozialen Verhaltensnormen besser unterdrücken sollten. Die veränderte Wahrnehmung der Umgebung und deren impliziten sozialen Verhaltensnormen kann zur Folge haben, dass die Betroffenen in der Öffentlichkeit Dinge tun, die normalerweise im Verborgenen stattfinden, etwa Sex haben, Masturbieren oder sich nackt ausziehen. Die Vorstellung, dass wir trotz bester Absicht nicht mehr fähig sind, diese Verhaltensnormen zu beachten, ist sicherlich beängstigend. Normalerweise gelten Menschen, die aus Gründen der sexuellen Befriedigung gegen diese Verhaltensnormen verstoßen, als hochgradig pervers und asozial.

Wir können die Stigmatisierung solcher Verhaltensweisen vermeiden, wenn wir uns die zugrunde liegenden Ursachen bewusst machen. Dies hilft uns, Verhaltensweisen, die als problematisch, inakzeptabel und unangemessen wahrgenommen werden, als normales menschliches Bedürfnis zu sehen, das von Menschen mit Demenz nicht auf eine den sozialen Verhaltensnormen entspre-

---

10 Mehrere Ehepartner sprechen offen über die Auswirkungen der Alzheimer-Krankheit auf ihre Beziehung und ihr Sexualleben in James Vanden Boschs Dokumentarfilm More Than a Thousand Tomorrows (Terra Nova Films) aus dem Jahre 2003.

chende Art und Weise zum Ausdruck gebracht werden kann. Wenn wir dies tun, werden wir auf verhaltensbezogene Bezeichnungen („sexualisiertes Verhalten", „asoziales Verhalten" oder unangemessenes Verhalten") verzichten und stattdessen person-zentrierte Begriffe verwenden, die sich auf Gefühle und Bedürfnisse beziehen. Sobald wir uns daran gewöhnt haben, die Demenzpflege als einen Bereich anzusehen, der die sexuellen Bedürfnisse von Menschen akzeptiert, können wir beginnen, die Betreuer über diese Bedürfnisse und die daraus resultierenden Beziehungen aufzuklären.

11.2 Sexuelle Intimität und emotionale Bedürfnisse

Erotische Berührungen und Berührungen, die die Verbundenheit stärken, offenbaren nicht nur ein emotionales Bedürfnis, sondern geben auch Aufschluss über die Art der Beziehung. Da sexuelle Intimität mehr bedeutet als nur sexuelle Erregung, geht es bei diesen Beziehungen um mehr als die Befriedigung sexueller Bedürfnisse. Einem anderen Menschen so nahe zu sein, dass ein Körper den anderen eng umschlingt, ist etwas, wonach Menschen ihr Leben lang streben, als Kinder, als Jugendliche, als Erwachsene und als alte Menschen. Die soziale und symbolische Bedeutung dieses Körperkontakts verändert sich in den verschiedenen Lebensphasen, nicht aber die emotionalen Bedürfnisse, auf die diese Beziehung reagieren.

Auf der körperlichen Ebene erfüllen intime Beziehungen die höchst wichtigen menschlichen Bedürfnisse nach Trost, Geborgenheit und sinnlichem Vergnügen (**Kap. 8**: Berührung, Beziehungen und Intimität). Diese Bedürfnisse werden in den verschiedenen Lebensphasen auf unterschiedliche Art und Weise erfüllt, körperliche Nähe tut dies jedoch über die gesamte Lebenszeit. Die Wärme eines anderen Menschen am ganzen Körper zu spüren, kann eine zutiefst wohltuende Erfahrung sein. Enger Hautkontakt, wie er in sexuellen Beziehungen zwischen Erwachsenen üblich ist, intensiviert die Begegnung. Die Haut ist unser größtes Sinnesorgan und eine Umarmung in nacktem Zustand bewirkt, dass unser Nervensystem auf angenehme Art mit reichlich sensorischen Informationen überflutet wird. Diese Sinneswahrnehmung kann sowohl erotisch als auch beruhigend wirken. Die größte Befriedigung verschaffen sexuelle Erfahrungen, die beides geben – das gesteigerte, aber flüchtige Vergnügen des Orgasmus und das anhaltende, durch die liebevolle und beruhigende Umarmung ausgelöste Wohlgefühl. Solche Beziehungen bieten sinnliches Vergnügen und Geborgenheit und verleihen der Verbindung eine Stabilität, die nicht allein auf körperlicher Attraktivität, sondern auch auf Fürsorge und Zuneigung beruht. Somit werden solche Beziehungen unserem Bedürfnis nach Bindung gerecht.

Während des ganzen Lebens erfordert der Aufbau bindungsorientierter Beziehungen eine erhöhte Sensibilität gegenüber der Körpersprache anderer Menschen. In der frühen Lebensphase, in der die Bindung an die Bezugsperson erfolgt, orientiert sich das Kind an deren Stimme, Gesichtsausdruck, Bewegungen, Berührungen, Blickrichtung, Haltung und Nähe, um einzuschätzen, ob die Bezugsperson tatsächlich mit ihm kommuniziert. Dieses verstärkte Registrieren subtiler körperlicher Formen der Kommunikation unterscheidet sich nicht sehr von dem Verhalten Erwachsener. Denken Sie nur daran, wie sensibel wir beim ersten Date auf die Körpersprache der fremden Person reagieren. Oft können wir allein anhand dieser Signale den Erfolg des Dates abschätzen, denn sie verraten uns, wie wir auf unser Gegenüber wirken. Da bei sexuellen Begegnungen eher der Körper als der Geist interessiert, ist diese Sensibilität sogar noch größer. In solchen Situationen sind Small Talk, Gespräche, Diskussionen und Debatten fehl am Platz, weil sie von der momentanen körperlichen Erfahrung ablenken können. Solche Begegnungen bieten daher eine Zuflucht für unseren stets aktiven Geist und unser zudem geschwätziges Leben; sie sind ein Hort, wo Worte wenig und körperbasierte Kommunikation alles bedeutet. Kein Wunder, dass Menschen mit Demenz diesen Zufluchtsort auswählen, wenn sie auf der Suche nach Trost, Geborgenheit und sinnlichem Vergnügen sind. Bei der Partnerwahl wird auf bestimmte Verhaltensweisen geachtet, die bei Säuglingen und Kindern gewöhnlich als Ausdruck einer Bindung gewertet werden:

- Die Nähe der betreffenden Person suchen,
- sie mit den Augen verfolgen,
- nach ihr rufen,
- mit ihr kuscheln, sie festhalten und/oder sich an sie klammern,
- der Wunsch, von ihr umarmt, geküsst und berührt zu werden,
- mit Angst auf die Trennung von der Person reagieren.

Genau wie Kinder suchen auch Erwachsene die Nähe von Menschen, zu denen sie sich in Zeiten der Not am meisten hingezogen fühlen. Ganz gleich, ob es in der Beziehung zu diesen Menschen um Orgasmen, sexuelle Erregung, körperliche Zuneigung oder Kameradschaft geht, in jedem Fall wird ein Gefühl der Bindung vermittelt. Sexuelle intime Beziehungen bieten neben sexueller Erregung auch Sicherheit und Geborgenheit. Erotische Berührungen, die auf sexuelle Intimität abzielen, können demnach ein Bedürfnis nach Bindung zum Ausdruck bringen. Menschen mit Demenz sind beim Aufbau bindungsorientierter Beziehungen auf diese Berührungsart angewiesen, denn wegen ihrer kognitiven Beeinträchtigung sind Small talk, Gespräche oder „Anmache" für sie keine Option. Solche bindungsorientierten Beziehungen vermitteln jedoch nicht immer Sicherheit, und genau wie in anderen Beziehungen fühlen wir uns manchmal nicht gut darin aufgehoben. Wir reagieren mit Angst und Verzweiflung auf eine bevorstehende Trennung und sind bei der Rückkehr des Partners verärgert oder verhalten uns ihm gegenüber ambivalent. Möglicherweise ist uns der Partner zu nah und bedürftig oder zu distanziert und unabhängig. Dennoch nehmen wir sein Verhalten in Kauf, weil er wie kein anderer uns bisweilen das Gefühl vermitteln kann, zu Hause zu sein. Wenn wir erkennen, wie ideal sexuelle intime Beziehungen auf das Bedürfnis nach Bindung eingehen, sollten wir in der Pflege demenzkranker Menschen sexuelle Beziehungen eher fördern als fürchten. Doch zuerst muss sichergestellt sein, dass diese Beziehungen einvernehmlich und für beide Partner von Nutzen sind. Dies können wir überprüfen, indem wir den Nutzen und die Vorteile sowie die Risiken und Unwägbarkeiten einer Beziehung genau unter die Lupe nehmen.

11.3 Zustimmung, Fähigkeiten und Fürsorgepflicht

Zustimmung ist eine komplizierte Sache. Die einfache Form der Zustimmung betrifft die Frage, ob eine Person in der Lage ist zu entscheiden, ob sie etwas ablehnen möchte oder nicht; bei der schwierigen Form der Zustimmung geht es darum, ob eine Person in der Lage ist, die Implikationen einer getroffenen Entscheidung abzuschätzen. Betrachten wir zuerst die einfache Form der Zustimmung. Eine nicht explizit geäußerte Ablehnung ist keine Zustimmung. Eine Person, die schläft, bewusstlos oder „nicht Herr ihrer Sinne" ist, ist nicht in der Lage, etwas abzulehnen. Auch bei Menschen, deren kognitive und funktionale Fähigkeiten massiv beeinträchtigt sind, lassen sich die Reaktionen auf eine Situation nur sehr schwer einschätzen. Diese potenzielle Gefahr muss bei der Prüfung ihrer Fähigkeit, aus freien Stücken zuzustimmen, berücksichtigt werden. Hier stellt sich die Frage: Ist die Reaktion einer Person auf die intime Berührung einer anderen Person so unklar, dass es praktisch unmöglich ist zu entscheiden, ob sie aus eigenem Antrieb zugestimmt hat oder nicht?

Die Fähigkeit einer Person, etwas abzulehnen, ist auch beeinträchtigt, wenn sie Drohungen oder Gewalt ausgesetzt ist. In diesem Fall hat sie den Eindruck, keine Wahl zu haben. Dies kommt in Beziehungen mit ungleicher Machtverteilung vor, in denen die eine Person in der Position ist, um des eigenen Vorteils willen die andere Person zu manipulieren oder unter Druck zu setzen. Die Gründe für solche Einflussmöglichkeiten können vielfältig sein – Alter, körperliche Überlegenheit, sozialer Status, politischer Einfluss, ökonomischer Status oder kognitive Überlegenheit. Ist die eine Person der anderen in puncto kognitive Fähigkeiten weit überlegen, verschafft ihr dies eine Machtposition, die problematisch sein kann. In diesem Fall gilt es zu prüfen, ob die Freiheit der anderen

Person, ihre Zustimmung zu verweigern, durch die unterschiedlichen kognitiven Fähigkeiten beeinträchtigt ist.

Auch wenn die Gründe ganz unterschiedlich sind, hat die Person in dem einen wie in dem anderen Fall nicht wirklich die Freiheit, etwas abzulehnen. Viele Menschen mit Demenz sind aber durchaus in der Lage, aus eigenem Antrieb zuzustimmen, weil sie deutlich machen können, was sie ablehnen und was nicht. Was die Berührung durch eine andere Person betrifft, kann die Entscheidung verbal und/oder nonverbal erfolgen. In Kapitel 6 wurden verschiedene Indikatoren beschrieben, die eine nonverbale Zustimmung verlässlich anzeigen, verlässlich deshalb, weil es sich dabei um unwillkürliche Reaktionen des autonomen Nervensystems auf eine Berührung handelt. Dies bedeutet, die Reaktionen werden nicht von bewussten Denkprozessen, sondern von Gefühlen ausgelöst, und diese haben einen Einfluss auf uns, ohne dass wir sie benennen oder kategorisieren müssen. Wir empfinden solche Gefühle ganz einfach als angenehm oder unangenehm. Psychologen bezeichnen diese subjektive Qualität von Gefühlen und Empfindungen als „hedonistische Eigenart“, und genau diese Qualität entscheidet darüber, ob wir Gefühle und Empfindungen als angenehm oder unangenehm wahrnehmen. Auf dieser Basis treffen wir tagtäglich Entscheidungen, z. B. ob wir etwas Essbares mögen oder nicht. Wir probieren und je nachdem, ob es uns schmeckt oder nicht, entscheiden wir uns, weiter zu essen oder es bleiben zu lassen. Um diese Entscheidung zu treffen, müssen wir nicht wissen, wie es heißt, woraus es besteht oder woher es kommt. Wir finden es angenehm, schmackhaft, lecker, köstlich, knackig, langweilig, fade, unangenehm, ekelhaft, furchtbar, widerlich, ohne dass wir Näheres darüber „wissen“ müssen. Merkwürdigerweise sind diese Wahrnehmungen denen von Liebesbeziehungen nicht unähnlich!

Menschen mit Demenz, deren Fähigkeit nachlässt, Wahrnehmungen zu kategorisieren, zu reflektieren und zu beurteilen, bewerten Berührungen und Beziehungen immer häufiger auf dieser Basis. Welche Gefühle Berührungen und Beziehungen auslösen, wird weitaus wichtiger als das, was sie bedeuten. Eine Frau mit Demenz sagte über ihre neue Beziehung: „Was spielt es schon für eine Rolle, ob wir unsere Namen kennen, solange wir uns lieben?“ Wie man sich vorstellen kann, wurde die Betreuerin, die dieser Romanze skeptisch gegenüberstand, durch diese Bemerkung schnell in ihre Schranken gewiesen. Leider sind Menschen mit massiveren kognitiven Beeinträchtigungen zu solch schlagfertigen Reaktionen nicht fähig, weil sie Probleme mit dem logischen Denken haben. Um Menschen mit Demenz zu stärken, müssen die Betreuer auf jede Fähigkeit achten, die trotz der Neuropathologie der Demenz noch intakt ist. Dies bedeutet, sie müssen akzeptieren, dass Menschen mit Demenz in der Lage sind, auf der Basis ihrer Gefühle zu entscheiden, was in ihrem besten Interesse ist und dass ihre Entscheidungen respektiert werden müssen. Ihre Entscheidungen äußern sie durch unmittelbare, unwillkürliche Reaktionen auf erotische Berührungen und Berührungen, die die Verbundenheit stärken. Diese Reaktionen sind absolut verlässlich, weil viele Menschen mit Demenz aufgrund ihrer kognitiven Beeinträchtigung nicht in der Lage sind, solche spontanen Reaktionen zu unterdrücken.

Allerdings gelten diese Reaktionen als verlässliche Indikatoren der Zustimmung nur für den Moment und nicht auf Dauer. Folglich ist zu prüfen, ob die Zustimmung noch besteht und ob beide Seiten die Beziehung weiterhin als angenehm empfinden. Dies bedeutet: Verbale und nonverbale Signale der Zustimmung sowie Veränderungen, die das Verhalten und die Qualität der Beziehung betreffen, müssen regelmäßig überprüft und dokumentiert werden, und zwar so, dass das Recht der Betroffenen auf Privatsphäre respektiert wird. Dabei können die Anzeichen, die belegen, dass die Zustimmung immer noch besteht und die Beziehung von beiden Seiten weiterhin als angenehm empfunden wird, wie üblich offiziell dokumentiert werden, wohingegen die Beobachtung dieser Zeichen beiläufig und diskret erfolgen sollte, damit die Betroffenen nicht das Gefühl haben, überwacht zu werden. Achten Sie auf die Körpersprache und das Verhalten der Betroffenen, hören Sie zu, wie sie miteinander reden, sprechen Sie direkt mit ihnen und finden Sie heraus, was sie über den anderen und ihre Beziehung sagen. Des Weiteren sollten Sie sämtliche Beobachtungsinstrumente nutzen, die Veränderungen der Zeichen des Wohlbefindens anzeigen.[11] Stimmen die Signale für verbale und nonverbale Zustimmung, die Signale für gesteigertes Wohlbefinden und die Signale für Bindung überein, deutet dies darauf hin, dass die Zustimmung noch besteht und die Beziehung für beide Seiten weiterhin angenehm ist. Sichtbare Verhaltensweisen sind verlässliche Indikatoren, weil die Demenz in der Regel die Fähigkeit der Betroffenen beeinträchtigt, ihre Gefühle und Ansichten zu verbergen, um andere zu täuschen. Solche Täuschungsversuche erfordern ein funktionierendes Kurzzeitgedächtnis, Intelligenz und logisches Denkvermögen – eben jene Fähigkeiten, die durch eine kognitive Beeinträchtigung oft zerstört werden. Wären diese intakt, würde die Fähigkeit der Betroffenen, ihre Zustimmung zu geben, niemals in Zweifel gezogen. Doch um sicherzugehen, dass die so gewonnenen Daten widerspiegeln, was im Verborgenen geschieht, sollten die Betreuer weiterhin penibel auf Veränderungen des Aussehens und Verhaltens achten, die während der pflegerischen Interaktionen eher auffallen.

Mit den beschriebenen Maßnahmen können die Betreuer einschätzen, ob Menschen mit Demenz fähig sind, aus eigenem Antrieb zuzustimmen und sie können unter Berücksichtigung aller Unwägbarkeiten und Risiken überprüfen,

---

11 Zum Beispiel Bruce's well-being tool (2000) oder das Bradford Well-being Profile (Bradford Dementia Group 2008).

ob beide Seiten die Beziehung weiterhin als angenehm empfinden. Dabei stellen die Betreuer möglicherweise nicht nur fest, ob die Betroffenen in der Lage sind, aus eigenem Antrieb zuzustimmen, sondern auch, ob sie fähig sind, in der Sache eine informierte Entscheidung zu treffen. Laut Mental Capacity Act aus dem Jahre 2005 ist eine Person unfähig, eine Entscheidung zu treffen, wenn sie nicht in der Lage ist (Department of Health, 2005):

- die für die Entscheidung relevanten Informationen zu verstehen;
- diese Informationen zu behalten;
- die Informationen während des Entscheidungsprozesses zu berücksichtigen oder sorgfältig abzuwägen;
- ihre Entscheidung verbal, mithilfe von Zeichensprache oder auf andere Art zu kommunizieren.

Viele Menschen mit Demenz sind mit dieser Form der Zustimmung sicher überfordert, weil die Neuropathologie der Demenz häufig genau jene kognitiven Fähigkeiten zerstört, die für solche Prozesse relevant sind. Dies ist ein ernst zu nehmendes Problem, denn laut Gesetz sind im Vereinigten Königreich sexuelle Kontakte zu Menschen, die als nicht zustimmungsfähig gelten, ein Straftatbestand. Angesichts der massiven Implikationen von nicht einvernehmlichen sexuellen Beziehungen gelten erotische Berührungen und Berührungen, die die Verbundenheit stärken, in Demenzpflegesettings als hoch riskant. Die Anbieter von Pflegedienstleistungen wissen meistens viel besser über die mit sexuellen Beziehungen verbundenen Risiken Bescheid als über die Vorzüge, die sich für die Beteiligten daraus ergeben. Auf Risikovermeidung abzielende Pflegekulturen reagieren häufig mit Einschränkungen oder Verboten, ohne die geistigen Fähigkeiten oder das emotionale Wohlbefinden der Bewohner einer genauen Prüfung zu unterziehen. Leider rechtfertigen diese Anbieter von Pflegedienstleistung diese Maßnahmen oft mit ihrer „Fürsorgepflicht". Doch diese auf Risikovermeidung abzielende Haltung hat gravierende Implikationen für die Menschen mit Demenz, denn sie hindert sie daran, ihre Sexualität auszuleben und neue Beziehungen einzugehen, die ihnen Trost, Geborgenheit und sinnliches Vergnügen bescheren. Dieser Ansatz ist somit unvereinbar mit der Fürsorgepflicht der Betreuer sowie mit den Intentionen des Mental Capacity Act, deren Ziel es ist (Department of Health, 2005):

- Menschen mit Demenz, wann immer es möglich ist, zu unterstützen, eigene Entscheidungen zu treffen;
- ihre Fähigkeit, eigene Entscheidungen zu treffen, vorauszusetzen, solange nichts Gegenteiliges bekannt ist;
- Menschen, die diese Fähigkeit nicht haben, mithilfe eines flexiblen Rahmens für Entscheidungsfindungsprozesse vor Schäden zu bewahren;

- bei jeder Entscheidung, die die Betroffenen angeht, ihr bestes Interesse im Blick zu haben;
- sicherzustellen, dass die Betroffenen an Entscheidungen beteiligt werden, die in ihrem Namen getroffen werden;
- alle, die Menschen betreuen, die diese Fähigkeit nicht haben, davon abzuhalten, sich zu restriktiv oder kontrollierend zu verhalten;
- darauf zu achten, dass das Recht der Betroffenen, eigene Entscheidungen zu treffen, und ihr Recht, vor Schäden bewahrt zu werden, Berücksichtigung finden.

Um zu gewährleisten, dass der Mental Capacity Act den Menschen nützt, die nicht über die geistigen Fähigkeiten verfügen, müssen die Betreuer diese Fähigkeiten genau einschätzen und dabei Risiken, Rechte und Wohlbefinden gegeneinander abwägen. Damit dieser Prozess die Betroffenen stärkt, muss bei der Planung und Durchführung der Einschätzung darauf geachtet werden, dass die Defizite der Betroffenen kompensiert werden. Mithilfe bestimmter Maßnahmen wird sichergestellt, dass die Einschätzung die Fähigkeiten, Bedürfnisse und Kommunikationsweisen der Betroffenen berücksichtigt. Diese Maßnahmen werden in den folgenden Abschnitten vorgestellt.

11.3.1 Relevante Informationen über sexuelle Beziehungen

Interessant für die Einschätzung der Fähigkeit, einer sexuellen Beziehung zuzustimmen, ist ein Präzedenzfall des Court of Appeal: *IM v LM, AB and Liverpool City Council* (2014) EWCA Civ 37. Sir Brian Leveson stellt in Paragraph 80 fest:

> *„Der Entscheidungsprozess, den zu schützende Personen im Hinblick auf die Zustimmung zu sexuellen Beziehungen durchführen, sollte nicht losgelöst von echten Entscheidungsfindungsprozessen betrachtet werden, die Menschen, die im Vollbesitz ihrer geistigen Fähigkeiten sind, tagtäglich durchführen. Bei diesem Prozess entscheidet, wie Mr Richards bemerkt, nicht der Kopf, sondern der Bauch, nicht logisches Denkvermögen, sondern Intuition und Gefühl.“*

Wenn es um sexuelle Beziehungen geht, sagt Sir Leveson hier, nehmen wir keine rationale Einschätzung der erwartbaren und vorhersehbaren Konsequenzen dieser Beziehung vor, sondern folgen unseren Gefühlen, Emotionen und oft auch irrationalen Eingebungen. Somit ist die Fähigkeit, Informationen zu berücksichtigen und abzuwägen zwar nicht irrelevant, aber, so stellt er fest, sie „ist für die Einschätzung der Fähigkeit, einer sexuellen Beziehung zuzustimmen, bedeutungslos" (England and Wales Court of Appeal, 2014). Wird in Einschätzungen, die die Fähigkeit der Zustimmung zu sexuellen Beziehung betreffen, diese Fähigkeit überbewertet, besteht die Gefahr, dass diese Einschätzungen Kriterien verwenden, die rationalen Analysen vorbehalten sind, d.h. „solche, die für Entscheidungen über die Zustimmung zu sexuellen Beziehungen, wie sie Personen im Vollbesitz ihrer geistigen Fähigkeiten treffen, keine Bedeutung haben" (England and Wales Court of Appeal, 2014). Das heißt, Tests zur Überprüfung der Fähigkeit, sexuellen Beziehungen zuzustimmen, sollten allgemein und unspezifisch und nicht auf Personen oder Ereignisse bezogen sein.

Schließlich sind objektive, kategorische Informationen, wie z.B. Namen, Daten, Fakten und Zahlen ohne Belang, wenn es um Entscheidungen über romantische oder sexuelle Beziehungen geht. Wie sagte doch Julia in Shakespeares Drama: „Was uns Rose heißt, wie es auch hieße, würde lieblich duften!" Zudem gehören solche abstrakten und kategorischen Informationen zu denen, die Menschen mit kognitiven Beeinträchtigungen am meisten zu schaffen machen. Aus ihrer Sicht sind Name, Alter und Dauer einer Bekanntschaft irrelevant, aber was zählt, sind die Gefühle, die sie mit einer Person verbinden. Was Menschen motiviert, eine Beziehung mit einer anderen Person einzugehen, sind ihre Gefühle für diese Person und die Bedürfnisse, die sie erfüllt sehen wollen. Was Menschen mit Demenz betrifft, liegt die Motivation in der Bedeutung der Beziehung als solcher. Bei der Einschätzung der Fähigkeit, einer Beziehung zuzustimmen, geht es vor allem um die Gefühle und Bedürfnisse der beteiligten Personen. Daraus folgt, dass die Fähigkeit, die Beziehung zu beschreiben, zu kategorisieren, zu reflektieren, zu bewerten oder zu analysieren nicht annähernd so wichtig ist wie die Fähigkeit der Betroffenen, ihre Wünsche, Gefühle und Bedürfnisse verbal oder nonverbal zum Ausdruck zu bringen.

11.3.2 Auf Gefühle abzielende geschlossene Fragen

Die Frage, *warum* sie mit einer anderen Person zusammen sein wollen, gehört zu den Fragen, die Menschen mit Demenz die größten Schwierigkeiten bereiten, weil sie logisches Denkvermögen voraussetzen. Vermeiden Sie Fragen, die mit warum beginnen und stellen Sie stattdessen geschlossene Fragen, auf die man mit ja oder nein antworten kann. Fragen Sie nicht „Warum wollen Sie mit ... zusammen sein?", sondern stellen Sie mehrere einfache Fragen:

- Haben Sie einen Partner?
- Mögen Sie ihn?
- Fühlt es sich gut an, wenn er Ihnen nahe ist? Macht Sie das glücklich oder traurig?

Diese auf Gefühle abzielenden, geschlossenen Fragen stärken Menschen mit Demenz, weil ihnen die Antwort leichter fällt. Die Fragen geben Aufschluss darüber, wie die Betroffenen die Beziehung empfinden und strapazieren nicht ihr logisches Denkvermögen.

11.3.3 Warten und nicht forcieren

Wenn wir zusehen, wie ein Künstler ein Bild auf eine leere Leinwand malt, wissen wir meistens noch nicht, was er malen will. Obwohl wir dies nicht wissen, verlangen wir nicht aus lauter Frustration von ihm, doch „endlich zur Sache zu kommen", sondern wir warten ab, bis das Bild langsam Formen annimmt. Wir wissen, dass das Bild erscheint, sobald die Lücken gefüllt, die Formen skizziert, die Farben aufgetragen und die Perspektive klar wird. Dieselbe Freiheit, sich auszudrücken, müssen wir auch Menschen mit Demenz zugestehen, wenn wir ihre geistigen Fähigkeiten einschätzen. Meistens wissen wir nicht, was sie sagen wollen, worauf das Gespräch hinausläuft und oft haben wir nicht die leiseste Ahnung, worüber sie sprechen. Dies kann sehr frustrierend sein, besonders während einer Einschätzung, die auf Fakten aus ist. Wir sollten jedoch auf keinen Fall versuchen, die Person zu bedrängen und das Ergebnis dessen, was sie zu sagen versucht, vorwegzunehmen, denn damit setzen wir sie stark unter Druck. Wenn sie nicht mehr weiß, was sie sagen soll, bricht sie die Kommunikation sehr wahrscheinlich ab. Warten bis das Bild erscheint, bedeutet, Ungewissheit auszuhalten und zuzulassen, dass Dinge vage, unklar und unverständlich bleiben. Dies gibt Menschen mit Demenz die Freiheit, richtige und falsche Wörter zu benutzen, Dinge zu wiederholen, Fehler zu machen und verschiedene Ausdrucksmöglichkeiten zu probieren. Wie bei einem Bild, das langsam Formen annimmt, kristallisieren sich allmählich bestimmte Schlüsselwörter und Redewendungen heraus, Themen werden erkennbar, der Inhalt zeichnet sich ab und die Bedeutung der Äußerung wird klar.

11.3.4 Metaphern und Vergleiche akzeptieren

Eine kognitive Beeinträchtigung zerstört die Fähigkeit der Betroffenen, repräsentative Kommunikationssysteme, wie z. B. die verbale Sprache, zu verwenden. Wenn wir verbal kommunizieren, benutzen wir bestimmte Wörter, die für bestimmte Dinge stehen. Menschen mit Demenz benutzen manchmal ein bestimmtes Wort und meinen etwas ganz anderes. Daher ist die Bedeutung ihrer Äußerungen nicht immer wortwörtlich zu verstehen. Benutzen sie Metaphern und Vergleiche, ist es an uns, deren Bedeutung entschlüsseln. Lesen Sie bitte den folgenden Text:

> *„Ich greife nach meiner Decke, sie trägt mich, mehr als alles andere. Ich möchte nicht hinfallen. Ich habe mir schon zwei meiner Beine gebrochen, aber jetzt stelle ich fest, dass ich noch eins habe. Ich breche mir nicht mehr die Beine, dazu ist es zu kalt.“*

Wenn wir den Text wörtlich nehmen, verstehen wir nicht, was die Person uns sagen will. Doch auf poetischer Ebene ist die Deutung der verwendeten Metaphern und Vergleiche möglich.

11.3.5 Gegenstände und Bilder mit Themembezug

Hilfreich für Gespräche über Beziehungen sind Dinge, die einen Bezug zu dem Thema haben, wie z. B.:

- ein Foto des neuen Partners,
- Karten zum Valentinstag,
- Bilder rund um das Thema Liebe, Liebesbeziehungen und körperliche Zuneigung,
- Bilder von feindseligen oder unglücklichen Beziehungen,
- Dinge, die das Thema Geschlechtsverkehr betreffen, wie z. B. Artikel zur Verhütung.

All diese Dinge können helfen, die Kommunikationsziele leichter zu erreichen. Sie machen deutlich, um welches Thema es geht und strukturieren das Gespräch. Sie rufen Erinnerungen an frühere Beziehungen wach und helfen so den Betroffenen, über aktuelle Beziehungen zu sprechen. Wenn Menschen mit Demenz Schwierigkeiten haben, die richtigen Worte für bestimmte Dinge zu finden, helfen Objekte (oder Bilder davon), die Lücken zu schließen. Texte wie der in dem obigen Beispiel werden mithilfe solcher Objekte besser verständlich.

11.3.6 Vergangenheit nutzen – über Gegenwart sprechen

Eine weit fortgeschrittene Demenz zerstört oft das Kurzzeitgedächtnis der Betroffen, während Erinnerungen an die Vergangenheit intakt bleiben. Folglich fällt es Menschen mit Demenz leichter, über frühere Erfahrungen Auskunft zu geben, was bedeutet, wir können bestimmte Erinnerungen nutzen, um mehr über ihre aktuelle Situation zu erfahren. Hier ein Beispiel:

- Hatten Sie schon einmal einen Freund/eine Freundin?
- Waren Sie gerne mit ihm/ihr zusammen?
- Können Sie etwas über ihn/sie sagen?
- Ist *das* [die Vergangenheit] mit ihm/ihr *jetzt* [die Gegenwart] so ähnlich?

Das Sprechen über frühere Erfahrungen gewährt Einblick in aktuelle Erfahrungen.

11.3.7 Die andere Realität akzeptieren

Manche Menschen mit Demenz bezeichnen ihre neuen Partner als „mein Mann" oder „meine Frau". Sie behaupten außerdem Dinge über sie, die aus unserer Sicht falsch oder unwahr sind. Dies kann uns auf die Idee bringen, dass es sich um eine Personenverwechslung handelt und die Betroffenen ihre Zuneigung der falschen Person schenken. Doch Menschen mit Demenz können gegenwärtige Erfahrungen oft nur mithilfe der Vergangenheit verstehen, weil sie Probleme haben, neue Informationen zu speichern und zu verarbeiten. Wenn wir wissen, dass manche Menschen mit einer kognitiven Beeinträchtigung auf frühere Erinnerungen zurückgreifen müssen, um aktuelle Erfahrungen zu verstehen, wird klar, dass es sich um eine falsche Darstellung und nicht um eine Personenverwechslung handelt. Erst wenn wir die andere Realität akzeptieren, sind wir in der Lage zu verstehen, was die Beziehung den Betroffenen bedeutet.

11.3.8 Stress und Angst reduzieren

Akuter Stress hat meistens einen großen Einfluss auf die kognitive Funktionsfähigkeit von Menschen mit Demenz und kann ihre geistigen Fähigkeiten massiv beeinträchtigen. Menschen mit Demenz reagieren besonders sensibel auf Stress, weil ihre kognitive Beeinträchtigung genau jene Bewältigungsstrategien blockiert, die helfen, mit Stress umzugehen (Tanner, 2015). Damit der Einschätzungsprozess die optimale kognitive Funktionsfähigkeit nicht beeinträchtigt, müssen Maßnahmen ergriffen werden, die den Stress auf ein Mindestmaß begrenzen, z. B. die Betroffenen auf keinen Fall mit ihren Fehlern konfrontieren und Fragen wie „Wissen Sie noch ...?" möglichst vermeiden. Reagieren Sie verständnisvoll, wenn die Betroffenen Schwierigkeiten haben, die richtigen Worte zu finden, beispielsweise so: „Es tut mir Leid, dass Sie solche Schwierigkeiten haben, die richtigen Worte zu finden, das muss sehr frustrierend für Sie sein." Fungieren Sie als Gedächtnis der Betroffenen, damit sie den Faden nicht verlieren: „Sie sprachen gerade von ...".

Fühlt sich der Einschätzungsprozess wie ein formelles Interview oder eine formelle Befragung an, ist Stress so gut wie vorprogrammiert. Dies lässt sich vermeiden, wenn Sie so tun, als handele es sich um ein ganz normales Gespräch und ihre eigenen Erfahrungen schildern. Dies setzt die Bereitschaft voraus, persönliche Erfahrungen, Gedanken und Gefühle im Zusammenhang mit Sex, Intimität und Liebesbeziehungen preiszugeben. Ein zwangloses Gespräch ist der beste Garant für optimale kognitive Funktionsfähigkeit.

11.3.9 Falsche Entscheidungen respektieren

Manchmal treffen Menschen mit Demenz Entscheidungen, die wir für falsch halten und manche dieser Entscheidungen sind ihrer Krankheit geschuldet. Doch der Mental Capacity Act gesteht uns die Freiheit zu, falsche Entscheidungen zu treffen. Eine falsche Entscheidung gibt uns somit weder das Recht, restriktive Maßnahmen zu ergreifen, selbst wenn diese im besten Interesse der Betroffenen sind, noch ist sie ein Beweis dafür, dass die Betroffenen nicht fähig sind, diese Entscheidung zu treffen. Die Einschätzung der geistigen Fähigkeiten ist demzufolge etwas anderes als die Einschätzung des Urteilsvermögens. Aus diesem Grunde gibt der Mental Capacity Act Kriterien vor, die es ermöglichen, eine Entscheidung danach zu beurteilen, ob die Person fähig ist, die Entscheidung abzuwägen, zu reflektieren und zu kommunizieren anstatt die Entscheidung selbst zu beurteilen. Diese Prinzipien und Kriterien sollen sicherstellen, dass das Gesetz bevormundende und paternalistische Pflegeansätze nicht legitimiert, sondern verhindert.

11.4 Zusammenfassung

Die Reaktion von Betreuern auf erotische Berührungen und Berührungen, die die Verbundenheit stärken, gibt Aufschluss über die herrschende Pflegekultur. Ein kongruentes Pflegemodell reagiert auf sexuelle Beziehungen zwischen Menschen mit Demenz mit einer person-zentrierten Philosophie. Leider zögern viele Anbieter von Pflegedienstleistungen, diese Philosophie in die Praxis umzusetzen, wenn es um sexuelle Bedürfnisse geht. Betreuer, die sexuelle Intimität nicht als elementares menschliches Bedürfnis akzeptieren, scheitern oft schon an der ersten Hürde. Um diese Hürde zu überwinden, müssen wir das Tabu brechen und über Sex, Alter und Demenz sprechen. Ehrliche und offene Diskussionen mit allen Beteiligten schaffen die Voraussetzungen für einen person-zentrierten Umgang mit den sexuellen Bedürfnissen von Menschen mit Demenz. Wird diese wichtige Vorarbeit nicht geleistet, werden die Betreuer Menschen mit Demenz, die ihre Sexualität ausleben, weiterhin als ein zu bekämpfendes Problem betrachten. Betreuer, die erotische Berührungen und Berührungen, die die Verbundenheit stärken, als verhaltensbezogenes Problem ansehen, werden zudem Schwierigkeiten haben zu verstehen, welche Beziehungsart diese Berührungen vermitteln und auf welche emotionalen Bedürfnisse sie eingehen.

Eine neue intime Beziehung zwischen zwei Menschen mit Demenz ist etwas Besonderes und Wertvolles – sie sind besonders, weil solche Beziehungen gegen Schwierigkeiten kämpfen müssen, die auf das Alter, die kognitive Beeinträchtigung und die Pflegesettings zurückzuführen sind; sie sind wertvoll, weil sie Geborgenheit und Wohlbefindens vermitteln. Sexuelle Intimität zwischen Menschen mit Demenz muss Teil der person-zentrierten Pflege demenzkranker Menschen sein. Zu diesem Ansatz gehört jedoch sehr viel mehr als eine tolerante Einstellung, nämlich eine sorgfältige Abwägung verschiedener Aspekte. Die Fürsorgepflicht verlangt von den Betreuern, auf die Gesundheit und das Wohlbefinden der Betroffenen zu achten. Gemäß dem Sexual Offences Act müssen die Betreuer nicht einvernehmlichen Sex als Straftat werten.[12] Der Mental Capacity Act verpflichtet die Betreuer, verschiedene Faktoren zu beachten, wenn sie überprüfen, ob Betroffene fähig sind, ihre Zustimmung zu geben und wenn sie im Namen anderer Entscheidungen treffen. Unzureichende Kenntnisse in einem dieser Bereiche kann zu inadäquaten oder nachteiligen Reaktionen führen.[13] Dieser person-zentrierte Umgang mit sexuellen Beziehungen erfordert einen kontinuierlichen Einschätzungs- und Bewertungsprozess – ein Balanceakt. Ist ein ausgewogenes Gleichgewicht zwischen Fähigkeiten, Unwägbarkeiten, Risiken, Rechten und Wohlbefinden gefunden und diese Faktoren ändern sich, muss der Prozess wiederholt werden.

12 Die rechtlichen Aspekte im Zusammenhang mit geistigen Fähigkeiten, Zustimmung und sexuell motivierten Straftaten werden in den Kapiteln „Rape“ und „Sexual Assaults and Sexual Activity Without Consent“ in Rook and Ward (2016) thematisiert.

13 Einen Überblick über verfügbares Beweismaterial, beste Praxis und Interviews mit Beteiligten bietet International Longevity Centre UK (2011).

Schritte zur Veränderung der Kultur

Voraussetzungen schaffen für einen person-zentrierten Umgang mit erotischen Berührungen zwischen Menschen mit Demenz.

1. Schritt: Brechen Sie das Tabu und diskutieren Sie mit Betreuern, Familienangehörigen und Menschen mit Demenz über sexuelle Bedürfnisse.

2. Schritt: Vermitteln Sie den Betreuern, dass das sexualisierte Verhalten der Menschen mit Demenz Ausdruck ihrer emotionalen Bedürfnisse ist und kein Problem, das unterdrückt werden muss.

3. Schritt: Wägen Sie Fähigkeiten, Unwägbarkeiten, Rechte und Wohlbefinden der Menschen mit Demenz sorgfältig ab und entwickeln Sie auf dieser Grundlage einen person-zentrierten Ansatz für den Umgang mit erotischen Berührungen und sexueller Intimität, der die Betroffenen stärkt.

12 Mit Dingen in Berührung kommen

In diesem Buch geht es hauptsächlich um Kontakte zu anderen Menschen (zwischenmenschliche Kontakte). Doch den größten Teil des Tages sind wir mehr mit Dingen als mit Menschen in Kontakt. Das Berühren von Dingen ist so normal, dass uns die Bedeutung dieser Berührungen gar nicht bewusst ist. Dennoch wird unsere Wahrnehmung in jedem Moment oft von den Dingen beeinflusst, die wir berühren. Von Anbeginn unseres Lebens können wir durch das Berühren von Dingen:

- beeinflussen, wie wir uns fühlen,
- unseren Platz in der Welt finden,
- das Gefühl von Kontrolle und Einflussnahme haben,
- aktiv und beschäftigt sein,
- uns sicher und geborgen fühlen,
- Neues entdecken und neue Erfahrungen machen,
- neue Kenntnisse und Fähigkeiten erwerben.

Das gilt besonders für die ersten Lebensjahre, in denen wir Dinge berühren, um sie zu erkunden. Bei diesen sondierenden Berührungen geht es nicht um die praktische Durchführung einer Aufgabe, sondern eher um die durch sie vermittelten Gefühle. Meine Tochter Rori greift beispielsweise nicht nach Dingen, weil sie sie benutzen will, sondern um zu erkunden, wie sie sich anfühlen. Sie ist jetzt ein Jahr alt und interessiert sich dafür, wie sich Dinge anfühlen. Wenn nichts in greifbarer Nähe ist oder wenn ich ihr etwas wegnehme, was ihr gefährlich werden könnte, wird sie unruhig, unzufrieden oder ärgerlich und verleiht ihren Gefühlen spontan Ausdruck! Roris Unbehagen und Protest machen deutlich, wie wichtig es für uns alle ist, mit Dingen in Berührung zu kommen. Ein Einblick in das, was geschieht, wenn sie Dinge wahrnimmt, erklärt, warum das so ist.

12.1 Lernen, sich entwickeln und Dinge berühren

In Kapitel 4 habe ich geschildert, wie die Berührung einer Bezugsperson sich auf die Gefühlslage meiner Tochter auswirkt. Dieser menschliche Kontakt ist immer noch wichtig für ihr Wohlbefinden, doch allmählich interessiert sie sich immer mehr für ihre Umgebung. Jetzt, wo sie häufiger mit Dingen in Berührung kommt als mit Menschen, nehmen die Dinge in ihrer Umgebung Einfluss auf ihre Gefühle. Die Berührung von Dingen geht einher mit einer Fülle von taktilen Sinnesreizen. Ihre Haut ist ausgestattet mit verschiedenartigen Nervenendigungen, die auf unterschiedliche Sinnesreize reagieren. Ihre Hände weisen besonders viele Nervenendigungen auf, viel mehr als die meisten anderen Körperteile. Die taktilen Sinnesreize aktivieren ihr Nervensystem und bilden so ihre Wahrnehmungen ab. Sinnesreize können als intensiv, subtil, neu, vertraut, angenehm oder unangenehm empfunden werden. Diese Fülle von sensorischen Informationen bringt sie in Kontakt mit der Welt der Dinge und zeigt ihr, welchen Platz sie darin einnimmt. Sie erlebt aufregende Momente, stressige Momente, beruhigende Momente sowie öde und langweilige Momente, je nachdem, womit sie gerade in Berührung kommt. Jetzt, wo sie laufen und sich die Stimuli selber aussuchen kann, hat sie mehr Kontrolle über ihre Wahrnehmungen. Die Erfahrung, aus eigenem Antrieb Dinge berühren und erkunden zu können, stärkt nicht nur ihre Fähigkeit, die sie umgebende Welt wahrzunehmen, sondern auch das Gefühl, Einfluss nehmen zu können. Wenn sie Dinge auswählt, die sie in schwierigen Zeiten besänftigen, etwa solche, die Trost spenden, und solche, die sie inspirieren, wenn sie sich langweilt, lernt sie, ihre Umgebung zu gestalten und Einfluss auf ihre Gefühle zu nehmen.

Das Berühren von Dingen hat demnach auch mit Kontrolle zu tun. Wenn Rori verschiedene sensorische Stimuli auswählt, muss sie immer neue Bewegungen ausprobieren. Dabei wird sie herausfinden, dass bestimmte Bewegungen sie über die Form von Dingen informieren, andere über das Gewicht und wieder andere über die Textur. Mit etwas Übung wird sie lernen, dass bestimmte Bewegungen ihr mehr über die Welt verraten als andere und sie wird bessere Ergebnisse erzielen. Einige Dinge wird sie aufgrund ihrer Merkmale mit bestimmten Aktivitäten in Verbindung bringen, z. B. eine Rassel mit Schütteln. Regelmäßiges Wiederholen dieser Aktivitäten verleiht ihren Muskeln Form und Tonus. Die Bewegung dieser Muskeln aktiviert einen weiteren Sinn, den kinästhetischen Sinn, der sie über die Art ihrer Bewegungen und die Position ihres Körpers im Raum informiert. Der kinästhetische Sinn steuert ihre Aktivitäten und bewirkt, dass ihre Berührungen sicherer und gezielter werden.

Dieses häufige Berühren von Dingen generiert eine Fülle von sensorischen Informationen, die vom somatosensorischen System verarbeitet werden, einem

Teil des sensorischen Systems, der für die bewusste Wahrnehmung von Berührungen, Druck, Schmerz, Temperatur, Bewegung und Körperposition zuständig ist. Der somatosensorische Teil von Roris Gehirn systematisiert die durch Berührungen gesammelten Wahrnehmungen. Doch er systematisiert die Wahrnehmungen nicht nur, er wird von ihnen auch befeuert; ähnlich wie ein Muskel wird das Gehirn von seinen eigenen Aktivitäten beeinflusst. Ohne sensorischen Input fehlt der Anreiz, neue Nervenverbindungen aufzubauen, um die so generierten Informationen zu verarbeiten. Wissenschaftler haben das Größenverhältnis dargestellt, in dem die einzelnen Teile des Körpers im sensomotorischen Bereich repräsentiert sind. Auf dem Bild des „Homunkulus" unten ist zu sehen, wie groß im Verhältnis zu anderen Körperteilen der Bereich des Gehirns ist, der für die Verarbeitung der von den Händen eingehenden sensorischen Informationen zuständig ist.

Die Größe des Bereichs in der Hirnrinde, der die Hände repräsentiert, entspricht nicht der Größe des Körperteils, sondern der Menge an sensorischen Informationen, die das Gehirn von den Nerven in den Händen empfängt. Je

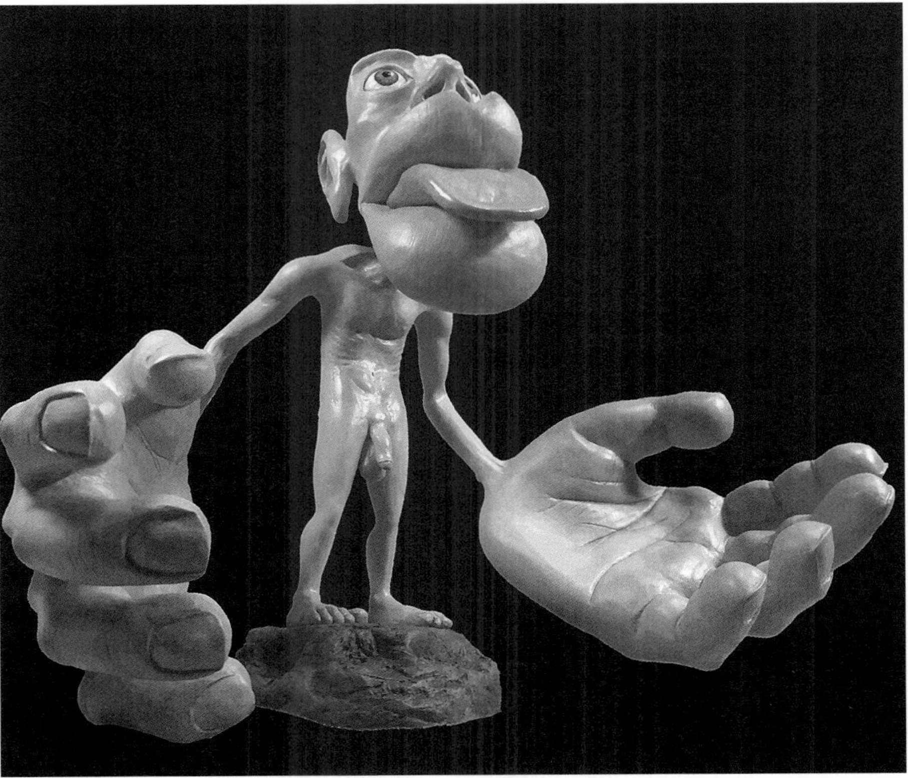

Abbildung 12-1: Sensorischer Homunkulus

häufiger Rori verschiedene Dinge berührt und befühlt, desto besser lernt ihr Gehirn, sie zuzuordnen. Rori eignet sich unablässig Wissen über die Welt und ihren Platz darin an, einfach durch den Kontakt mit ihr. Auch wenn sie die Dinge noch nicht benennen kann – sie kann sie weder kategorisieren noch erklären, was sie tut –, eignet sie sich grundlegendes Wissen über die Welt an, von dem sie ihr Leben lang profitieren wird. Um sich in der Welt behaupten zu können, muss Rori zunächst ein Gefühl für sie entwickeln. Was wäre, wenn Rori nichts hätte, was sie berühren könnte oder nichts in ihrer Reichweite wäre, oder wenn man ihr nicht erlauben würde, die Dinge in ihrer Umgebung zu berühren. Eine solche Pflegeumgebung würde:

- die Entwicklung ihrer motorischen Fertigkeiten und kognitiven Fähigkeiten behindern,
- ihre keine Gelegenheiten geben, Einfluss auf ihre Gefühle zu nehmen,
- ihr das Gefühl vorenthalten, Dinge beeinflussen und kontrollieren zu können.

In einer solchen Pflegeumgebung würde Rori sich hilflos, verloren und leer fühlen. Was die Erfüllung ihrer emotionalen Bedürfnisse anbelangt, wäre sie völlig auf andere angewiesen. So viel Abhängigkeit wäre eine große Belastung für ihre Betreuer. Zum Glück wissen die meisten Betreuer von kleinen Kindern intuitiv, dass diese den Kontakt zu ihrer Umgebung brauchen und fördern ihn entsprechend. Aus diesem Grund sind Kinderzimmer, Grundschulen und insbesondere Kindergärten häufig mit vielen Dingen ausgestattet, die die Kinder durchwühlen, erkunden, berühren und befühlen können.

Die Betreuer von kleinen Kindern wissen, dass Betreuung mit „Umsicht" gekoppelt sein muss. Umsichtige Betreuung bedeutet, eine gut ausgestattete, saubere und sichere Umgebung zu schaffen, in der die Kinder die Dinge in ihrer Umgebung ohne Verletzungs- oder Infektionsrisiko erkunden können. Umsichtige Betreuung bedeutet auch, die Lernmöglichkeiten und Entwicklungschancen, die die Dinge bieten, gegen die potenziellen Risiken abzuwägen, die von ihnen ausgehen. Die meisten Betreuer, die das Beste für ihre Kinder wollen, erkennen meistens, dass es jede Menge Risiken gibt, die einzugehen sich lohnt. Von gut ausgestatteten Umgebungen profitieren schließlich beide Seiten. Viel Spielzeug entlastet die Betreuer, weil die Kinder die Möglichkeit haben, sich allein zu beschäftigen. Ohne Spielzeug würden sie ständig versuchen, die Aufmerksamkeit der Betreuer auf sich zu ziehen. Gut ausgestattete Pflegesettings zeigen zum einen, dass die Betreuer die Bedürfnisse ihrer Kinder kennen, und zum anderen was sie sich für sie erhoffen und wünschen. Leider lassen die in Demenzpflegesettings üblichen, mangelhaft ausgestatteten, unpersönlichen und funktionalen Umgebungen derlei Erkenntnisse, Hoffnungen und Wünsche vermissen. Diese spärlich ausgestatteten Umgebungen nützen niemandem. Anstatt die Defizite der Betroffenen auszugleichen, tragen diese Umgebungen dazu bei, demenzbedingte Verluste zu verstärken und die Betreuer unnötig zu belasten.

12.2 Den Kontakt zu Dingen verlieren

Im Verlauf eines Tages kommen wir mit allen möglichen Dingen in Berührung, die wir in verschiedenen Bereichen brauchen: Alltag, Haushalt, Beruf, Hobbys, persönliche Interessen sowie Transport und Freizeitaktivitäten im Freien. Im Verlauf einer Woche oder auch eines Tages berühren wir sehr viele verschiedene Dinge. Bedingt durch Alter und einsetzende Demenz verlieren die Betroffenen oft allmählich den Kontakt zu diesen Dingen, weil ihre Funktionsfähigkeit beeinträchtigt ist und sie zunehmend auf andere angewiesen sind. Der Prozess, in dessen Verlauf die Betroffenen den Kontakt zu den Dingen verlieren, beginnt schleichend. Bei Menschen, die älter werden oder sich im Frühstadium der Demenz befinden, gehen die Dinge, die sie im Berufsleben benutzt haben, zuerst verloren. Alles, womit Sie gearbeitet haben, ist nicht mehr Teil ihres Lebens und somit unerreichbar. Viele Betroffene fahren wegen ihrer Demenz nicht mehr Auto, also brauchen sie auch keine Autoschlüssel mehr oder andere Dinge, die mit ihrem Auto zu tun haben. Doch meistens gibt es neben Betätigungsmöglichkeiten im Freien, im Schuppen, in der Garage, im Garten, im Park und in der Natur für die Betroffenen auch zu Hause noch vieles zu tun.

Der Prozess, in dessen Verlauf die Betroffenen den Kontakt zu den Dingen verlieren, beschleunigt sich meistens rasant, sobald sie ins Pflegeheim kommen. In den stationären Pflegesettings werden sämtliche Mahlzeiten für sie zubereitet, was bedeutet, dass sie nicht mehr mit den Dingen in Berührung kommen wie zu Zeiten, als Sie noch selbst einkaufen gehen und die Mahlzeiten vorbereiten, kochen und servieren mussten. Nach dem Essen müssen sie nicht mehr sauber machen, d.h. sie arbeiten nicht mehr mit den Dingen, die zum Abwaschen und Aufräumen erforderlich sind. Alles, vom Hausputz bis zur Wäsche, wird für sie erledigt, was nichts anderes heißt, als dass ihnen im wahrsten Sinne des Wortes alles aus der Hand genommen wird. Finanzielle Angelegenheiten werden für sie geregelt, alles wird jetzt im Voraus bezahlt, sodass sie weder eine Brieftasche noch eine Geldbörse bei sich haben müssen. Da ihr neues Zuhause eine Rezeption hat und einen gesicherten Schlüsselcode anstatt eine Haustür, sind auch Schlüssel nicht mehr nötig. Die meistens Pflegeheime sind frei von jedwedem Krimskrams. Das bedeutet, alle Dinge, die bei vielen auf dem Tisch, auf dem Kaminsims und auf Regalen, in Schubläden, Schränken und Taschen stehen oder liegen, werden weggeräumt. Keine Habseligkeiten, Kinkerlitzchen, Erinnerungen, Schreibkram, Spielereien, Deko-Stücke, schöne Dinge, Souvenirs, Plunder, Trödel, Lieblingsstücke, Utensilien, Schreibmaterial – nichts liegt herum! Und die Gesellschaftsräume, Korridore, Badezimmer und Speisezimmer sind blitzsauber und ordentlich.

Da die Gärten in vielen Pflegeheimen nicht durch einen Zaun gesichert sind, dürfen die Bewohner das Gebäude nicht verlassen, sodass ihr Zugang zu den Außenbereichen oft drastisch eingeschränkt und nur in Begleitung von Betreuern möglich ist. Die meisten Außenbereiche von Pflegeheimen sind zudem ziemlich öde, denn es gibt dort nichts, was man im eigenen Garten so hat (Geräteschuppen, Gartengeräte, Wäscheleinen, Autos, Fahrräder, Gewächshäuser). All dies wirft die Frage auf, mit welchen Dingen die Bewohner denn überhaupt noch in Berührung kommen? Mit jenen, die für die täglichen Routinen Waschen, Anziehen, Essen gebraucht werden, d.h. mit Kleidung, Wasserhahn, Spülbecken, Türgriff, Lichtschalter, Schuhe, Bettzeug, Handtuch, Seife, Zahnbürste, Zahnpasta, Waschlappen, Teller, Messer, Gabeln, Löffel, Schüsseln, Servietten, Teelöffel, Tische, Stühle, Toilettenpapier, Inkontinenzeinlagen. Die einzigen Dinge, die stets in Reichweite sind, sind solche, die für die pflegerischen Aufgaben benötigt werden und wichtig für die pflegerischen Grundbedürfnisse der Betroffenen sind. Alle anderen „unnötigen" Dinge werden weggeräumt. Da sind natürlich noch die Dinge im eigenen Zimmer, die die Betroffenen oder eher ihre Familien meinten, ins Heim bringen zu müssen. In den stationären Pflegesettings haben die Bewohner, je nach Geschmack, mal mehr und mal weniger Dinge in ihrem Zimmer. Einige Zimmer sehen aus wie Hotelzimmer, d.h. in ihnen finden sich kaum Dinge, die die Persönlichkeit der Bewohner widerspiegeln oder an ihr früheres Leben erinnern. Andere haben ihr Zimmer mit Bildern von sich, Büchern, Fotos, CDs, Hi-Fi-Anlagen, Bleistiften, Papier, Tagebüchern ausstaffiert und wieder andere haben es anscheinend geschafft, ihr halbes Haus unterzubringen! Wie dem auch sei, die Chance der Bewohner, mit den Dingen in ihrem Zimmer in Berührung zu kommen, hängt letztendlich vom Grad ihrer kognitiven und funktionalen Fähigkeiten ab. Eingeschränkte Mobilität kann ihre Fähigkeit, sich zu bewegen und Dinge auszuwählen, reduzieren und eine kognitive Beeinträchtigung kann ihre Fähigkeit, diese Initiative zu ergreifen, massiv behindern. Dies bedeutet, die Dinge in den Zimmern sind nicht außer Sicht- oder Reichweite, aber oft „aus dem Sinn". Ob die Bewohner mit den Dingen in ihrem Zimmer in Berührung kommen, hängt folglich weitgehend davon ab, dass andere die Initiative ergreifen und ihnen die Dinge bringen, Sachen aus dem Regal oder der Schublade nehmen und sie ihnen unaufgefordert präsentieren. Doch das ist nicht üblich!

Vielleicht halten Sie den „Verlust des Kontakts zu Dingen", so wie ich ihn sehe, für übertrieben. Immerhin gibt es doch unterschiedliche Pflegesettings mit verschiedenen Pflegeansätzen und entsprechend unterschiedlichen Umgebungen; aber eines haben alle Pflegesettings gemeinsam: triste, funktionale und unpersönliche Gemeinschaftsbereiche.[14] In den meisten Gemeinschaftsbereichen wird auf Sauberkeit und Ordnung geachtet, und das bedeutet, in ihnen gibt es absolut nichts, was die Bewohner berühren, anfühlen, halten oder durchstöbern können. Einige Heime haben ihre Regale zwar mit Deko-Stücken geschmückt, aber die landen höchst selten in den Händen der Bewohner. Alles, was mit Haushaltsaktivitäten, Arbeitsutensilien, Betätigung im Freien, Hobbys und persönlichen Interessen, finanziellen Angelegenheiten und Büroarbeiten zusammenhängt ist, neben anderen Habseligkeiten, die Teil ihres Lebens waren, unerreichbar für sie:

- Haushaltsartikel und Nahrungsmittel werden hinter einer Tür mit der Aufschrift „Nur für Küchenpersonal" aufbewahrt.
- Büro- und Schreibmaterialien werden in offiziellen Büros und Dienstzimmern der Pflegenden unter Verschluss gehalten.
- Putzmittel und Putzutensilien werden hinter verschließbaren Schranktüren mit der Aufschrift „Nur für Reinigungspersonal" aufbewahrt.
- Wäsche, Handtücher und Bettwäsche werden in Wäscheräumen eingeschlossen.
- Do-it-yourself-Sachen und solche, die der Instandhaltung dienen, werden im Schuppen, in der Garage oder im Schrank unter Verschluss gehalten und dürfen nur vom Wartungspersonal benutzt werden.
- Milchkännchen, Teebecher, Zuckerschalen, Teelöffel, Biskuitdosen und Snacks werden oft auf personaleigenen Wagen transportiert und während der üblichen „Teerunde" nur von Personalmitgliedern in die Hand genommen.
- Materialien für Hobbys, künstlerische und handwerkliche Arbeiten und persönliche Interessen werden in einem „Aktivitäten-Schrank" aufbewahrt (**Abb. 12-2**). Diese Materialien werden nicht nur weggeschlossen, sondern stehen auch unter Aufsicht der „Aktivitäten-Koordinatorin". Dinge aus diesem Raum stehen zu bestimmten Tageszeiten für Gruppenaktivitäten zur Verfügung. Zwischen 10.30 und 11.30 Uhr vormittags und 14.00 und 15.30 Uhr nachmittags dürfen die Bewohner mit Erlaubnis der „Aktivitäten-Koordinatorin" sich Dinge holen, die für bestimmte Aktivitäten gebraucht werden. Danach werden die Materialien eingesammelt und wieder im Aktivitäten-Schrank verstaut. Um von diesen tristen Umgebungen dorthin zu gelangen, wo all die interessanten Dinge aufbewahrt werden, muss man gegen Regeln verstoßen, etwa das Schloss eines Schrankes aufbrechen, diverse Sicherheits-Pincodes knacken oder ganz aus dem Heim verschwin-

14 Wenn Sie unter Google Images „care home lounge" und „care home dining area" aufrufen, finden Sie wahrscheinlich alle möglichen Arten von tristen Gemeinschaftsbereichen.

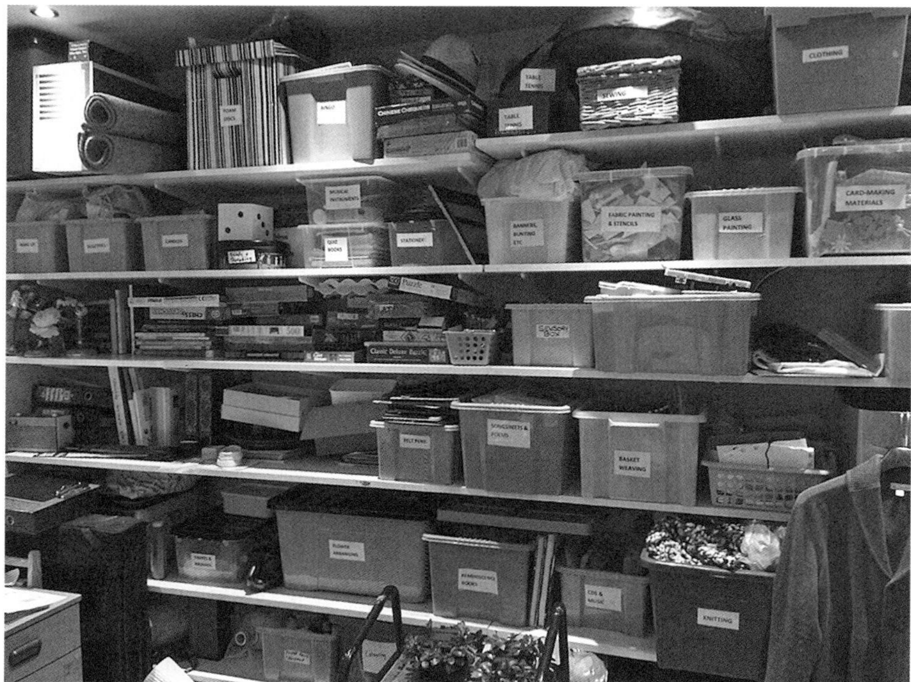

Abbildung 12-2: Inhalt eines verschlossenen Aktivitäten-Schranks

den! Bevor wir uns der Frage zuwenden, warum Anbieter von Pflegedienstleistungen sich dermaßen anstrengen, Menschen mit Demenz daran zu hindern, Dinge zu berühren, soll erläutert werden, wie sich solche tristen Umgebungen auf die betreuten Menschen auswirken.

12.3 Auswirkungen von reizarmen Umgebungen

Vergegenwärtigen Sie sich noch einmal all die Dinge, die man tagtäglich im Haushalt benutzt und von denen viele regelmäßig in die Hand genommen werden. Diese Dinge zu berühren, heißt eigentlich, sie anzufühlen. Dinge anzufühlen ist verbunden mit Erkennen bzw. Integration und Kognition auf sensorischer Ebene. Wie bereits erwähnt, wird der somatosensorische Bereich des Gehirns von der Quantität und Qualität, der aus den verschiedenen Teilen des Körpers empfangenen sensorischen Informationen beeinflusst. Gehen keine Informationen ein, gibt es für diese Bereiche des Gehirns nichts zu verarbeiten, und wenn dieser Zustand länger anhält, werden die für die Verarbeitung dieser sensorischen Informationen zuständigen Nervenverbindungen abgebaut. Ohne sporadische Stimulation verkümmern diese Nervenstrukturen. Kurzum, was nicht genutzt wird, verliert seine Funktion. Der Verlust von Neuronen und neuronalen Netzwerken – „Zerebralatrophie" genannt – ist ein typisches Merkmal der Demenz und diese demenzbedingte Atrophie wird durch reizarme Pflegeumgebungen noch beschleunigt.

Unser Gehirn ist nicht isoliert von unserem Körper und der Außenwelt, sondern eingebettet in und umgeben von einer Welt der Dinge. Die Struktur des Gehirns ist somit ein Spiegelbild der Welt, die es umgibt, und der Art und Weise, wie wir uns mit dieser Welt auseinandersetzen.[15] Eine gut ausgestattete Pflegeumgebung fördert die Gesundheit des Gehirns, eine reizarme Umgebung, die nicht genug Stimuli anzubieten hat, begünstigt dagegen den Abbauprozess der Nerven. Doch diese Zerstörung lässt sich rückgängig machen, denn genauso wie ein Muskeltraining dem Muskelschwund bei alten Menschen entgegenwirkt, so kann auch die Funktionsfähigkeit des Gehirns durch Neuvernetzungen von Nervenzellen wiederhergestellt bzw. alte Vernetzungen können verstärkt werden.

Der Umgang mit alltäglichen Dingen dient nicht nur dem Zweck, ein Gefühl für sie zu bekommen. Wir fassen diese Dinge ja nicht nur an, sondern wir tun etwas damit. Der gezielte Umgang mit Dingen ist gleichbedeutend mit verschiedenen Aktivitäten:

halten	reichen	bürsten	festschnallen
ziehen	schieben	heben	greifen
drehen	einwickeln	schnipsen	quetschen
reiben	legen	platzieren	drücken
umdrehen	füllen	stemmen	ausbreiten
schneiden	öffnen	kneifen	ducken
betasten	schälen	schlagen	strecken
herumspielen	pflücken	klopfen	blättern
schließen	nehmen	klapsen	stubsen
schlurfen	lehnen	stechen	zeigen
ordnen	schleppen	hängen	auspacken
abwickeln	geben		

15 Eine ausführliche Darstellung der Auswirkungen von gut ausgestatteten und reizarmen Umgebungen auf die Entwicklung des Gehirns und die geistige Gesundheit finden Sie in Cozolino (2002). Doidge (2015) präsentiert interessante Berichte über die Möglichkeit, durch verschiedenartige sensorische Stimulation das Gehirn zu beeinflussen und beeinträchtigte kognitive und funktionale Fähigkeiten zu regenerieren.

Kombiniert man die einzelnen Tätigkeiten zu sinnvollen Handlungsabläufen und ordnet sie bestimmten Kontexten zu, ergibt sich ein ganzes Bündel funktionaler Fertigkeiten und Fähigkeiten. Gibt es nichts zu berühren, gibt es nichts zu tun und somit keine Möglichkeit, die Fertigkeiten und Fähigkeiten zu trainieren. Nicht nur die neuronale Aktivität nimmt ab, sondern auch das körperliche Training; die Muskeln werden abgebaut, weil sie nicht benutzt werden, das Gleiche gilt für das Gehirn, und dies beeinträchtigt sowohl die funktionalen Fähigkeiten als auch die Mobilität. Alte Menschen benutzen in der Regel ihre Arme, um sich fortzubewegen, um aus ihrem Sessel aufzustehen und um sich beim Umhergehen auf Steh- und Gehhilfen zu stützen. Bedingt durch den Muskelabbau in Armen und Händen können sich die Betroffenen nicht mehr gut fortbewegen und stürzen häufiger. Ironischerweise räumen die Betreuer in Pflegesettings häufig sämtliche Gegenstände aus dem Weg, um das Sturzrisiko zu mindern. Leer geräumte Pflegesettings sind folglich nicht so sicher und harmlos, wie sie auf den ersten Blick wirken. Die Beschäftigung mit den Auswirkungen leer geräumter Pflegesettings zeigt, dass diese Umgebungen:

- die alters- und demenzbedingten Verluste potenzieren,
- den Betroffenen die Möglichkeit vorenthalten, noch intakte Fertigkeiten und Fähigkeiten zu trainieren,
- den alters- und demenzbedingten Abbau von Muskel- und Gehirnmasse beschleunigen,
- die Mobilität beeinträchtigen und das Sturzrisiko erhöhen.

Reizarme Umgebungen haben überdies massive Nachteile für das Wohlbefinden und die geistige Gesundheit. Schließlich bedeutet der Kontakt zu Dingen, etwas zu tun und so sind wir denn auch meistens Zeit unseres Lebens mit irgendwelchen Dingen beschäftigt. Das Bedürfnis, etwas zu tun, ist für uns von so elementarer Bedeutung, dass wir alles tun würden, um es zu erfüllen. Aus diesem Grund sind Menschen geradezu süchtig danach, Dinge zu berühren. Wir brauchen fast immer etwas zum Anfassen, Draufklopfen, Durchblättern oder Herumspielen. Kleine Aktivitäten wie diese sind meistens völlig nutzlos: eine alte Busfahrkarte aufrollen, ein Stück Papier zusammenfalten, eine Quittung in kleine Stücke reißen, mit der Kaugummiverpackung herumspielen, mit einem Stift auf etwas klopfen, alte Texte im Handy scrollen. Ohne Dinge in der Umgebung gibt es absolut nichts für uns zu tun. Diese Feststellung ist alles andere als banal. Zehn Minuten Nichtstun kann entspannend sein, eine Stunde Nichtstun erzeugt Langeweile und tagein tagaus von morgens bis abends nichts zu tun zu haben ist die reinste Qual. Die Situation wird noch weitaus schlimmer, wenn einem „alles aus der Hand genommen wird" und man keine Kontrolle über die Situation hat. Das Gefühl, keine Kontrolle zu haben, erzeugt, gepaart mit negativen Emotionen, starken Stress. Ruhelosigkeit kann schnell in Agitiertheit, Aggressivität, Angst und sogar Verzweiflung umschlagen. Viele Heimbewohner sind nicht in der Lage, ihre Gefühle und Bedürfnisse zu verstehen oder zu verbalisieren, sondern müssen sie auf andere Art und Weise zum Ausdruck bringen, etwa indem sie umherwandern, Möbel verrücken, Dinge horten, sich zurückziehen, protestieren oder ein destruktives Verhalten an den Tag legen. Betroffene mit Wunden kratzen sich häufig den Schorf ab oder zupfen Nahtmaterial heraus, wenn sie nichts anderes zu tun haben.

Solche Settings sind geeignet, die Desorientiertheit und Verwirrtheit zu vergrößern. Wir nehmen den uns umgebenden Raum über unsere Sinne wahr, d.h. wir sind auf unseren Tastsinn angewiesen, um uns in unserer unmittelbaren Umgebung zurechtzufinden. In einem mangelhaft ausgestatteten Pflegesetting gibt es nichts zum Anfassen oder Betasten, das sich vertraut anfühlt. Was ist das für ein Ort – ein Wartezimmer, ein Gefängnis, ein Krankenhaus, ein Hotel? Was sind das für Menschen? Ist jemand in der Nähe, der einen bestiehlt? Ist dieser Gedanke wirklich eine paranoide Wahnvorstellung? Bestimmt will eine Person, die Macht und Einfluss hat, nicht, dass Dinge berührt werden! Kurzum, extrem mangelhaft ausgestattete Pflegesettings können äußerst quälende Gefühle, Gedanken und Verhaltensweisen auslösen. Leider müssen die Verhaltensweisen, die durch diese mangelhaft ausgestatteten Pflegeumgebungen verursacht werden, oft als Rechtfertigung dafür herhalten, dass der Zugang zu Dingen eingeschränkt wird. So entsteht ein Teufelskreis: mangelhaft ausgestattete Umgebungen führen zu unangenehmen Verhaltensweisen, die ihrerseits den Anlass liefern, den Umgang mit Dingen weiter einzuschränken. Um diesen Teufelskreis zu durchbrechen, ist nicht mehr, sondern weniger Kontrolle vonseiten der Anbieter von Pflegedienstleistungen gefragt. Zu entscheiden, was die Betroffenen anfassen dürfen und was nicht, ist ein extrem kontrollierendes Verhalten. Aus Sorge um die Gesundheit und Sicherheit der Betroffenen sind die Betreuer verpflichtet, deren Umgang mit Dingen zu reglementieren. Menschen in stationären Demenzpflegesettings sind aus den folgenden Gründen anfälliger für Gesundheitsprobleme, Unfälle und Verletzungen:

- Eine kognitive Beeinträchtigung behindert die Wahrnehmung und damit die Fähigkeit der Betroffenen zu erkennen, welche Risiken von den einzelnen Dingen ausgehen.
- In hohem Alter nehmen Kraft, Koordination und Geschicklichkeit häufig ab.
- Das Leben in stationären Pflegesettings erhöht das Risiko, mit gefährlichen Bakterien oder Viren in Kontakt zu kommen.

Aus den genannten Gründen nehmen die Anbieter von Pflegedienstleistungen herumliegende Objekte und Gegenstände, die nicht unmittelbar für elementare pflegerische Aufgaben oder geplante Aktivitäten gebraucht werden, als gefährlich wahr. Mangelhaft ausgestattete Pflegeumgebungen, wie man sie in der Betreuung demenzkranker Menschen und in anderen Bereichen der Gesundheitsfürsorge vorfindet, haben zu zwei problematischen Überzeugungen geführt:

- Menschen mit Demenz sollte nicht erlaubt werden, Dinge anzufassen und sich mit ihnen zu beschäftigen.
- Je sauberer, ordentlicher und dürftiger ausgestattet ein Pflegesetting ist, desto professioneller ist es.

Gute Arbeit zu leisten bedeutet in der Pflege demenzkranker Menschen: alles schnell wegräumen. Es geht mir nicht darum, die Risiken zu bagatellisieren – die Risiken, einen Unfall, eine Verletzung, eine Infektion zu erleiden oder mit einem Rechtsstreit konfrontiert zu werden sind durchaus real, aber das sind auch die Risiken, die von mangelhaft ausgestatteten Pflegeumgebungen ausgehen. Wir sollten uns eingestehen, dass solche Pflegeumgebungen massive Risiken in sich bergen und dass pauschale Vorgaben, was Menschen mit Demenz anfassen dürfen, nicht nur unethisch, sondern auch unprofessionell sind. Anstatt einzuschätzen, welche Dinge für bestimmte Menschen wegen ihrer individuellen Fähigkeiten ein Risiko darstellen, wird das Thema Gesundheit und Sicherheit ins Feld geführt, ein Thema, das alle Beteiligten (Reinigungspersonal, Betreuer, Pflegepersonal, Manager, Familienangehörige, Bevollmächtigte, lokale Behörden, die Feuerversicherung und die Anbieter von Versicherungen) überzeugt. Leider dürfte dieser pauschale Umgang mit Risiken den Bedürfnissen der meisten Heimbewohner nicht gerecht werden. Ein auf Risikovermeidung abzielender Ansatz verkennt, welche Bedeutung das Berühren von Dingen für die subjektiven Wahrnehmungen der Betroffenen hat und wie sich die Interaktion mit Dingen auf unseren Geist und unseren Körper auswirkt. Betreuer, die die mit dem Zugang zu Dingen verbundenen Risiken managen anstatt meiden, können Dinge nutzen, um

- die noch intakten kognitiven und funktionalen Fähigkeiten der Betroffenen zu erhalten,
- ihr Wohlbefinden zu verbessern,
- ihr positives Selbstgefühl zu erhalten,
- ihr Potenzial für unangenehme Verhaltensweisen zu minimieren,
- ihnen die Möglichkeit bieten, sich selbst zu beschäftigen,
- die Betreuer zu entlasten.

Eine gut ausgestattete Umgebung sollte folglich als unverzichtbare, wenn nicht gar lebenswichtige Ressource betrachtet werden, eine, die dazu führt, dass die Betroffenen die Betreuung als Bereicherung wahrnehmen und die demenzbedingte Verluste kompensiert. Wenn Dinge als unentbehrliche Ressource gelten, sind die Betreuer gezwungen, die mit gut ausgestatteten Umgebungen einhergehenden Risiken zu managen.

12.4 Gute Ausstattung der Umgebung

Gut ausgestattete Pflegeumgebungen sind gekennzeichnet durch ein reiches Angebot an Dingen, die so platziert sind, dass die Menschen mit Demenz die meisten leicht erreichen können. Eine Umgebung gut auszustatten verlangt jedoch mehr, als einfach noch mehr Dinge hinzuzufügen. Folgende Fragen helfen, Chaos, überforderte Betreuer und viel unnötige Arbeit zu vermeiden: Was für Dinge brauchen wir? Für wen sind sie bestimmt? Wozu sollen sie benutzt werden? Wo sollen sie stehen? Um diese Fragen zu beantworten, müssen die jeweiligen Bedürfnisse und Fähigkeiten der Menschen, für die sie bestimmt sind, in Betracht gezogen werden. Das Stadium der Demenz hat einen großen Einfluss auf die Wahrnehmung, Kognition, Funktionsfähigkeit sowie auf die kommunikativen und emotionalen Bedürfnisse der Betroffenen. Somit hängen die Funktion, die Bedeutung und die Nutzung eines Objekts ebenso wie die von ihm ausgehenden Risiken in erster Linie von dem Stadium der Demenz ab, in dem die Betroffenen sich befinden. Um die Vorteile einer gut ausgestatteten Pflegeumgebung zu maximieren und die von ihr ausgehenden Risiken zu managen, muss die Pflegeumgebung an ihr jeweiliges Stadium der Demenz angepasst werden. Leider lassen viele Anbieter von Pflegedienstleistungen zu, dass Menschen in unterschiedlichen Stadien der Demenz sich im gleichen Gemeinschaftsbereich aufhalten. Dadurch wird die individuelle Einschätzung der Risiken, die von den einzelnen Dingen für bestimmte Betroffene ausgehen, ziemlich sinnlos, weil die Betreuer die Interessen der Gruppe und nicht die Interessen einzelner Gruppenmitglieder im Blick haben müssen. Dies hat zur Folge, dass die Freiheit, die Unabhängigkeit und die Fähigkeiten der Fittesten geopfert werden, um die Verletzlichsten in der Gruppe zu schützen. Die Anbieter von Pflegedienstleistungen können diesen pauschalen Ansatz zum Schutz der Gesundheit und Sicherheit umgehen, wenn sie Betroffene im gleichen Stadium der Demenz zu einer Gruppe zusammenfassen und sie auf Gemeinschaftsbereiche verteilen, die an ihre Bedürfnisse angepasst sind.[16] In diesen angepassten Pflegesettings lassen sich

16 Mehr über die einzelnen Stadien der Demenz und deren Auswirkungen auf die Kommunikation, Interaktion und das funktionale Verhalten sowie über Pflegeumgebungen finden Sie bei Baum/Edwards/Morrow-Howell (1993); Sheard (2011); Feil/De Klerk-Rubin (2012); Pool (2012); Knocker (2015) und Snow (2017).

Risiken einschätzen und managen, ohne dass Einzelne zum Schutz anderer unnötig eingeschränkt werden. „Angepasste" Pflegesettings ermöglichen nicht nur die Minimierung von Risiken, sondern sie zeigen auch, dass jedes zugunsten einer gut ausgestatteten Umgebung eingegangene Risiko sich lohnt. Damit die gute Ausstattung auch wirklich die Lebensqualität verbessert, müssen die Anbieter von Pflegedienstleistungen berücksichtigen, wie die einzelnen Stadien der Demenz den Umgang mit Dingen beeinflussen.

Menschen im Frühstadium der Demenz sind in der Lage, Dinge im Rahmen von Aktivitäten und Aufgaben praktisch und sinnvoll einzusetzen und über sie zu sprechen. So kann ein Teebecher zum einen benutzt werden, um sich einen Tee zu machen und zum anderen, um Bewohner zu einer Tasse Tee einzuladen und damit soziale Interaktionen zu fördern. Die Verbesserung der Umgebung besteht hier in einem vielfältigen Angebot an Haushaltsartikeln, die die Betroffenen zu sinnvollen Haushaltsaktivitäten anregen; des Weiteren werden Dinge benötigt, die Erinnerungen wachrufen und zu Gesprächen animieren.

Menschen, die die Realität anders wahrnehmen, nutzen Dinge auf unkonventionelle Art. Ein Teebecher beispielsweise dient als Behältnis, in das Stoffe und anderer Krimskrams gesteckt werden. Ein großes Angebot an Dingen, die die Betroffenen, ohne sich in Gefahr zu bringen, anfassen, sammeln, bewegen, befüllen, leeren, wegräumen, falten, aufschichten, ordnen durchstöbern oder mit denen sie herumspielen können, bietet eine Fülle von Beschäftigungsmöglichkeiten. Auch wenn diese Aktivitäten unkoordiniert und sinnlos sind, können sie den Selbstausdruck fördern sowie Trost und Geborgenheit schenken.

Menschen im Endstadium der Demenz wollen Dinge halten, greifen, berühren, befühlen, beklopfen, schütteln, in den Arm nehmen und streicheln. Hier stehen die Dinge im Dienst der sensorischen Stimulation und der Beeinflussung von Gefühlen. In diesem Pflegesetting ist ein Teebecher weniger geeignet als andere, die Sinne stimulierende Dinge. Da viele Menschen im Endstadium der Demenz an den Stuhl oder ans Bett gefesselt sind, müssen ihnen die Dinge in den Schoß, in die Hände oder unmittelbar neben sie gelegt werden. Geeignet sind hier sensorische Dinge, die die Betroffenen zu verschiedenen Tageszeiten aufheitern und besänftigen und ihren Stress/ihre Erregung auf ein erträgliches Maß reduzieren und ihr Bedürfnis nach Bindung erfüllen.

Um zu gewährleisten, dass all dies zum Erfolg führt, müssen die Betreuer wissen, wie sie die Empfehlungen in die Praxis umsetzen sollen! Zuallererst sollten sie planmäßige Gruppenaktivitäten vergessen und ihre Aufmerksamkeit auf individuelle Beschäftigungsmöglichkeiten richten (Knocker, 2015). Zudem gilt zu berücksichtigen, dass das Stadium der Demenz die Art und Weise verändert, wie die Betroffenen die Dinge in ihrer Umgebung wahrnehmen, nutzen und handhaben (Baum/Edwards/Morrow-Howell, 1993; Pool, 2012). Dies bedeutet, die Betreuer müssen ihre Erfahrungen mit normalen Aktivitäten vergessen, darauf verzichten, Dinge immer sofort wegzuräumen und stattdessen Chaos und Unordnung zulassen, wozu sie meistens wenig Neigung verspüren!

Aufgeräumte Pflegeheime, in denen die Objekte und Dinge außer Reichweite sind, in Schachteln verstaut und auf Regale gestellt werden, verhindern, dass die Bewohner sich beschäftigen können, wenn sie es am dringendsten brauchen. Für Menschen mit Demenz sind Chaos, Unordnung und halb erledigte Dinge in ihrer Umgebung optimale Gelegenheiten, sich unabhängig von ihren Betreuern selbst zu beschäftigen. Die Betreuer müssen keine Aktivitäten durchführen, sondern sie in verschiedenen Bereichen des Heims präsentieren (stage). Aktivitäten „präsentieren" bedeutet, Objekte und Dinge, die Bezug zu bestimmten Themen oder Tätigkeiten haben, werden zusammengestellt und aufgebaut, damit die Bewohner sich, entsprechend ihrer wechselnden Gefühlslage und Bedürfnisse, spontan damit beschäftigen können (Knocker, 2015).

Gut ausgestattete Umgebungen, die den Bewohnern die Möglichkeit bieten, ihre Bedürfnisse selbst zu erfüllen, stärken ihr Gefühl der Einflussnahme und Kontrolle und entlasten die Betreuer. Des Weiteren sollten die Betreuer sich angewöhnen, die Qualität zwischenmenschlicher Interaktionen mithilfe der Dinge zu verbessern, beispielsweise indem Sie mit einem alten Modellauto eine soziale Interaktion initiieren: „Sind Sie gerne Auto gefahren, David? Wie haben Sie sich gefühlt, als Sie Ihr erstes Auto bekommen haben?" Da das Stadium der Demenz Einfluss auf die Kommunikation hat, müssen die Betreuer auch darauf achten, wie sie die Dinge bei pflegerischen Interaktionen einsetzen. Bei Menschen im Endstadium der Demenz ist es sinnvoller, ihnen das Objekt in die Hand zu geben, damit sie es anfühlen können, als ihnen Fragen dazu zu stellen. Je mehr Bezug die Dinge zur Lebensgeschichte der Betroffenen haben, desto wertvoller ist der Kontakt mit ihnen. Lebensgeschichten werden aktiviert, wenn Objekte und Dinge zusammengetragen werden, die Bezug zur Vergangenheit der Bewohner haben. Werden diese Dinge für Interaktionen im Rahmen der Pflege genutzt, rufen sie oft starke Gefühle, Emotionen und Erinnerungen wach und stärken so das Identitätsgefühl der Betroffenen. Die durch das Berühren von Dingen vermittelten sensorischen Botschaften können die dazugehörigen Gefühle, Bilder, Handlungen und Gedanken aktivieren (**Abb. 12-3**).

Sinneswahrnehmungen, die eine Beziehung zur Lebensgeschichte und zu früheren Erfahrungen der Betroffenen haben, sind demnach sehr starke Auslöser, die geeignet sind, ihr Selbstgefühl oder ihre Identität wiederherzustellen. Da Menschen im Endstadium der Demenz repräsentative Kommunikationsformen wie verbale Sprache nicht verarbeiten können, brauchen sie umso mehr sensorischen Input dieser Art, um zu spüren, wer sie sind. Dieser Bottom-up-Ansatz zur

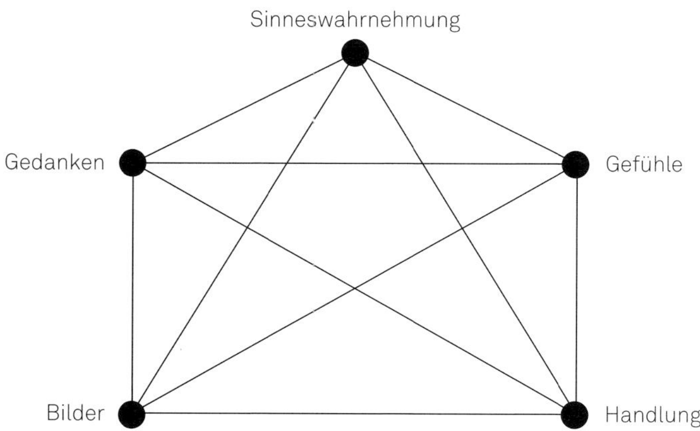

Abbildung 12-3: Bottom-up-Ansatz zur Aktivierung von Erinnerungen (Quelle: Levine, 1997)

Aktivierung von Erinnerungen (der auf Sinneswahrnehmungen und nicht auf Worte setzt) ist geeignet, jenes Selbstgefühl zu bewahren, das die Demenz zu vernichten droht.[17] Ohne das Berühren von vertrauten Dingen sind keine vertrauten Sinneswahrnehmungen möglich. Ohne vertraute Sinneswahrnehmungen wird nichts aktiviert und es gibt keine Möglichkeit zu erfahren, wer man ist. Wenn wir für die Betroffenen Schachteln mit persönlichen Erinnerungsstücken zusammenstellen und die ganze Pflegeumgebung persönlicher ausgestalten mit Dingen, die Bezug zu ihrer Lebensgeschichte haben, können diese Dinge den Betroffenen helfen sich zu erinnern, wer sie sind. Gut ausgestattete, an die Bedürfnisse angepasste Umgebungen können das Selbstgefühl der Betroffenen wiederherstellen, vorausgesetzt sie berücksichtigen nicht nur das Stadium ihrer Demenz, sondern haben auch Bezug zu ihrer Lebensgeschichte. In diesen gut ausgestatteten Pflegeumgebungen sollten die Betroffenen mit Dingen umgehen können, die ihnen so vertraut sind, dass sie ihnen ein Gefühl von Heimat vermitteln.

17 Dieser Bottom-up-Ansatz zur Aktivierung von Erinnerungen orientiert sich an dem von Peter Levine entwickelten SIBAM-Modell (Levine, 1997). Nach Levine beruht Erfahrung auf verschiedenen Elementen. Das Akronym SIBAM steht für Sensation (Sinneswahrnehmung), Image (Bild), Behaviour (Verhalten), Affect (Affekt) und Meaning (Bedeutung). Abb. 12-1 basiert auf diesem Modell.

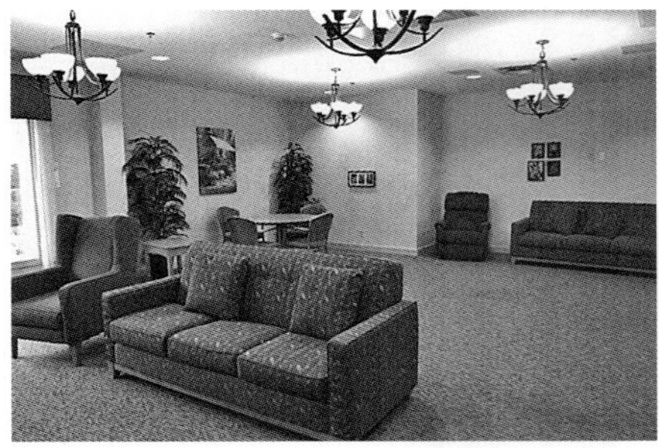

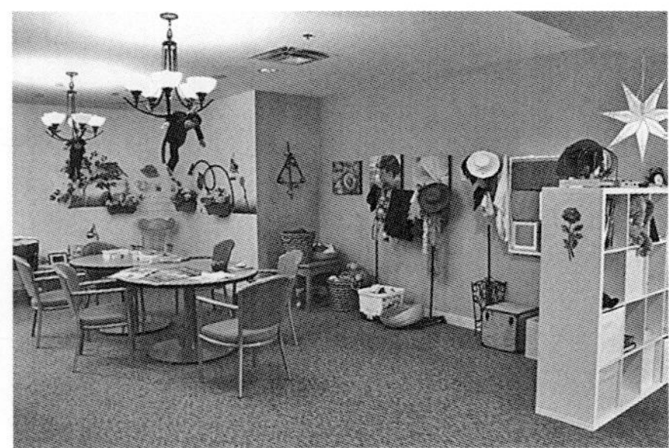

Abbildung 12-4: Lounge vor und nach der verbesserten Ausstattung, Copper Sky Lodge, Spruce Grove, Alberta, Kanada

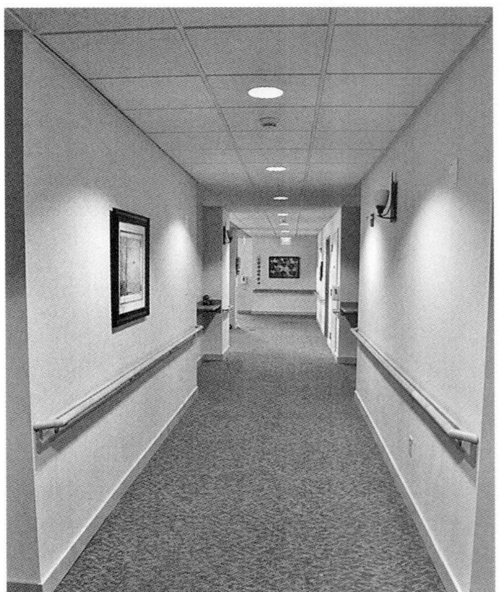

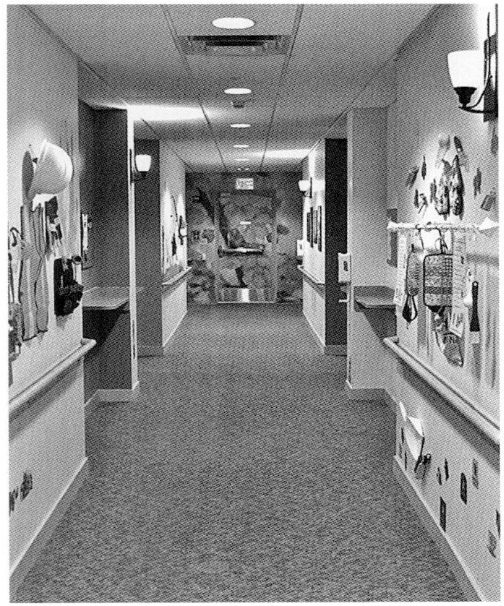

Abbildung 12-5: Flur vor und nach der verbesserten Ausstattung, Copper Sky Lodge, Spruce Grove, Alberta, Kanada

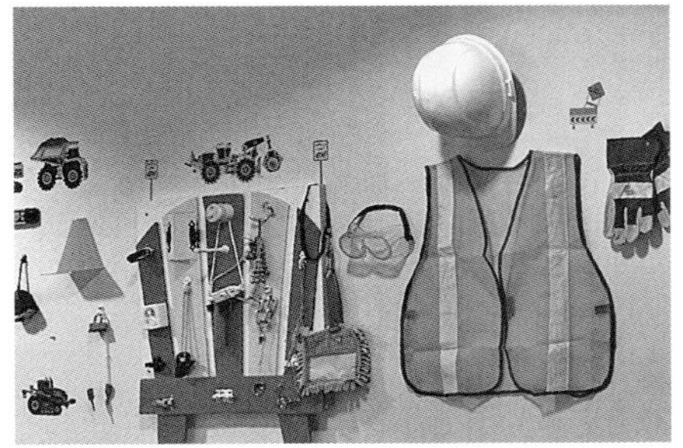

Abbildung 12-6: Ausschnitt aus einem gut ausgestatteten Flur der Copper Sky Lodge

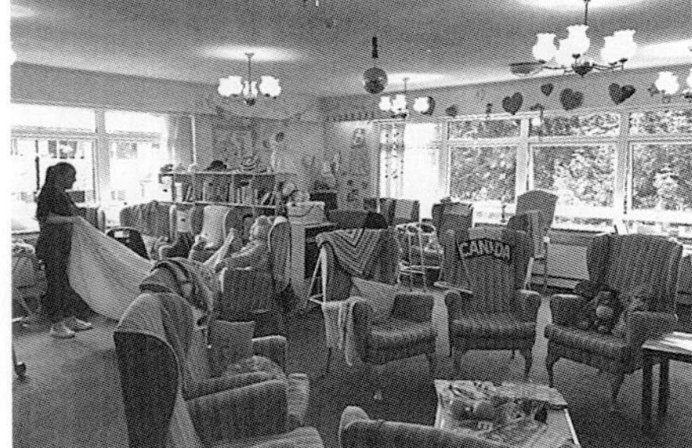

Abbildung 12-7: Gut ausgestattete Lounge im Clydach Court Residential Care Home, Trealaw, Tonypandy

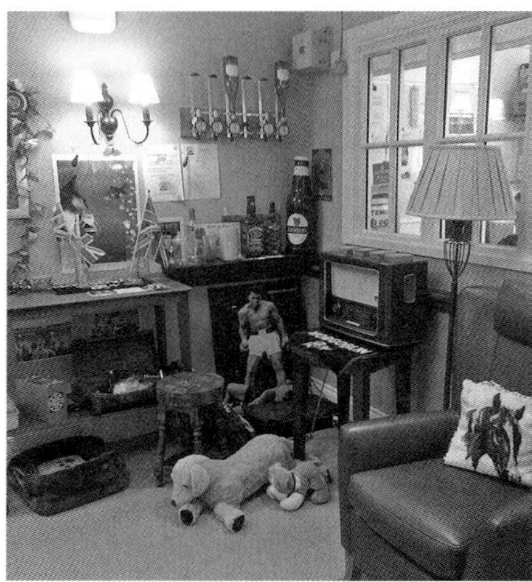

Abbildung 12-8: Gut ausgestattete Lounge ir The Royal Star & Garter Home, Lister House, Surbiton

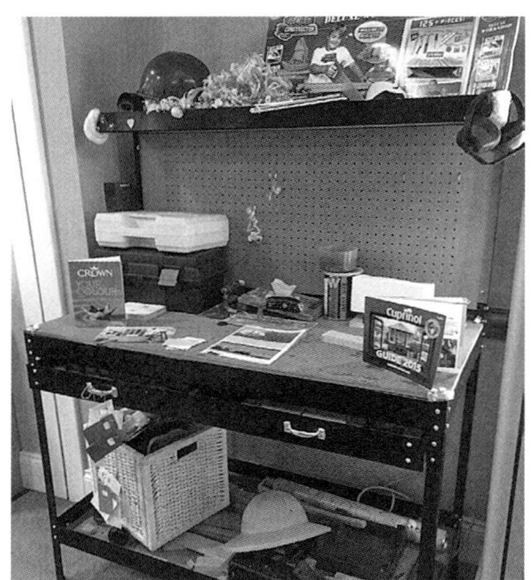

Abbildung 12-9: Gut ausgestatteter Flur in The Royal Star & Garter Home

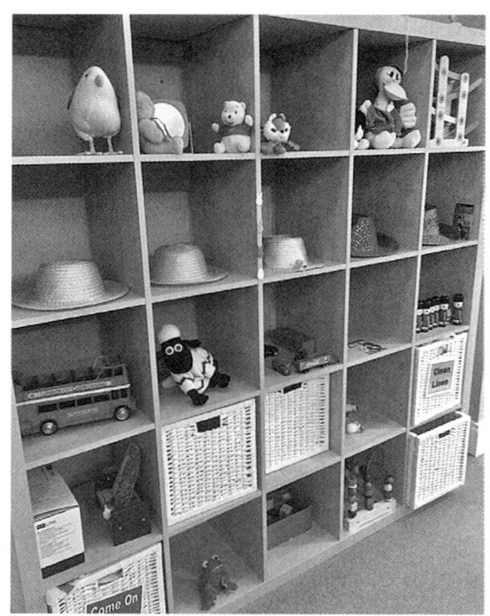

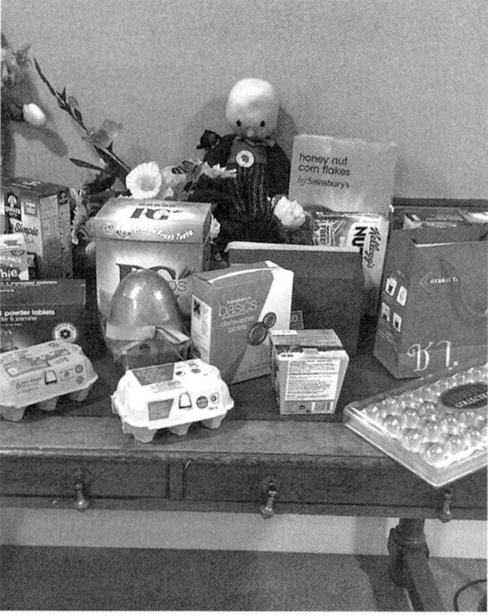

Abbildung 12-10: In den Gemeinschaftsbereichen angebotene Objekte, The Royal Star & Garter Home, Lister House, Surbiton

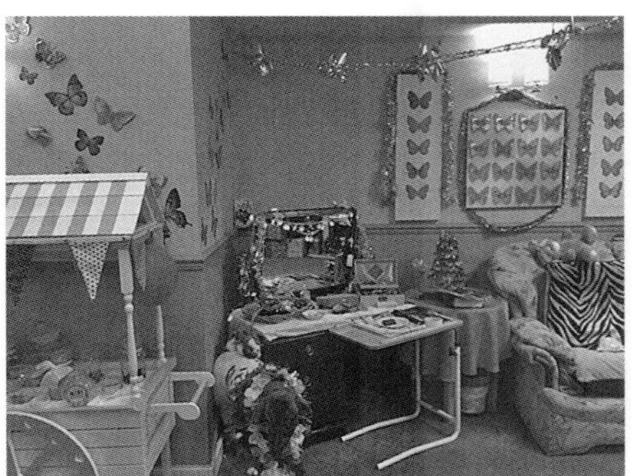

Abbildung 12-11: Gut ausgestattete Lounge im Deerhurst Nursing Home, Brunelcare, Bristol

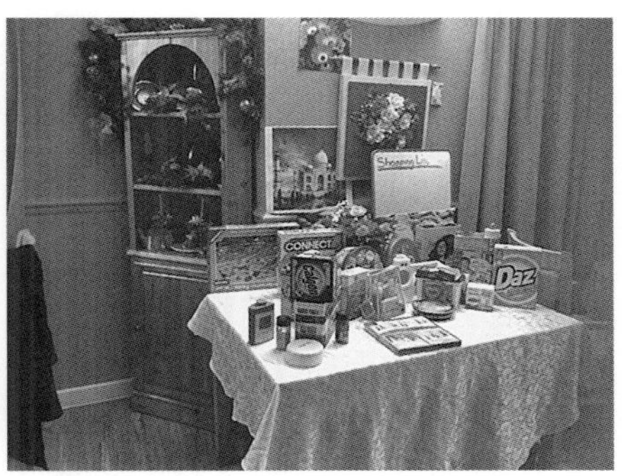

Abbildung 12-12: Tisch mit Objekten im Deerhurst Nursing Home, Brunelcare, Bristol

12.5 Zusammenfassung

In der Demenzpflege ist der Umgang mit Dingen keine Banalität. Wir werden beeinflusst von den Dingen, die wir berühren. Unser Gehirn und unser Körper profitieren, wenn wir mit der uns umgebenden Welt in Berührung kommen. Ist diese Welt gut ausgestattet und voller Dinge, die erkundet und benutzt werden können, wird unsere Entwicklung gefördert. Ist sie es nicht, verkümmern Gehirn und Körper, weil Stimuli und Betätigungsmöglichkeiten fehlen. In reizarmen Umgebungen fühlen wir uns genauso leer wie der uns umgebende Raum und wir spüren nicht mehr, wer wir sind. Viele Anbieter von Pflegedienstleistungen halten diese tristen, funktionalen Pflegeumgebungen irrtümlicherweise für besonders professionell, weil jedwede Gefahren aus dem Weg geräumt wurden. In Wirklichkeit sind sie jedoch alles andere als das; es sind Orte, die die Bewohner ihrer Freiheit berauben, sich selbst zu beschäftigen; der Stress, den solche Umgebungen erzeugen, löst bei den Bewohnern äußerst unangenehme Verhaltensweisen aus und stellt für die Betreuer eine große Belastung dar. Mit ihrem pauschalen Ansatz, der auf den Schutz von Gesundheit und Sicherheit und auf Risikovermeidung setzt, gelingt es den Anbietern von Pflegedienstleistungen nicht nur nicht, die Verluste der Betroffenen zu kompensieren, sondern sie verstärken die mit Demenz einhergehenden Verluste sogar. Als Betreuer von Menschen, deren Persönlichkeit ohnehin durch Demenz bedroht ist, sollten wir wissen, dass die Gegenstände, die zum Leben gehören, etwas sind, das die Identität der Betroffenen definiert. Werden diese Dinge aus unseren Pflegesettings entfernt, besteht die Gefahr, dass wir mehr von den Menschen verlieren, die wir unterstützen. Arbeiten wir jedoch mit diesen Dingen, bieten wir den Betroffenen die Chance, mit ihrer Hilfe herauszufinden, wer sie sind.

Schritte zur Veränderung der Kultur

Den Betroffenen die Möglichkeiten bieten, mit Dingen in Berührung zu kommen.

1. Schritt: Statten Sie die Pflegeumgebung mit Dingen aus, damit die Menschen mit Demenz sich unabhängig von den Betreuern selbst beschäftigen können.

2. Schritt: Stimmen Sie die Dinge, zu denen die Menschen mit Demenz Zugang haben, auf die dem Stadium ihrer Demenz entsprechenden funktionalen Fähigkeiten und Bedürfnisse ab.

3. Achten Sie darauf, dass die Menschen mit Demenz regelmäßig mit Dingen hantieren, die Bezug zu ihrer Lebensgeschichte und wichtigen Phasen ihres Lebens haben.

13 Schlussbetrachtung

In der Einleitung zu diesem Buch habe ich Sie eingeladen, sich gemeinsam mit mir dem Thema Berührungen, Beziehungen und Wahrnehmung der Demenz zu nähern. Zu Beginn dieser Reise, deren Auslöser ein Besuch bei meiner Tante Gladys im Pflegeheim war, hatte ich keine Ahnung, wie viel ich über die Bedeutung von Berührungen, Persönlichkeit, Wahrnehmung der Demenz und die Rolle von Beziehungen in der person-zentrierten Pflege erfahren würde. Diese Reise hat zeitweise über einen bizarren intellektuellen Weg geführt, dessen Ziel „profunde Erkenntnisse" über Dinge waren, die ohnehin jeder intuitiv weiß! Selbstverständlichkeiten im Zusammenhang mit Berührungen wurden zu einer komplizierten und abstrakten Angelegenheit aufgebauscht! Ups!

Dies ist eine konkrete Gefahr für Menschen, die „forschen" und „Experten" in einem Bereich werden. Wird etwas wahrhaft „Interessantes" entdeckt, ist es ein Kinderspiel, es komplizierter als nötig darzustellen. Einfache Sachverhalte über den Kontakt zu Dingen in kompliziert klingende Fachterminologie zu kleiden ist eine Falle, in die Studenten und Forscher womöglich bis zum Ende ihrer Tage tappen. Das ist fatal, wenn es zur Folge hat, dass andere an ihrer Fähigkeit zweifeln, Menschen in Not zu trösten und zu beruhigen oder ihr Selbstvertrauen verlieren. Ich entschuldige mich bei allen Lesern, die bei der Lektüre eines der Kapitel in diesem Buch ähnliche Erfahrungen gemacht haben. Gedanken kompliziert auszudrücken hat nichts mit Intelligenz oder profundem Fachwissen zu tun, sondern eher mit einer tief sitzenden Angst, andere könnten einen für weniger klug und wichtig halten. Ein weiterer Grund ist der, dass Forscher Wissen, Erkenntnisse und Informationen über ein Thema aus wissenschaftlichen Artikeln und Büchern beziehen. Doch diese Art von Lektüre macht einen noch lange nicht zu einem liebevolleren, mitfühlenderen und mutigeren Menschen. Aber genau diese Eigenschaften sind von entscheidender Bedeutung für die pflegerischen Begegnungen, um die es in diesem Buch geht.

Der Kontakt zu einem Betreuer oder einem Menschen mit Demenz hat mir immer geholfen, meinen Elfenbeinturm zu verlassen, wieder in der Realität anzukommen und er hat mir gezeigt, was wirklich zählt. Ich erinnere mich noch an folgende Äußerung einer Frau mit Demenz: „Danke, danke, ich mag Sie. Sie benutzen diese [sie hob ihre Hände], ohne dass ich mich nachher schlecht fühle." Sie war bettlägerig und wurde ab und zu von mir, dem Therapeuten, und regelmäßig von ihren Betreuerinnen besucht, die sich auf der körperlichen Ebene um ihre pflegerischen Bedürfnisse kümmerten. Ich glaube, sie hat meine personzentrierten Berührungen mit den aufgabenorientierten Berührungen verglichen, die sie regelmäßig im Rahmen von Pflegeroutinen erfuhr. Eine andere Frau mit Demenz sagte mir, als wir einander umarmten: „Ich bin schon seit Jahren wegen meiner Behinderung nicht mehr umarmt worden. Aber meine Behinderung ist für irgendetwas gut. Und das ist das Ende der Geschichte." Sie saß in ihrem Bett, als sie ihre Arme nach mir ausstreckte, und ich war ganz kurz davor, die Umarmung zu vermeiden, aus Angst, was die Leute, die plötzlich das Zimmer betreten, denken könnten. Zum Glück haben Mitgefühl und Mut gesiegt.

Diese beiden Äußerungen bringen einfach und prägnant auf den Punkt, was ich über die Rolle von Berührungen im Rahmen der Pflege zum Ausdruck bringen möchte. Das Feedback der Betreuer fiel dagegen weniger schwärmerisch aus: „Sie meinen also wirklich, dass die Leute hin und wieder eine Umarmung brauchen?" oder „Das haben wir alles schon einmal gehört, aber es bringt nichts, es ständig zu wiederholen, wenn wir sowieso nicht die Zeit haben, es in die Praxis umzusetzen." Es war wichtig für mich, regelmäßig mit all diesen ernüchternden Äußerungen konfrontiert zu werden, um sicher zu sein, dass mein Interesse an dem Thema mich nicht dazu verleitete, die konkreten Erfahrungen der Beteiligten konsequent auszublenden. Sollten Ihnen ähnliche Kommentare zu bestimmten Teilen des Buches einfallen, lassen Sie es mich wissen, denn nur so lerne ich, effizienter zu kommunizieren.

Mag sein, dass in dem Buch hier und da Selbstverständliches übertrieben dargestellt wurde, aber im Zuge dessen wird auch ein Aspekt beleuchtet, den Betreuer oft gar nicht mehr hinterfragen und reflektieren: die Rolle aufgabenorientierter Berührungen in der Pflege demenzkranker Menschen. Die Auswirkungen von „instrumentellen Berührungen", „prozeduralen Berührungen" und „zielorientierten Berührungen" auf das Wohlbefinden der Patienten wurden zwar wissenschaftlich untersucht, dennoch wurde diesen Berührungsarten in der Praxis kaum Beachtung geschenkt. Der Grund ist vermutlich der, dass es sich um Routinen handelt und wir uns eher Gedanken über Dinge machen, die die Routinen stören oder unterbrechen. Diskussionen mit Betreuern über diese Berührungsart vermittelten diesen oft neue Einsichten und Erkenntnisse, die allerdings eher ernüchternd waren, dieses Mal aber für die Betreuer selbst. Sie reagierten zumeist schockiert, wenn sie erfuhren, dass beispielsweise ihre routinemäßigen Berührungen im Rahmen pflegerischer Aufgaben, anders als die liebevollen, freundschaftlichen, aber als zu riskant geltenden Berührungen, häufig Probleme verursachten. Die Auseinandersetzung mit dem Thema machte deutlich, dass gerade die von den Betreuern gar nicht bewusst wahrgenommenen Kleinigkeiten (wie z.B. ihre Körpersprache und die Art ihrer Berührung) entweder Teil des Problems oder Teil der Lösung waren. Das Bewusstmachen dieser Kleinigkeiten und deren Auswirkungen auf die betroffenen Menschen ist für die Betreuer manchmal schon Anlass genug, ihre Praxis zu verändern.

Was aufgabenorientierte Berührungen anbelangt, müssen Manager und ranghöhere Betreuer die Bedingungen schaffen, die die Betreuer brauchen, um ihre Erkenntnisse in die Praxis umzusetzen. Manager und ranghöhere Betreuer, die auf rigide Zeitvorgaben und routinebasierte Pflege verzichten, gewähren den Betreuern die Freiheit, den ganzen Tag mit den Bewohnern auf sinnvolle Art Kontakt zu pflegen, und zwar nicht nur während, sondern auch außerhalb der pflegerischen Aufgaben. Diese Vorstellung wirkt wahrscheinlich abschreckend auf viele Manager und ranghöhere Betreuer, die in der Aufrechterhaltung von Kontrolle und Ordnung die einzige Möglichkeiten sehen, professionelle und klinische Standards umzusetzen. Dinge nicht tun und Dinge geschehen lassen setzt ein gewisses Maß an Vertrauen in das Pflegeteam voraus, das in professionellen Settings manchmal so gut wie gar nicht vorhanden ist. Die Verbesserung der Pflegequalität braucht aber genau diese Art von Vertrauen sowie eine gehörige Portion Mut und Mitgefühl.

Manchmal haben die Betreuer von wunderbar klugen, kreativen und originellen Ansätzen im Umgang mit aufgabenorientierten Berührungen berichtet, vor allem in Diskussionen, in denen es um Widerstand gegen Berührungen im Rahmen pflegerischer Aufgaben ging. Ich war absolut begeistert von ihrem Einfallsreichtum und den Ergebnissen ihrer Vorgehensweise. Diese Diskussionen haben mich bewogen, weitere wissenschaftliche Beiträge zum Thema „Widerstand gegen die Pflege" oder „unkooperatives Verhalten" zu lesen und ich war sehr erstaunt, wie irreführend, paternalistisch und bevormundend einige Studien waren. Sie behaupteten fälschlicherweise, dass Menschen mit Demenz sich der „Pflege" widersetzen, dabei widersetzen sie sich lediglich den Berührungen im Rahmen pflegerischer Aufgaben. Zudem wurde darauf verzichtet, die „Aufgabe", „Berührung" oder „Pflege" aus der Sicht von Menschen mit Demenz zu betrachten. Aus Sicht eines Menschen, der nicht logisch denken kann und daher auch die pflegerische Aufgabe nicht versteht, haben solche Interventionen wenig mit Pflege zu tun. Da diese Studien die empathische Sicht auf das Problem vermissen lassen und überdies Ausdrücke wie „Widerstand gegen die Pflege" und „unkooperatives Verhalten" unkritisch übernehmen, laufen sie Gefahr, genau jene paternalistischen und bevormundenden Ansätze im Umgang mit pflegerischen Aufgaben zu bestärken, die aufseiten der Betroffenen Protest und destruktives Verhalten hervorrufen. Da die Studien nicht realisieren, welche Rolle Berührungen beim „Widerstand gegen die Pflege“ spielen, sind ihnen auch die diesem Verhalten zugrunde liegen Auslöser nicht bekannt. Folglich hatten sie Betreuern, die sich um die Zustimmung von Betroffenen bemühen, denn auch keinerlei Orientierung anzubieten.

Ein Blick auf die unkonventionellen Ansätze zeigt, dass die Betreuer intuitiv auf die in Kapitel 3 diskutierten Faktoren gesetzt haben, die die Wahrnehmung von Berührungen beeinflussen. Diese Faktoren haben den Weg für die Zustimmung geebnet und die Betreuer in die Lage versetzt, so viel Vertrauen und Motivation aufzubauen, dass Menschen ohne logisches Denkvermögen ihre Zustimmung äußern können. Diese Entdeckung ist ein gutes Beispiel dafür, wie abstrakte Theorien über Berührungen und praktische Erfahrungen mit der Pflege einander ergänzen und eine universelle Theorie begründen können, die es ermöglicht, ein praktisches Problem in der Pflege demenzkranker Menschen verständlich darzustellen und nach einer Lösung zu suchen. In diesem Fall waren kritische Auseinandersetzung und geistige Abstraktion sinnvoll und führten, mit Unterstützung professioneller Betreuer, zur Entwicklung konkreter Richtlinien, die Betreuern den Weg zu echter Zustimmung zu pflegerischen Maßnahmen ebnen **(Kap. 10)**. Hurrah!

Ich hoffe, dass in diesem Buch das Verhältnis zwischen Theorie und Praxis ausgewogen ist und dass die Inhalte, was die subjektiven Wahrnehmungen in puncto Geben und Annehmen von fürsorglichem Verhalten betrifft, immer noch relevant sind. Das Buch soll Betreuern helfen, sicherer und effizienter mit Berührungen umzugehen, die Menschen mit mehr Selbstvertrauen zu betreuen und bei ihrer Arbeit liebevoller und mitfühlender zu sein. Betreuer, die all dies nachvollziehen können, werden dies über ihre Berührungen auch den Menschen mit Demenz vermitteln können. Ich hoffe, dass sie nach der Lektüre des Buches sicherer im Umgang mit Berührungen werden. Sicherheit im Umgang mit Berührungen hat allerdings nichts mit Sorglosigkeit, blindem Vertrauen oder Naivität zu tun! Wie dieses Buch zeigt, erfordert Sicherheit im Umgang mit Berührungen Bewusstheit, Neugier, Experimentierfreude, Intelligenz, die Fähigkeit zu reflektieren und zu analysieren und den Mut, Maßnahmen, die Betreuer befähigen, effizienter zu kommunizieren, in die Praxis umzusetzen. Nicht passives Akzeptieren, sondern aktive Auseinandersetzung ist gefragt. In Anhang 6 finden Sie die Checkliste: Sicherheit im Umgang mit Berührungen. Dort sind Maßnahmen aufgeführt, die den Anbietern von Pflegedienstleistungen helfen, eine kongruente Berührungskultur zu entwickeln, die gewährleistet, dass der Umgang der Betreuer mit Berührungen einfühlsam, sicher und effizient vonstattengeht. Wenn die Anbieter von Pflegedienstleistungen diese Maßnahmen erfolgreich umsetzen, werden die Betreuern mehr Vertrauen in ihren

Umgang mit Berührungen haben und die von ihnen betreuten Menschen mehr Vertrauen zu ihren Betreuern.

Wohltuende und liebevolle Berührung hat sehr viel mit Vertrauen zu tun. Die eine Person muss darauf vertrauen, dass ihr Handeln von Mitgefühl bestimmt ist und dass die andere Person die Berührung zulässt. Die Person, die die Berührung empfängt, muss darauf vertrauen, dass sie die Liebe und Zuwendung verdient und sie muss so viel Vertrauen zu der anderen Person haben, dass sie eine Berührung zulässt. Beide Seiten vertrauen darauf, dass sie wie Menschen miteinander umgehen. Dies gilt umso mehr, wenn die eine Person Demenz hat und möglicherweise nicht weiß, wer die andere Person ist. Vertrauen spielt beim Geben und Annehmen von fürsorglichem Verhalten demnach eine große Rolle. Leider wird in professionellen Pflegesettings der Aspekt der Menschlichkeit oft ignoriert, missachtet und manchmal sogar verächtlich gemacht. Manche Anbieter von Pflegedienstleistungen sind der irrigen Auffassung, diesen Aspekt bei der pflegerischen Arbeit vernachlässigen zu können. Die Menschen in solchen Pflegesettings achten vor allem darauf, wie sie sich voreinander schützen können. Bedauerlicherweise bestätigen Versicherungspolicen sie in ihrer Überzeugung, Angst und Misstrauen gegenüber anderen seien gerechtfertigt. Mir wurde geraten, Menschen in Pflegeheimen nicht in ihrem Schlafzimmer zu besuchen, weil der Anbieter der Pflegedienstleistungen gegen das Risiko nicht versichert ist. Ich habe auch gehört, wie meine Tochter als „Unternehmensrisiko“ bezeichnet wurde, und ich wurde aufgefordert, sie nicht mehr in das Pflegesetting mitzubringen. Wahr ist: Ohne Vertrauen sind wertvolle Kontakte zu anderen Menschen nicht möglich.

Es stimmt, dass der Kontakt zu anderen Menschen Zudringlichkeit, Misshandlung und Ausbeutung Tür und Tor öffnet und dass Menschen mit Demenz in diesem Punkt besonders verletzlich sind. Doch weitaus größer und allgegenwärtig ist das Risiko, überhaupt keinen Kontakt zu anderen Menschen zu haben. Anbieter von Pflegedienstleistungen, die Menschen mit Demenz vor zudringlichen oder feindseligen körperlichen Kontakten schützen wollen, unterbinden letztendlich alle wertvollen Kontakte. Diese Deprivation hat die gleichen schädlichen Auswirkungen wie jede andere Form der Misshandlung. Wenn wir übertriebene Angst davor haben, dass Betreuer Menschen mit Demenz „zu nahe“ kommen, werden die Betroffenen irgendwann so weit weg von anderen Menschen sein, dass ihnen niemand mehr so nahekommt, dass sie ihn in ihr Leben einbeziehen können. Dies ist eine unerträgliche Situation, besonders in Situationen, wenn die Betroffenen mit Verlusten, Ungewissheit und Schmerz konfrontiert sind. Schauen Sie sich die Abbildung 13-1 an. So bringen wir unser Leid zum Ausdruck, wenn wir große Verluste alleine verkraften müssen. Wir legen den Kopf in die Hand, um Trost zu finden.

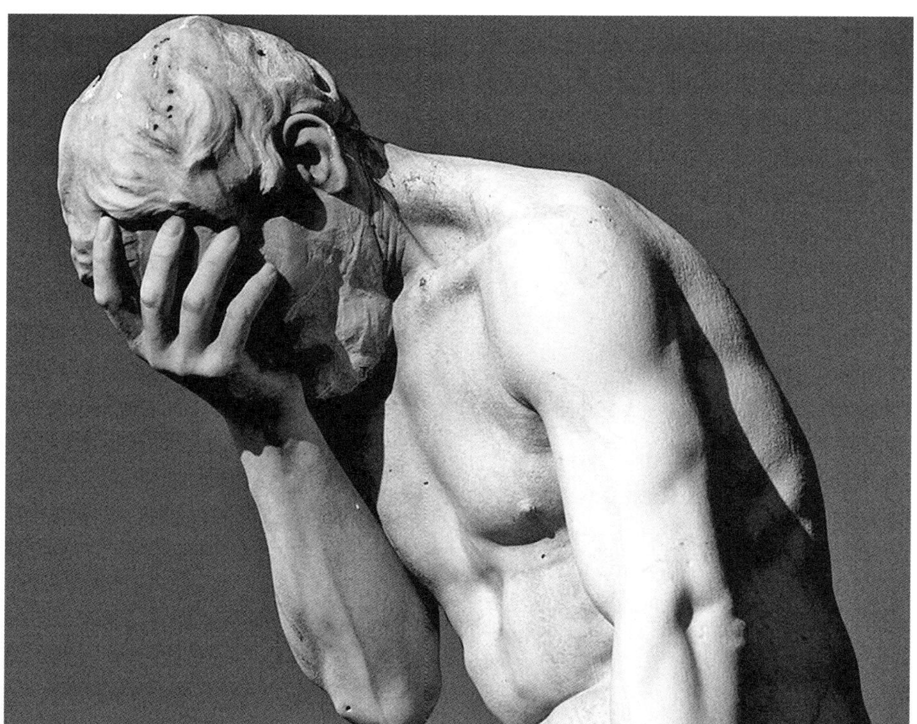

Abbildung 13-1: Kopf in den Händen

In vielen Pflegeheimen, die ich besucht habe, ist diese Körperhaltung sehr verbreitet. Viele Gesundheitsfachleute sind inzwischen dagegen immun. Als ich einmal auf einen Mann zeigte, der mit dem Kopf in seine Hände gestützt dasaß, sagte ein Betreuer: „Oh, das ist George. Er sitzt immer so da.“ Wo ist der Impuls geblieben, zu George zu gehen, ihn zu berühren und zu trösten, ihm die eigenen Hände als Stütze für seinen Kopf anzubieten, damit er sich in der über diese Berührung vermitteltenden, liebevollen und fürsorglichen Beziehung geborgen fühlen kann? Genau diese Art von Einfühlungsvermögen könnte einer der Maßstäbe sein, an dem wir die Qualität der professionellen Pflege messen. Bitte nutzen Sie das Buch, um diese Hoffnung Wirklichkeit werden zu lassen.

Anhang 1: Tool zur Beobachtung von Berührungen (TOT)

Der demenzbedingte Verlust von Autonomie und Unabhängigkeit wirkt sich massiv auf die Wahrnehmung von Berührungen aus. Je mehr Hilfe Betroffene bei den Aufgaben des täglichen Lebens benötigen, desto häufiger werden sie von den Menschen berührt, die sie unterstützen. Da die Demenz die Fähigkeit der Betroffenen beeinträchtigt, Menschen zu erkennen und repräsentative Formen der Kommunikation zu verarbeiten, entscheidet die Qualität der Berührung mehr denn je darüber, wie Beziehungen wahrgenommen werden. Dies bedeutet, dass die Berührungen der Betreuer einen großen Einfluss darauf haben, wie die Pflege von den Betroffenen subjektiv wahrgenommen wird. Das Tool zur Beobachtung von Berührungen legt bei der Bewertung der Lebensqualität die Qualität der Berührungen zugrunde. Damit widerspricht es der Auffassung, der körperliche Kontakt im Rahmen der Pflege sei eine rein mechanische Angelegenheit und es erkennt an, dass Berührungen einen Einfluss auf die subjektive Wahrnehmung der Pflege haben. Die Beobachtung dieses allgegenwärtigen Aspekts der pflegerischen Arbeit bietet den Anbietern von Pflegedienstleistungen die Möglichkeit,

- Erkenntnisse über die Berührungskultur in einem Pflegesetting zu gewinnen (**Kap. 1**).
- einzuschätzen, ob die Berührungen durch einen Betreuer eine pflegerische Intention vermitteln.
- zu überprüfen, ob die Wahrnehmung von Berührungen im Rahmen der Pflege den Weg ebnet für person-zentrierte Beziehungen und ein positives Selbstgefühl oder für bevormundende, paternalistische, die Persönlichkeit zerstörende Beziehungen (**Kap. 7–10**).
- die Auswirkungen des in diesem Buch beschriebenen Praxisentwicklungsprozesses zu überprüfen, indem sie vor und nach jeder Trainingsübung und nach jedem Schritt zur Veränderung der Kultur Beobachtungen durchführen.

Das Tool wurde in stationären Demenzpflegesettings im Rahmen eines informellen handlungsorientierten Lernprojektes adaptiert und entwickelt. Die Kapitel in diesem Buch erläutern die Grundlage, auf dem diese Beobachtungsmethode basiert. Beobachter sind gut beraten, das ganze Buch zu lesen, bevor Sie Beobachtungen durchführen oder die Ergebnisse interpretieren.

Das Tool ist kein validiertes Beobachtungsinstrument. Es soll lediglich eine Anleitung zur Durchführung strukturierter Beobachtungen von Berührungen im Rahmen der Pflege sein. Ich hoffe, dass diese Beobachtungen in Praxisentwicklungsprozesse einfließen, die darauf abzielen, die potenziellen Vorteile von Berührungen zu maximieren und deren negative Auswirkungen zu minimieren. Die Leser können das Beobachtungstool, falls sie es für geeignet halten, nach Belieben nutzen, adaptieren und weiterentwickeln und mir ihre Ergebnisse mitteilen. Sonstige Rückmeldungen oder kritische Anmerkungen sind ebenfalls willkommen.

Die Liste unterschiedlicher Berührungsarten misst und bewertet den Einfluss von Berührungen auf die subjektive Wahrnehmung der Pflege. Das Instrument ist eine Abwandlung der von Dean, Proudfoot und Lindesay (1993) entwickelten quality of interactions schedule (QUIS). QUIS listet fünf verschiedene Interaktionstypen auf:

- negative restriktive Pflege
- negative protektive Pflege
- neutrale Pflege
- positive persönliche Pflege
- positive soziale Interaktionen.

Jeder Interaktionstyp beschreibt die Auswirkungen auf die Persönlichkeit und das Wohlbefinden des Empfängers. Allgemein ausgedrückt zeigen diese Klassifizierungen an, ob eine Interaktion als kontrollierend, unpersönlich, höflich oder emotional wohltuend wahrgenommen wird. Jede Interaktion bezieht sich auf die Wahrnehmung des Empfängers der pflegerischen Maßnahme und nicht auf die Intention des Betreuers. Eine Interaktion kann beispielsweise als negative protektive Pflege klassifiziert und somit als kontrollierend empfunden werden, auch wenn die Intention des Betreuers positiv war. QUIS steht also für die Wahrnehmungen des Empfängers der pflegerischen Maßnahme und nicht für die Intentionen des Betreuers.

Um den Einfluss von Berührungen auf die Wahrnehmung der Pflege darzustellen, habe ich die quality of interaction schedule in die quality of touch schedule (QUTS) umgewandelt, wie nachfolgend zu sehen ist.

Interaktionstypen nach QUIS und QUTS

QUIS	QUTS
Negative restriktive Pflege	Negative restriktive Berührungen
Negative protektive Pflege	Negative protektive Berührungen
Neutrale Pflege	Aufgabenorientierte Pflege
Positive persönliche Pflege	Expressive aufgabenorientierte Berührungen
Positive soziale Interaktion	Person-zentrierte Berührungen

Das Tool zur Beobachtung von Berührungen unterscheidet sich insofern von QUIS, als es keine evaluative qualitative Gesamteinschätzung der Wahrnehmung der Pflege innerhalb eines bestimmten Beobachtungszeitraums vornimmt. Das Tool registriert die Wahrnehmung von Berührungen, um die in einem Pflegesetting vorherrschende Berührungskultur zu ermitteln und deren Auswirkungen auf die Persönlichkeit und das Wohlbefinden der Betroffenen festzustellen. Die Abwandlung und Entwicklung von QUTS basiert auf den Arbeiten von Le May/Redfern (1987, 1989), Oliver/Redfern (1991), Mc Cann/McKenna (1993), Routasalo/Lauri (1996) und Gilbert (1998).

Erläuterung der Quality of Touch Schedule

Ich habe fünf verschiedene Wahrnehmungen von Berührungen und deren Auswirkungen auf Beziehungen, Persönlichkeit und Wohlbefinden dargestellt und mich dabei auf die in Kapitel 2 dieses Buches vorgestellte Typologie der Berührungen bezogen. Die Typologie listet unterschiedliche Berührungsarten auf, die quality of touch schedule dagegen fünf verschiedene Wahrnehmungen von Berührungen. Sie gibt Aufschluss darüber, wie eine Berührungsart wahrgenommen wird.

Negative restriktive Berührungen

Diese Berührungen ignorieren die Rechte sowie die Handlungs- und Ausdrucksfreiheit der Betroffenen und/oder verursachen Körperverletzungen bzw. emotionales Leid. Außerhalb pflegerischer Aufgaben und ohne „schützende“ Intention zählen hierzu: „feindselige Berührungen“, „aggressive Berührungen“, „einschränkende Berührungen“ und „invasive Berührungen“. Negative restriktive Berührungen werden wie folgt wahrgenommen:

- als Bestrafung,
- als Beeinträchtigung des Körpers,
- als emotional schmerzlich,
- als bedrohlich und Angst auslösend,
- als Einschränkung der Bewegungs- und Ausdrucksfreiheit,
- als stigmatisierend, weil die Betroffenen behandelt werden wie ein krankes Objekt,
- als Missachtung des Bezugsrahmens der Betroffenen,
- als Missachtung der Realität der Betroffenen,
- als mangelnde Rücksichtnahme auf die Gefühle der Betroffenen, d.h. auf ihre allgegenwärtige Angst oder Not.

Negative protektive Berührungen

Diese Berührungen unterbrechen, behindern, beschränken und kontrollieren, was die Betroffenen tun oder nicht tun können, mit der Begründung, dass der Betreuer weiß, was für die Betroffenen das Beste ist. Im Rahmen normaler pflegerischen Aufgaben sind dies „prozessuale Berührungen", „orientierende Berührungen", „lenkende Berührungen", „diagnostische Berührungen" und „investigative Berührungen". Sie werden wahrgenommen als:

- kontrollierend,
- bevormundend, d.h. es wird zu schnell oder unnötigerweise geholfen,
- Einschränkung der Bewegungsfreiheit,
- Zwang, d.h. die Betroffenen haben keine Wahlmöglichkeit,
- Missachtung des Bezugsrahmens der Betroffenen,
- objektivierend, d.h. die Betroffenen fühlen sich behandelt wie ein Objekt.

Außerhalb pflegerischer Aufgaben zählen hierzu auch „freundschaftliche Berührungen", „spielerische Berührungen", „triumphale Berührungen", „empathische Berührungen" und „Berührungen, die die Verbundenheit stärken". Sie werden von dem Empfänger wahrgenommen als:

- unangenehm,
- invasiv,
- paternalistisch,
- gönnerhaft,
- bevormundend.

Aufgabenorientierte Berührungen

Bei diesen Berührungen geht es um Bedürfnisse, die mit der Körperpflege zu tun haben; person-zentrierte Berührungen gehören nicht dazu. Hierunter fallen „prozessuale Berührungen“, „orientierende Berührungen“, „diagnostische Berührungen“, „investigative Berührungen“ und „lenkende Berührungen“. Sie werden wahrgenommen als:

- aufgabenorientiert, d.h. die Behandlung steht im Vordergrund, nicht die Person,
- geschäftsmäßig und unpersönlich, d.h. ohne soziale oder emotionale Anteilnahme,
- kalt und mechanisch, d.h. ohne Herzlichkeit oder Wohlwollen.

Expressive aufgabenorientierte Berührungen

Diese Berührungen sind Ausdruck einer angenehmen, fürsorglichen, liebevollen, herzlichen und/oder freundschaftlichen Beziehung. Hierzu gehören „prozessuale Berührungen“, „orientierende Berührungen“, „diagnostische Berührungen“, investigative Berührungen“ und „lenkende Berührungen“ *in Kombination mit* einer oder mehreren der folgenden Berührungsarten: „freundschaftliche Berührungen“, „spielerische Berührungen“, „stärkende/vitalisierende Berührungen“, „empathische Berührungen“, „tröstende Berührungen“, „beruhigende Berührungen“, „triumphale Berührungen“, „Berührungen, die die Verbundenheit stärken“, „Berührungen, die überwältigende Gefühle eindämmen“, „sozial normierte Berührungen“, „herzliche Berührungen“, „heilende Berührungen“ und „Berührungen im Rahmen gemeinsamer Aktivitäten bzw. Beschäftigung mit einem Objekt“. Diese Kombination von aufgabenorientierten und person-zentrierten Berührungen wird wahrgenommen als:

- positive, aktive Gemeinschaft,
- Stärkung des Wohlbefindens,
- amüsant und vergnüglich,
- beruhigend und besänftigend,
- liebevoll, fürsorglich und freundschaftlich,
- ermutigend und unterstützend,
- wertschätzend, wohltuend und erfüllend.

Person-zentrierte Berührungen

Diese Berührungen werden dem Bedürfnis nach Liebe, Trost, Bindung, Beschäftigung, Identität oder Inklusion gerecht. Außerhalb pflegerischer Aufgaben fallen hierunter auch „freundschaftliche Berührungen“, „spielerische Berührungen“, „stärkende/vitalisierende Berührungen“, „empathische Berührungen, „tröstende Berührungen“, „beruhigende Berührungen“, „triumphale Berührungen“, „Berührungen, die die Verbundenheit stärken“, „Berührungen, die überwältigende Gefühle eindämmen“, „sozial normierte Berührungen“, „herzliche Berührungen“, „heilende Berührungen“ und „Berührungen im Rahmen gemeinsamer Aktivitäten bzw. Beschäftigung mit einem Objekt“. Diese Kombination von aufgabenorientierten und person-zentrierten Berührungen wird wahrgenommen als:

- positive Gemeinschaft,
- Freundschaft,
- emotionale Verbundenheit,
- amüsant und vergnüglich,
- liebevoll, fürsorglich und freundschaftlich,
- tröstend, beruhigend und unterstützend,
- anerkennend, wertschätzend, würdigend,
- Ausdruck von Sicherheit und Geborgenheit,
- Ausdruck von Zugehörigkeit.

Durchführung einer Beobachtung

Mit dem TOT lassen sich Berührungen im Rahmen pflegerischer Interaktionen beobachten. Die Beobachter müssen sich vor Durchführung der Beobachtung vergewissern, ob der Anbieter der Pflegedienstleistungen mit der Beobachtung einverstanden ist. Beobachter sollen nur beobachten und sich nicht an den pflegerischen Interaktionen beteiligen. Es ist normal, dass die Beobachtung und die Anwesenheit des Beobachters einen Einfluss darauf haben, wie die Mitarbeiter die Berührungen durchführen. Mit dem TOT lässt sich beobachten, wie eine Gruppe oder eine Einzelperson Berührungen innerhalb einer vorgegebenen Zeit wahrnimmt. Die Beobachtungen dürfen nur in den „öffentlichen“ Gemeinschaftsbereichen des Pflegesettings durchgeführt werden; tabu sind private Bereiche wie Schlafzimmer, Badezimmer, Duschraum und Toiletten sowie sehr intime Situationen im Rahmen der Pflege, etwa die Unterstützung bei der Körperpflege. Vier bis sechs Stunden Beobachtung in den Gemeinschaftsbereichen eines Pflegesettings ergeben in der Regel so viele Daten, dass die Auswirkungen der Berührungen in einem bestimmten Pflegesetting ausgewertet werden können. Möglich ist auch, Beobachtungen auf beispielsweise eine Stunde zu begrenzen, wenn eine „Momentaufnahme“ der Wahrnehmungen von Berührungen zu einem bestimmten Zeitpunkt in einem bestimmten Setting ausreicht.

Das Formular zur Beobachtung von Berührungen (s. Anhang 3) ermittelt:

- die Anzahl der Berührungen im Rahmen einer pflegerischen Interaktion,
- die Qualität der im Rahmen der pflegerischen Interaktion gezählten Berührungen,
- ob die beobachteten Berührungen von den Mitarbeitern ausgehen, ob die Mitarbeiter Empfänger von Berührungen sind oder beides.

Die Anzahl der Berührungen innerhalb eines Zeitraums von fünf Minuten genau anzugeben ist ziemlich schwierig, weil nicht immer gut zu erkennen ist, wann eine Berührung im Rahmen einer Interaktion beginnt, wann sie endet und wie häufig berührt wird. Deshalb sollten die Beobachter jedes Mal einzeln notieren, wenn im Rahmen einer Begegnung Berührungen stattfinden anstatt die exakte Gesamtzahl der Berührungen anzugeben. Der Beobachter muss anhand der Berührungsklassifizierungen auch vermerken, wie die Berührungen wahrgenommen werden. Dabei muss er subjektiv und intuitiv entscheiden, wie die einzelnen Berührungsarten von den Empfängern wahrgenommen werden. Sollte sich herausstellen, dass die Zusammenfassung der Klassifizierungen unklar oder nicht eindeutig ist, lesen Sie noch einmal die Kapitel 7, 8, 9 und 10, die die Wahrnehmung von person-zentrierten und aufgabenorientierten Berührungen ausführlich thematisieren. Des Weiteren muss der Beobachter festhalten, wie oft die Betreuer im Rahmen einer Begegnung von der zu betreuenden Person berührt werden und um welche Berührungsart es sich handelt.

Am Schluss der Beobachtungszeit werden die Daten kollationiert und positive Praktiken sowie entwicklungsbedürftige Bereiche, die während der Beobachtung festgestellt wurden, kurz kommentiert (TOT-Formular, Anhang 4).

Arbeiten mit Beobachtungsformularen

Eine Beobachtung dauert 30 Minuten. Jedes Formular ist eingeteilt in sechs fünfminütige Beobachtungsfenster. Die Zeiten werden in jeder Reihe in die Rubrik Zeitrahmen eingetragen. Der Beobachter macht jedes Mal einen Haken, wenn eine Berührung im Rahmen einer pflegerischen Interaktion stattfindet. Jeder notierten Berührung wird dann eine Qualität zugeordnet (quality of touch schedule) und es wird festgehalten, ob die Berührung ausgeführt oder empfangen wurde. Hier einige Beispiele:

- Handschlag von einem Betreuer außerhalb einer pflegerischen Aufgabe: Das Feld „Ausgeführt“ im Kasten „Person-zentrierte Berührungen“ wird markiert.

- Kuss von einer Person mit Demenz: Das Feld „Empfangen" im Kasten „Person-zentrierte Berührungen" wird markiert.
- Ein Betreuer hält einem Betroffenen die Hand, während er ihn beim Essen unterstützt: Das Feld „Ausgeführt" im Kasten „Person-zentrierte Berührungen" wird markiert.
- Ein Betreuer hebt die Beine eines Betroffenen an, um die Fußstützen seines Rollstuhls einzustellen: Das Feld „Ausgeführt" im Kasten „Aufgabenorientierte Berührungen" wird markiert, wenn der Betreuer seine Absicht dem Betroffenen vor der Berührung mitgeteilt hat.
- Ein Betreuer hebt die Beine eines Betroffenen an, um die Fußstützen seines Rollstuhls einzustellen, ohne Kontakt zu ihm aufzunehmen oder mit ihm zu kommunizieren: Das Feld „Ausgeführt" im Kasten „Negative protektive Berührungen" wird markiert.
- Ein Betreuer reicht einem Betroffenen Essen an, um ihn am Sprechen zu hindern: Das Feld „Ausgeführt" im Kasten „Negative restriktive Berührungen" wird markiert.
- Ein Betroffener streichelt das Gesicht eines Betreuers: Das Feld „Empfangen" im Kasten „Person-zentrierte Berührungen" wird markiert.
- Ein Betroffener bürstet das Haar eines Betreuers: Das Feld „Empfangen" im Kasten „Aufgabenorientierte Berührungen" wird markiert.

Die Anzahl der Haken innerhalb der vorgegebenen Zeit steht für die Anzahl der Interaktionen mit Berührungen. Die Verteilung der Haken über die einzelnen Rubriken gibt Aufschluss darüber, wie die Berührungen wahrgenommen wurden und dokumentiert das Ausmaß der Reziprozität zwischen Betreuern und Menschen mit Demenz.

Der Beobachter sollte in dem Kasten „Bemerkungen" nähere Angaben zu den Berührungen machen, die innerhalb der vorgegebenen fünf Minuten durchgeführt wurden, etwa zu den beobachteten Berührungsarten oder zur Art des Kontakts sowie zu den Wahrnehmungen der Berührungen und den Reaktionen darauf. Anschließend nutzt der Beobachter die im Verlauf einer Beobachtungsphase gewonnenen Daten über die Qualität der Berührungen sowie die Bemerkungen, um positive Praktiken und entwicklungsbedürftige Bereiche zusammenfassend darzustellen.

Empfehlungen für die Ergebnisinterpretation

Die im Verlauf einer Beobachtung kollationierten Daten können genutzt werden,

- um die in einem Pflegesetting vorherrschende Berührungskultur und deren Implikationen für das Pflegemodell zu bestimmen;
- um festzustellen, wie die Wahrnehmung von Berührungen die subjektive Wahrnehmung der Pflege beeinflusst;
- um herauszufinden, ob die Berührungen eines Betreuers durchgängig eine pflegerische Intention vermitteln;
- um weitere Faktoren ausfindig zu machen, die einen Einfluss darauf haben, wie Berührungen im Tagesverlauf durchgeführt werden (etwa die Tageszeit, die Ausstattung der Umgebung oder vorgegebene Pflegeroutinen).

Beobachter, die das Buch ganz gelesen haben, sollten in der Lage sein, anhand der Beobachtungsergebnisse und der nachfolgenden Empfehlungen selbst einzuschätzen, welche Rolle Berührungen in ihrem Pflegesetting spielen. Diese Einschätzung kann später in einen Praxisentwicklungsprozess einfließen. Des Weiteren sollten Beobachter prüfen, welche Schritte zur Veränderung der Kultur (s. Kasten am Ende eines jeden Kapitels und die Checkliste: Sicherheit im Umgang mit Berührungen) geeignet sind, die im Zuge der Beobachtung festgestellten Probleme zu lösen. Die folgenden Faktoren können für Beobachter bei ihrer Auseinandersetzung mit den Ergebnissen der Beobachtung hilfreich sein.

Anpassung des Umgangs mit Berührungen an das Demenzstadium

Beobachter müssen prüfen, welchen Einfluss das Stadium der Demenz auf die Wahrnehmung von Berührungen im Rahmen pflegerischer Aufgaben hat. Menschen im fortgeschrittenen Stadium der Demenz können den Sinn aufgabenorientierter Berührungen häufig nicht verstehen. Dieser Faktor verändert die Wahrnehmung aufgabenorientierter Berührungen drastisch – er kann, vorausgesetzt die Berührungen im Rahmen routinemäßiger pflegerischer Aufgaben sind einvernehmlich, dazu führen, dass die Berührungen als negativ protektiv wahrgenommen werden. In diesem Fall sind für Betreuer expressive aufgabenorientierte Berührungen optimal geeignet, um den Betroffenen im Rahmen einer pflegerischen Aufgabe ihre pflegerische Intention deutlich zu machen. Menschen im Frühstadium der Demenz, die in der Lage sind, den Sinn einer pflegerischen Aufgabe zu verstehen, erschließt sich auch ohne diese Art der Berührung die Beziehung und die Intentionen des Betreuers. Aufgabenorientierte Berührungen werden den Bedürfnissen von Menschen in diesem Stadium der Demenz eher gerecht. Beobachter sollten darauf achten, ob die Betreuer ihren Umgang mit

Berührungen verändern mit dem Ziel, ihn an das Stadium der Demenz des Empfängers anzupassen.

Negative Wahrnehmungen von person-zentrierten Berührungen

Nicht alle person-zentrierten Berührungen werden als positiv wahrgenommen. Negativ wahrgenommen werden sie, wenn die Durchführung entweder nicht mit den Vorstellungen des Empfängers von seiner Beziehung zu dem Betreuer übereinstimmt oder seinen aktuellen emotionalen Bedürfnissen nicht entspricht. Solche negativen Wahrnehmungen von Berührungen sollten aus folgenden Gründen als „negative protektive Berührung" klassifiziert werden.

- *Person-zentrierte Berührungsarten, die nicht mit der Beziehung übereinstimmen.* Dieser Fall tritt ein, wenn der Betreuer irrtümlich davon ausgeht, dass die Person mit Demenz ihn kennt, d.h. weiß, wer er ist. Diese Unterstellung kann zur Folge haben, dass der Betreuer den Betroffenen auf eine Art und Weise berührt, die dieser als zu vertraulich empfindet. Möglich ist auch, dass der Betreuer den Betroffenen auf freundschaftliche Art und Weise berührt, jedoch ohne Kontakt zu ihm aufzunehmen. In diesem Fall mag der Empfänger sich fragen, wer ihn berührt und warum. Ich bezeichne diese Berührungsart als „prekäre Situation" („touch and go"), weil der Betreuer nicht lange genug bleibt, dass der Betroffene erkennen kann, wer ihn berührt! In beiden Fällen kann die Berührung von dem Betroffenen so wahrgenommen werden, als hätte ein Fremder sich erdreistet, ihn zu berühren.
- *Person-zentrierte Berührungsarten, die nicht den Bedürfnissen des Betroffenen entsprechen.* Manche Menschen empfinden tröstende Berührungen und Nähe als unangenehm, entweder weil sie nicht besonders empfindsam oder weil sie nicht in der richtigen Stimmung sind oder weil sie die Berührung als Angriff auf ihre Autonomie und Unabhängigkeit empfinden. Betreuer, die die von ihnen betreuten Menschen gut kennen, kennen auch deren jeweilige Einstellung gegenüber Berührungen. Manche Betreuer ignorieren diese Unterschiede jedoch und behandeln alle auf die gleiche Art. Dabei nehmen sie in Kauf, die Betroffenen auf eine Art zu berühren, die mit ihren eigenen Wünschen übereinstimmt, aber nicht mit denen des Betroffenen.

Expressive aufgabenorientierte Berührungen

Manchmal lässt sich nur schwer feststellen, ob die Berührungen im Rahmen einer Interaktion aufgabenorientiert oder person-zentriert sind, was sich so erklärt, dass beide Berührungsarten darin vorkommen. In diesem Fall handelt es sich um expressive aufgabenorientierte Berührungen, die sowohl eine Funktion erfüllen als auch die soziale und emotionale Verbundenheit stärken. Pflegerische Aufgaben dieser Art werden von den Empfängern als fürsorglich wahrgenommen.

Diese Berührungsart spielt oft eine wichtige Rolle in der person-zentrierten Pflege. Der person-zentrierten Pflege gelingt es, effizient zu kombinieren, was in vielen institutionellen Settings als zwei verschiedene Formen der Pflege gilt: emotionale Pflege und körperliche Pflege. Eine große Anzahl expressiver aufgabenorientierte Berührungen deutet auf eine person-zentrierte Durchführung pflegerischer Aufgaben und somit auf einen kongruenten Dienst hin (**Kap. 1**). Umgekehrt ist eine sehr geringe Anzahl person-zentrierter Berührungen ein Hinweis auf einen klinischen oder gemischten Dienst (**Kap. 1**), indem emotionale und körperliche Pflege als getrennt gelten und folglich als zwei verschiedene Interventionen behandelt werden.

Eine große Anzahl negativer Wahrnehmungen von Berührungen

Da negative restriktive Berührungen als Missbrauch gelten, muss jedem Hinweis darauf nachgegangen werden. Eine große Anzahl negativer restriktiver Berührungen ist ein Anzeichen für eine bösartige Sozialpsychologie in der Pflege demenzkranker Menschen. Hier gilt es, sofort zu reagieren und rechtliche Schritte in Erwägung zu ziehen.

Negative protektive Berührungen sind dagegen eher das Ergebnis eines Pflegeansatzes, der bevormundend und paternalistisch ist. Sie können ein Hinweis auf den kontrollierenden Ansatz eines Betreuers sein. Ist die hohe Anzahl dieser Berührungsart jedoch Ausdruck der Art und Weise, wie das ganze Pflegeteam mit Berührungen umgeht, lässt sie auf eine kontrollierende, von einer „Wir-und-Sie"-Haltung geprägte Pflegekultur schließen.

Eine hohe Anzahl negativer protektiver Berührungen ist ein Anzeichen für einen klinischen Dienst, dessen Pflegekultur unbedingt einer radikalen Veränderung bedarf (Kap. 1). Anbieter von Pflegedienstleistungen sind gut beraten, als ersten Schritt der Demenzpflege eine person-zentrierte Philosophie zu verordnen, in ein umfassendes Training in person-zentrierter Pflege zu investieren und eine Einschätzung ihres aktuellen Dienstes vorzunehmen, z. B. mit einem Beobachtungs-Tool, das die Qualität von Interaktionen überprüft.

Eine große Anzahl aufgabenorientierter Berührungen

Aufgabenorientierte Berührungen kommen im Rahmen von Interaktionen vor, die ausschließlich auf körperliche Pflegebedürfnisse reagieren und emotionale sowie soziale Bedürfnisse völlig ausklammern. Gründe für eine große Anzahl aufgabenorientierter Berührungen können sein:

- Eine aufgabenorientierte Pflegekultur, in der körperliche Pflegebedürfnisse Vorrang vor emotionalen Bedürfnissen haben.
- Eine emotional distanzierte Pflegekultur, in der die Betreuer sich hüten, den Betroffenen „zu nahe" zu kommen und „allzu freundlich" zu ihnen zu sein.

- Eine rigide routinebasierte Pflegekultur, die den Betreuern das Gefühl vermittelt, weder die Zeit noch die Freiheit für sinnvolle Kontakte zu den Betroffenen zu haben.
- Eine Pflegeumgebung, in der die Leute dicht nebeneinander in Sesseln sitzen und die den Menschen, die in dem Heim leben und denen, die dort arbeiten, kaum die Chance lässt, einander nahe zu kommen.

Eine große Anzahl aufgabenorientierter Berührungen in einem Pflegesetting kann ein Hinweis auf einen klinischen oder gemischten Dienst sein, dessen Kultur von Grund auf verändert werden muss. Der Anbieter der Pflegedienstleistungen sollte als Erstes mit seinen Mitarbeitern über die Rolle freundschaftlicher Berührungen im Rahmen der Pflege sprechen und den Umgang mit Berührungen so verändern, dass die Rolle freundschaftlicher Berührungen und Nähe dabei berücksichtigt wird (**Kap. 2, 7, 8 und 9**). Rigide Pflegeroutinen müssen gelockert werden, damit die Betreuer den ganzen Tag über die Möglichkeit haben, sinnvolle Kontakte zu den Bewohnern zu knüpfen. Möglicherweise muss auch die Ausstattung des Pflegesettings verändert werden, damit die Betreuer dies ungehindert tun können. Eventuell ist auch die trennende „Wir-und-Sie"-Haltung durch einen beziehungszentrierten Pflegeansatz zu ersetzen.

Eine große Anzahl person-zentrierter Berührungen

In einem Pflegesetting mit einer großen Anzahl person-zentrierter Berührungen verhalten sich die Betreuer eher wie Freunde und Kameraden und nicht wie Aufseher. Eine große Anzahl person-zentrierter Berührungen lässt darauf schließen, dass die Betreuer die Freiheit haben, auf sinnvolle Art mit den von ihnen betreuten Menschen umzugehen. Dies ist typisch für einen kreativen oder kongruenten Dienst (**Kap. 1**). Je häufiger die Betreuer person-zentrierte Berührungsarten gezielt einsetzen, um Beziehungen aufzubauen, die auf die individuellen emotionalen Bedürfnisse der Bewohner reagieren, desto verlässlicher deutet ihr Umgang mit Berührungen auf einen kongruenten Dienst hin. Kreative und kongruente Dienste können ihren Umgang mit Berührungen weiter verbessern, wenn sie ihn an das Stadium der Demenz und an die individuellen Bindungsstile der Betroffenen anpassen.

Ausgeführte Berührungen versus empfangene Berührungen

Das TOT misst die Reziprozität von Berührungen im Rahmen der Pflege. Beobachter, die den Umgang der Betreuer mit Berührungen beobachtet haben, sollten die folgenden Fragen beantworten können:

- Wie viele der Berührungen sind gegenseitig?
- Haben die Menschen mit Demenz die Freiheit, die Betreuer berühren?

- Versuchen die Betreuer, den Berührungen der Menschen mit Demenz auszuweichen?
- Lassen die Betreuer es zu, berührt zu werden?
- Welche Berührungsarten lassen die Betreuer zu?

Diese Fragen sind aus mehreren Gründen wichtig. Das Ausmaß der Reziprozität der Berührungen zwischen Personen gibt Aufschluss über die Machtverteilung. Wenn in einer Beziehung beide Parteien die Freiheit haben, sich auf die gleiche Art zu berühren, haben sie gleich viel Macht und Einfluss. Eine solche Beziehung ist eine, die auf Gegenseitigkeit beruht und in der die beiden Parteien ihre Beziehung zueinander über die Art ihrer Berührungen definieren. Hat dagegen nur eine Person in einer Beziehung die Freiheit, die andere zu berühren, hat diese auch mehr Macht und Einfluss.

Natürlich haben die Betreuer mehr Gründe, die Menschen mit Demenz zu berühren als diese Gründe haben, die Betreuer zu berühren, denn Menschen mit Demenz sind oft davon abhängig, dass die Betreuer sich um ihre pflegerischen Grundbedürfnisse kümmern. Diese ungleich verteilte Freiheit, wer wen berührt, führt unweigerlich zu einer ungleichen Machtverteilung. Die Mitarbeiter können dieses Ungleichgewicht beseitigen und den Menschen mit Demenz Macht zurückgeben, indem sie ihnen erlauben, sie auch zu berühren.

Betreuer, die berühren und sich berühren lassen, sorgen für mehr Ausgeglichenheit in der Beziehung und fördern die Reziprozität. Gegenseitige Berührungen bieten den Menschen mit Demenz die Möglichkeit, ihre Beziehung zu dem Betreuer zu definieren und stärken so ihr Gefühl, Dinge beeinflussen zu können. Andere auf eine bestimmte Art zu berühren offenbart wichtige emotionale Bedürfnisse, etwa das Bedürfnis, anderen Zuneigung und Fürsorglichkeit entgegenzubringen. Betreuer reagieren auf dieses Bedürfnis nicht nur, wenn sie liebevolle Berührungen zulassen, sondern auch, wenn sie aufgabenorientierte Berührungen tolerieren, z. B. wenn sie sich von Menschen mit Demenz die Haare bürsten oder die Nägel maniküren lassen. Da gegenseitige Berührungen Menschen mit Demenz die Möglichkeit bieten, Zuneigung und Fürsorglichkeit auszudrücken und zu empfangen, spielen sie eine wichtige Rolle in der person-zentrierten Pflege.

Ein hohes Maß an Reziprozität deutet auf einen kongruenten Dienst und einen beziehungszentrierten Pflegeansatz hin. Ein geringes Maß an Reziprozität offenbart eine kontrollierende Pflegekultur, die durch eine „Wir-und-Sie"-Haltung geprägt ist. Um die Reziprozität zu fördern, den Austausch zu unterstützen und Menschen mit Demenz mehr Einflussnahme zu ermöglichen, sollten Sie:

- Die Betreuer bitten, sich von Menschen mit Demenz freundschaftlich berühren zu lassen.

- Das Heim mit Dingen ausstatten, die Menschen mit Demenz ohne fremde Hilfe erreichen, berühren und benutzen können.
- Objekte zur Verfügung stellen oder Aktivitäten anbieten, die mehr Körperkontakt erfordern, wie z. B. Dinge von Hand zu Hand weiterreichen, gemeinsam Laken falten, tanzen.
- Menschen mit Demenz bitten, die Betreuer zu pflegen, z. B. ihnen die Hände zu massieren, die Haare zu bürsten oder Gesichtscreme/Nagellack aufzutragen.
- Die Betreuer auffordern, auf dem Sofa Platz zu nehmen und sich nahe neben die Menschen mit Demenz zu setzen.

Anhang 2: In der QUTS-Liste verwendete Klassifikationen

Person-zentrierte Berührungen	Expressive aufgabenorientierte Berührungen	Aufgabenorentierte Berührungen	Negative protektive Berührungen	Negative restriktive Berührungen
Berührungen, die auf das Bedürfnis nach Liebe, Trost, Bindung, Beschäftigung, Identität oder Inklusion reagieren. Außerhalb pflegerischer Aufgaben sind dies: „freundschaftliche Berührungen", „spielerische Berührungen", „stärkende Berührungen", „empathische Berührungen", „tröstende Berührungen", „beruhigende Berührungen", „triumphale Berührungen", „Berührungen, die die Verbundenheit stärken", „Berührungen, die überwältigende Gefühle eindämmen", „sozial normierte Berührungen", „herzliche Berührungen", „heilende Berührungen", „empathische Berührungen", „Berührungen im Rahmen gemeinsamer Aktivitäten". Person-zentrierte	Berührungen, die eine freundliche, fürsorgliche, liebevolle, herzliche und/oder freundschaftliche Beziehung vermitteln. Dies sind: „prozessuale Berührungen", „lenkende Berührungen", „diagnostische Berührungen", „investigative Berührungen" oder „lenkende Berührungen" in Kombination mit einer oder mehrerer der folgenden Berührungsarten: „freundschaftliche Berührungen", „spielerische Berührungen", „stärkende Berührungen", „empathische Berührungen", „tröstende Berührungen", „beruhigende Berührungen", „triumphale Berührungen", „die Verbundenheit stärkende Berührungen", „Berührungen, die überwältigende Gefühle eindämmen", „sozial normierte Berührungen",	Berührungen, die ausschließlich auf körperliche pflegerische Bedürfnisse ausgerichtet sind und person-zentrierte Berührungen ausklammern. Dies sind: „prozessuale Berührungen", „lenkende Berührungen", „diagnostische Berührungen", „investigative Berührungen". Aufgabenorientierte Berührungen werden wahrgenommen als: • zweckgebunden, d. h. sie kommen nur im Rahmen einer pflegerischen Aufgabe vor, wie z. B. Transfer und Handling • unpersönlich, d. h. ohne soziale oder emotionale Anteilnahme • offiziell, d. h. die Gründe für die aufgabenorientierte Berührung werden kurz erklärt	Berührungen, die das, was die Betroffenen tun oder nicht tun, beenden, verhindern, einschränken und kontrollieren, weil der Betreuer vermeintlich weiß, was das Beste für sie ist. Im Rahmen offizieller pflegerischer Aufgaben sind dies: „prozessuale Berührungen", „lenkende Berührungen", „diagnostische Berührungen", „investigative Berührungen". Diese Berührungen werden wahrgenommen als: • kontrollierend • bevormundend, d. h. es wird zu schnell oder unnötigerweise geholfen • Einschränkung der Bewegungsfreiheit • Ausübung von Zwang, d. h. die Betroffenen haben keine Wahlmöglichkeiten	Berührungen, die die Rechte der Betroffenen missachten, ihre Handlungs- oder Ausdrucksfreiheit einschränken und körperliche Schäden oder emotionales Leid zur Folge haben. Außerhalb pflegerischer Aufgaben und ohne „protektive" Intention sind dies: „feindselige Berührungen", „aggressive Berührungen", „einschränkende Berührungen", „invasive Berührungen". Diese Berührungen werden wahrgenommen als: • Bestrafung • Körperverletzung • bedrohlich und Angst auslösend • Einschränkung der Handlungs- und Ausdrucksfreiheit

Berührungen werden wahrgenommen als: • positive Gemeinschaft • Freundschaft • emotionale Verbundenheit • spaßig und vergnüglich • liebevoll, fürsorglich und freundschaftlich • tröstend, beruhigend und unterstützend • anerkennend, wertschätzend und würdigend • Ausdruck von Sicherheit und Geborgenheit • Ausdruck von Zugehörigkeit	„herzliche Berührungen", „heilende Berührungen", „Berührungen im Rahmen gemeinsamer Aktivitäten". Die Kombination aus aufgabenorientierten und person-zentrierten Berührungen wird wahrgenommen als: • positive, aktive Gemeinschaft • Stärkung des Wohlbefindens • spaßig und vergnüglich • beruhigend und besänftigend • liebevoll, fürsorglich und freundschaftlich • stärkend und unterstützend • wertschätzend, wohltuend oder erfüllend		• Missachtung der Sichtweise der Betroffenen • objektivierend, d. h. die Betroffenen fühlen sich behandelt wie ein Objekt. Außerhalb pflegerischer Aufgaben gehören dazu: „freundschaftliche Berührungen", „spielerische Berührungen", „triumphale Berührungen", „empathische Berührungen", „Berührungen, die die Verbundenheit stärken". Sie werden von dem Empfänger wahrgenommen als: • unangenehm • unangemessen • invasiv • paternalistisch • gönnerhaft • bevormundend • herablassend	• stigmatisierend, d. h. Betroffene werden behandelt wie ein krankes Objekt (z. B. unnötige Verwendung von Gummihandschuhen) • Missachtung des Bezugsrahmens der Betroffenen • Missachtung der subjektiven Realität des Betroffenen • Missachtung der Gefühle des Betroffenen, wie z. B. Angst oder Leid.

Anmerkung: Diese von Le May/Redfern, 1987, 1989; Oliver/Redfern, 1991; Dean et al., 1993; McCann/McKenna, 1993; Routasalo/Lauri, 1996, Gilbert, 1998 übernommene Klassifikation wurde weiterentwickelt und adaptiert.

Anhang 3: Beobachtungsformular

Pflegesetting:		Beobachtungsbereich:		Name des Beobachters:		
		Datum:				
Zeitrahmen	**Person-zentrierte Berührungen**	**Expressive aufgabenorientierte Berührungen**	**Aufgaben-orientierte Berührungen**	**Negative protektive Berührungen**	**Negative restriktive Berührungen**	**Kommentare**
	einseitig/ empfangen	einseitig/ empfangen	einseitig/ empfangen	einseitig/ empfangen	einseitig/ empfangen	

Anmerkung: (Abwandlung der Quality of Interaction Schedule, Dean et al., 1993.)
Hinweis: Das Beobachtungsformular eignet sich für Gruppen und Einzelpersonen.

Anhang 4: Beobachtungsformular – Zusammenfassung

Datum: **Zeitspanne:** **Beobachtungsbereich:**

Name des Beobachters:

Person-zentrierte Berührungen (insgesamt)	Expressive aufgabenorientierte Berührungen (insgesamt)	Aufgabenorientierte Berührungen (insgesamt)	Negative protektive Berührungen (insgesamt)	Negative restriktive Berührungen (insgesamt)	Berührungen vonseiten der Betreuer (insgesamt)	Berührungen, die die Betreuer empfangen haben (insgesamt)
ausgeführt/ empfangen	ausgeführt/ empfangen	ausgeführt/ empfangen	ausgeführt/ empfangen	ausgeführt/ empfangen		
%	%	%	%	%	%	%

Positives

Entwicklungsbedürftige Bereiche

Anhang 5: Trainingsübungen zum Thema Berührung

Dieses Buch bezieht sich auf folgende Trainingsübungen:
Übung 1: Ein Moment der Berührung (**Kap. 3 und 6**)
Übung 2: Mit und ohne Berührung (**Kap. 5**)
Übung 3: Die Deutung einzelner Berührungsarten (**Kap. 7 und 8**)
Übung 4: Die Welt aufgabenorientierter Berührungen (**Kap. 9**)
Übung 5: Ein Besuch beim Arzt oder Zahnarzt (**Kap. 10**).

Die Übungen 1 und 2 sind praktischer Natur, d.h. die Teilnehmer berühren bzw. werden berührt und können dann eine Weile zu zweit und in Gruppendiskussionen ihre Erfahrung austauschen. In den Übungen 3 bis 5 wird allgemein diskutiert und debattiert und es werden einzelne Berührungsarten gedeutet, die im Alltag und in Pflegesettings vorkommen.

Jede Übung dauert 45 bis 60 Minuten. Die wesentlichen Inhalte der einzelnen Übungen ergeben einen umfassenden Bezugsrahmen, der die Rolle von Berührungen in der Pflege demenzkranker Menschen erläutert. Aus diesem Grunde sollten die Trainer die Übungen in der gleichen Reihenfolge und nach Möglichkeit im Rahmen einer eintägigen Trainingssitzung durchführen.

Um zu zeigen, dass die Erfahrungen und Einstellungen aller Teilnehmer zum Thema Berührungen als wichtig erachtet werden, gilt es darauf hinzuweisen, dass es bei keiner einzigen Trainingsübung darum geht, die Teilnehmer empfindsamer zu machen als sie sein wollen. Niemand bekommt Punkte dafür, dass er die empfindsamste Person im Raum ist! Wie eine Person eine Berührung wahrnimmt, ist höchst individuell und abhängig von ihrem Hintergrund, ihrer Kultur, Religion usw. Wir können alle mehr über Berührungen lernen, wenn die Teilnehmer offen und ehrlich sagen, was sie von den Trainingsübungen halten und wie sie sie wahrgenommen haben. Je besser die Teilnehmer ihre Eindrücke schildern, desto mehr werden sie von ihren Erfahrungen profitieren.

Berührungen bei den Trainingsübungen

Da es bei den Übungen darum geht, andere zu berühren und sich von ihnen berühren zu lassen, sollten die Trainer darauf hinweisen, dass die Teilnahme an den Trainingsübungen grundsätzlich freiwillig ist. Die Teilnehmer brauchen die Gewissheit, dass sie andere nicht berühren bzw. sich von ihnen nicht berühren lassen müssen, falls sie dies wünschen. Alle, die diesen Teil der Trainingsübungen auslassen möchten, können sich selbstverständlich an den Diskussionen beteiligen. Wenn Teilnehmer im Rahmen einer Übung andere weder berühren noch sich von anderen berühren lassen wollen, verrät uns dies etwas Wichtiges über ihre Einstellung gegenüber Berührungen. Wenn wir diese Teilnehmer bitten, uns den Grund für ihr Verhalten zu nennen, haben wir die Chance, die vielfältigen und unterschiedlichen Einstellungen innerhalb der Gruppe kennenzulernen. Den Teilnehmern muss außerdem gesagt werden, dass sie auf ihre Wahrnehmungen achten sollen. Das heißt, wenn Teilnehmer während einer Übung feststellen, dass sie Schwierigkeiten damit haben, können sie die Übung jederzeit abbrechen.

Lernen durch reflektive Auseinandersetzung

Die Trainer sollten den Teilnehmern immer genügend Zeit lassen, ihre Gedanken und Gefühle im Zusammenhang mit einer Übung zu schildern und zu überlegen, was ihre Wahrnehmungen über die Rolle von Berührungen in der Demenzpflege verraten. Im Idealfall versetzen diese reflektiven Diskussionen die Teilnehmer in die Lage, aus ihren Wahrnehmungen während der Übungen Erkenntnisse für ihre künftige Betreuungsarbeit abzuleiten. Diese Erkenntnisse sind die „Lernziele" einer Trainingsübung und die daraus abgeleiteten Maßnahmen die „Lernerfolge".

Reflektive Diskussionen so zu gestalten, dass sie zu den Lernzielen hinführen und diese in konkrete Erfolge münden, erfordert etwas Übung. Um dies zu erreichen, müssen die Trainer für das richtige Maß an Wissbegier, Zeit und Klarheit sorgen. Wissbegier spornt die Teilnehmer an, sich gründlich mit ihren Wahrnehmungen auseinanderzusetzen und sich aufrichtig für die Sichtweise anderer zu interessieren. Ausreichend Zeit ermöglicht den Teilnehmern, eigene Gedanken und Gefühle zu schildern und sich mit den daraus ergebenden Themen und Fragen ernsthaft zu befassen. Klarheit nimmt die für die Ziele der Trainingssitzung relevanten Themen und Fragen in den Fokus.

Die Trainer sind gut beraten, für die Diskussion Sondierungsfragen vorzubereiten, die geeignet sind,

- die Diskussion in Gang zu setzen;
  - die Teilnehmer aufzufordern, über ihre Wahrnehmungen zu berichten;
  - die Teilnehmer in die Lage zu versetzen, Schlussfolgerungen abzuleiten;
  - die Teilnehmer veranlassen zu überlegen, wie sie ihre Erkenntnisse in die Praxis umzusetzen können.

Jede Trainingsübung enthält offene Sondierungsfragen, die für reflektive Diskussionen dieser Art hilfreich sind. Die Trainer sollten außerdem auf einem Flipchart Rückmeldungen dokumentieren und wichtige, in der Diskussion erarbeitete Lernziele notieren. Auch Dias können helfen, die Lernziele im Überblick darzustellen.

Vor Beginn einer Trainingsübung sollten die Trainer genaue Vorstellungen von den angestrebten Lernzielen und Lernerfolgen haben. Auf dieser Grundlage können sie die Art von Sondierungsfragen formulieren, die die Diskussionen der Teilnehmer auf diese Ziele fokussieren.

Trainingssetting und Gruppengröße

Sämtliche Trainingsübungen, in denen es um Berührungen geht, sollten in einem Raum stattfinden, in dem die Teilnehmer während der Sitzung weder abgelenkt noch gestört werden. Die Trainer sollten sich überlegen, mit welcher Gruppengröße sie am besten zurechtkommen. Nach meiner Erfahrung sollte eine Gruppe auf 10 bis 20 Teilnehmer begrenzt sein; ideal sind 15 Teilnehmer. Die Gruppen sollten möglichst heterogen sein, denn Betreuer, Pflegende, Manager, hauswirtschaftliches Personal, Küchenpersonal, Wartungspersonal, Familienangehörige und externe Gesundheitsfachleute sind Teil der Pflegekultur. Sie alle beeinflussen den Umgang mit Berührungen und somit auch, wie die Pflege von den Betroffenen subjektiv wahrgenommen wird.

Übung 1: Ein Moment der Berührung

Stimmen Sie die Teilnehmer vor der Übung auf die Lernziele ein:

- Wie Berührungen wahrgenommen werden, ist abhängig von den folgenden Faktoren:
  - von der Situation, d. h. wo, wann und warum wir berührt werden
  - von der Beziehung, d. h. wer berührt wen
  - von der Art der Berührung, d. h. wie wir berührt werden
  - von der Körpersprache: Körperhaltung, Nähe, Blickkontakt, Atmung,

- Bewegung, Gesichtsausdruck, Geräusche.
  - Wie Berührungen wahrgenommen werden, ist nicht abhängig von der Berührungsart, sondern wechselt je nach Situation, Beziehung und Körpersprache.
  - Die Zustimmung zu einer Berührungsart hängt gewöhnlich davon ab, ob sie zu der Situation und der Beziehung passt, in der sie stattfindet.
  - Wie eine Person auf eine Berührung reagiert und ob sie sie als angenehm oder grob empfindet, drückt sich in ihrer Körpersprache aus: Körperhaltung, Bewegungen, Nähe, Atmung, Blickkontakt und Blick, Gesichtsausdruck und Geräusche.
  - Veränderungen von Körperhaltung, Bewegungen, Nähe, Atmung, Blickkontakt und Blick, Gesichtsausdruck und Geräuschen sind oft spontane Reaktionen des autonomen Nervensystems auf die Berührung, die die Gefühlslage der betreffenden Person offenbaren. Wenn eine eindeutige verbale Zustimmung nicht möglich ist, geben diese körperlichen Formen der Kommunikation Hinweise auf den Umgang mit Berührungen.
  - Wenn Menschen wegen ihrer kognitiven Beeinträchtigung keine eindeutige verbale Zustimmung zu einer Berührung geben können, müssen wir aufpassen, was ihre Körpersprache über ihre Wahrnehmung der Berührung verrät.

Erklärungen zu diesen Lernzielen finden Sie in den Kapiteln 3 und 6.

1. Schritt: Erläutern Sie die Übung

„Bei dieser Trainingsübung geht es darum, eine andere Person zu berühren und sich mit den Wahrnehmungen auseinanderzusetzen, die Sie dabei gemacht haben. Sie sollen die andere Person nicht massieren, sondern nur Körperkontakt herstellen und diesen für kurze Zeit beibehalten. [Der Trainer sollte den Teilnehmern nicht sagen, wo und wie sie einander berühren sollen, sondern ihnen die Entscheidung überlassen]. Sie können den Ort und die Art der Berührung während der Übung verändern, wenn Sie meinen, dass dies die Wahrnehmung angenehmer macht. Während der Übung haben Sie Gelegenheit, die andere Person zu berühren und sich von dieser berühren zu lassen."

„Die Übung wird schweigend durchgeführt, das heißt, es soll nicht gesprochen werden! Nach der Berührung, die schweigend erfolgt, bleibt genug Zeit für Diskussionen. Wir können von beiden Erfahrungen lernen, d.h. wie es ist, berührt zu werden und wie es ist, nicht berührt zu werden. Bitte achten Sie während der Übung auf Ihre Reaktionen. Sollten Sie irgendwelche Missempfindungen haben, können Sie die Übung jederzeit abbrechen. Niemand bekommt Punkte dafür, dass er empfindsamer ist als alle anderen! Es ist völlig normal, wenn Sie sich während der Übung etwas unbehaglich fühlen, aber daraus können wir lernen, vorausgesetzt wir sprechen offen und ehrlich über unsere Wahrnehmungen."

„Wir lernen alle mehr von dieser Übung, wenn Sie sehr präsent sind, während Sie Ihren Übungspartner berühren. Also achten Sie während der Übung bitte bewusst auf Ihre Wahrnehmungen und die Ihres Partners, damit Sie alles genau registrieren."

2. Schritt: Teilen Sie die Teilnehmer in Zweiergruppen ein. Dies kann beliebig oder gezielt erfolgen, je nachdem wer neben wem sitzt. Es kommt selten vor, dass ein Teilnehmer darum bittet bzw. darauf besteht, mit einer anderen Person eine Gruppe zu bilden, aber das ist völlig in Ordnung. Bitte vergessen Sie nicht, diesen Teilnehmer zu bitten, während der reflektiven Diskussion den anderen Teilnehmern die Gründe für seinen Wunsch mitzuteilen, damit sie mehr über ihre Einstellung gegenüber Berührungen lernen können.

3. Schritt: Bitten Sie die Partner zu klären, wer zuerst berührt und wer zuerst berührt wird. Danach fordern Sie die Teilnehmer auf, ihren Partner zu berühren, und zwar so lange, bis sie aufgefordert werden, die Berührung zu beenden.

4. Schritt: Nach zwei Minuten Körperkontakt ohne zu reden, fordern Sie die Partner auf, den Kontakt zu beenden und die Rollen zu tauschen, sodass die Person, die die andere berührt hat, jetzt von dieser berührt wird. Die Teilnehmer werden erneut aufgefordert, den Partner so lange zu berühren, bis sie aufgefordert werden, die Berührung zu beenden.

5. Schritt: Nach weiteren zwei Minuten Körperkontakt danken Sie den Teilnehmern und bitten Sie sie, die Berührung zu beenden und sich mit ihren Wahrnehmungen während der Übung auseinanderzusetzen. Stellen Sie den Teilnehmern offene Sondierungsfragen und notieren Sie die Kommentare und Rückmeldungen auf einem Flipchart.

Beispiele für Sondierungsfragen:

1. Wie hat sich die Berührung angefühlt und warum?
2. Wo haben Sie Ihren Partner berührt und warum?
3. Wie hat sich die Wahrnehmung der Berührung während der Übung verändert?
4. Was verrät uns dies über unsere Art, andere zu berühren und Berührungen zuzulassen?
5. Was verrät uns dies über die Dinge, die unsere Wahrnehmung von Berührungen beeinflussen?

6. Was ist Ihnen an Ihrer Körpersprache während der Übung aufgefallen?
7. Was hat Ihre Körpersprache in Bezug auf die Wahrnehmung der Berührung signalisiert?
8. Was ist Ihnen an der Körpersprache Ihres Partners aufgefallen?
9. Was hat seine Körpersprache in Bezug auf die Wahrnehmung der Berührung signalisiert?
10. Woran haben Sie gemerkt, ob Ihr Partner sich während der Übung wohl oder unbehaglich gefühlt hat?
11. Was verrät uns diese Übung über die Körpersprache von Menschen und darüber, wie sie Berührungen wahrnehmen?
12. Was können wir aus dieser Übung über das Thema nonverbale Zustimmung zu Berührungen lernen?

6. Schritt: Fassen Sie mithilfe der Rückmeldungen die Lernziele der Übung zusammen. Die Fragen 1 bis 3 sollen zeigen, welche Dinge die Wahrnehmung der Berührung beeinflusst haben. Die Fragen 4 bis 5 sollen auf die Faktoren verweisen, die allgemein unsere Wahrnehmung von Berührungen beeinflussen. Die Fragen 6 bis 12 sollen unterstreichen, dass die Körpersprache ein wichtiger Indikator ist, der zuverlässig anzeigt, ob eine Berührung als angenehm oder unangenehm wahrgenommen wird. Die Fragen gehen auf alle körpersprachlichen Aspekte ein und bündeln so die körperlichen Indikatoren für nonverbale Zustimmung.

Übung 2: Mit und ohne Berührung

Für diese Übung brauchen Sie einen großen Raum und Augenbinden für die Teilnehmer. Stimmen Sie die Teilnehmer vor der Übung auf die Lernziele ein:

- Eine kognitive Beeinträchtigung verändert die Wahrnehmung einer Situation und kann dazu führen, dass die Betroffenen sich desorientiert, verloren, verwirrt, gestresst, verängstigt und allein gelassen fühlen.
- Betroffene, die nicht erkennen können, wo sie sich befinden, verlassen sich bei der Einschätzung der Situation auf ihre Sinne.
- Betroffene, die Menschen nicht identifizieren können, nutzen bei der Einschätzung der Beziehung ihre Wahrnehmung von Berührungen und die Körpersprache der anderen Person.
- Die Erfahrung der Demenz sensibilisiert die Betroffenen für die Berührungen und die Körpersprache anderer Menschen.
- Die Erfahrung der Demenz kann die Einstellung gegenüber Berührungen verändern.

- Ihr Umgang mit Berührungen kann bei Menschen mit Demenz die Wahrnehmung einer Situation verändern.
    - Wenn Sie die Hand von Betroffenen halten, die sich verloren und verwirrt fühlen, zeigen Sie, dass Sie ihnen zur Seite stehen.
    - Verlorenheit und Verwirrtheit erzeugen mehr Angst und Stress, wenn man allein ist als wenn einem jemand zur Seite steht.

Erklärungen zu diesen Lernzielen finden Sie in den Kapiteln 3, 4 und 5.

1. Schritt: Erläutern Sie die Übung:
„Bei dieser Übung bewegen sich die Teilnehmer mit Augenbinden durch den Raum. Irgendwann werden Sie aufgefordert, stehen zu bleiben und die Hand einer Person in Ihrer Nähe zu nehmen; Sie bewegen sich also eine Weile allein und eine Weile zusammen mit einer anderen Person durch den Raum. Damit Sie sich besser auf die Wahrnehmung der Berührung konzentrieren können, sollten Sie möglichst wenig reden. Bewegen Sie sich langsam und vorsichtig, damit es nicht zu Unfällen oder Verletzungen kommt. Wer an der Übung nicht teilnehmen möchte, kann gerne zuschauen und mit mir zusammen aufpassen, dass niemand verloren geht! Auch bei dieser Übung müssen Sie selbst auf sich achten und die Übung so durchführen, wie es für Sie in Ordnung ist. In der anschließenden Gruppendiskussion werden Sie Gelegenheit haben, ihre Wahrnehmungen zu schildern."

2. Schritt: Achten Sie darauf, dass der Raum groß und leer ist und dass die Teilnehmer sich ungehindert darin bewegen können.

3. Schritt: Fordern Sie die Teilnehmer auf, sich im Raum zu verteilen und statten Sie sie mit Augenbinden aus. Bitten Sie sie, die Augenbinden anzulegen und sich so lange langsam und ohne zu reden durch den Raum zu bewegen, bis sie andere Anweisungen bekommen.

4. Schritt: Bereiten Sie sich darauf vor, die Bemerkungen der Teilnehmer zu notieren. Obwohl bei der Übung eigentlich nicht gesprochen werden soll, reden die Teilnehmer immer. In ihrer Gesamtheit ergeben diese Äußerungen einen Text, der eine frappierende Ähnlichkeit mit den Äußerungen der Menschen mit Demenz hat, die in Pflegesettings leben.

5. Schritt: Nach einer Weile fordern Sie die Teilnehmer auf, die Hand der nächsten Person zu nehmen, die sie anrempeln und einen Moment neben ihr stehen zu bleiben. Lassen Sie die Teilnehmer für eine kurze Zeit spüren, wie es sich anfühlt, diese Person an ihrer Seite zu haben. Anschließend fordern Sie die Teilnehmer auf, ihren Partner loszulassen und sich wieder durch den Raum zu bewegen.

6. Schritt: Wiederholen Sie Schritt 5 mehrmals. Je nachdem wie gut die Teilnehmer miteinander harmonieren und wie vertraut und unbefangen sie miteinander umgehen, können sie Handhalten durch Umarmen ersetzen.

7. Schritt: Beenden Sie die Übung mit der Aufforderung an die Teilnehmer, sich an die Hand zu fassen und einen Kreis zu bilden. Lassen Sie die Teilnehmer einen Moment so stehen und dann bitten Sie sie, die Augenbinde abzunehmen.

8. Schritt: Stellen Sie den Teilnehmern offene Sondierungsfragen und halten Sie ihre Kommentare und Rückmeldungen auf einem Flipchart fest.

1. Wie fühlt es sich an, wenn man nichts sehen kann?
2. Wie war es für Sie, sich durch den Raum zu bewegen?
3. Wie haben Sie sich dabei orientiert?
4. Wie hat es sich angefühlt, während der Übung eine andere Person zu berühren?
5. Was war es für ein Gefühl, nicht zu wissen, wen Sie berühren?
6. Wie hat es sich angefühlt, die Hand der anderen Person loszulassen?
7. Wie hat sich Ihre Wahrnehmung während der Übung und bei verschiedenen Partnern verändert?
8. Inwiefern lassen sich Ihre Wahrnehmungen während dieser Übung mit der Erfahrung einer Demenz vergleichen?
9. Wie wirkt sich die Demenz darauf aus, wie Betroffene eine Beziehung wahrnehmen?
10. Wie wirkt sich die Demenz darauf aus, wie Betroffene eine Situation wahrnehmen?
11. Wie wirkt sich die Demenz darauf aus, wie Betroffene Berührungen wahrnehmen?
12. Was können wir tun, um Menschen mit Demenz zu helfen, die sich verloren, verängstigt, allein gelassen und orientierungslos in ihrer Umgebung fühlen?

9. Schritt: Fassen Sie mithilfe der Antworten auf diese Fragen die Lernziele der Übung zusammen. Die Fragen 1 und 2 sollen zeigen, wie die Teilnehmer sich in der Situation gefühlt haben, z. B. verloren, gestresst, verängstigt, verwirrt und allein gelassen. Fragen, die in die gleiche Richtung wie Frage 3 gehen, sollen deutlich machen, dass andere Sinne genutzt werden, wenn ein Sinn beeinträchtigt ist. Die Fragen 4 und 6 sollen darauf hinweisen, dass Berührungen die Wahrnehmung einer Situation beeinflussen. Frage 5 soll darauf aufmerksam machen, dass es Menschen, die in Not sind und deren Fähigkeit, andere zu identifizieren beeinträchtigt ist, nicht darauf ankommt, *wer* die andere Person ist, sondern *welches* Gefühl sie ihnen vermittelt. Die Fragen 7 bis 12 sollen die Teilnehmer animieren, ihre Wahrnehmungen mit der Erfahrung einer Demenz zu vergleichen und ihnen zu Bewusstsein bringen, dass die Demenz die Wahrnehmung der Faktoren verändert, die die Wahrnehmung von Berührungen beeinflussen.

Übung 3: Die Deutung einzelner Berührungsarten

Stimmen Sie die Teilnehmer vor der Übung auf die Lernziele ein:

- Die einzelnen Berührungsarten entsprechen unterschiedlichen emotionalen Bedürfnissen: Ein Handschlag entspricht etwa dem Bedürfnis nach Inklusion und Identität; Handhalten entspricht dem Bedürfnis nach Trost und eine Umarmung dem Bedürfnis nach Sicherheit und Geborgenheit.
- Es gibt Berührungsarten, die auf körperliche Bedürfnisse reagieren, und solche, die auf emotionale Bedürfnisse eingehen. Erstere werden als „aufgabenorientierte Berührungen" bezeichnet und Letztere als „person-zentrierte Berührungen".
- Die einzelnen Berührungsarten stehen für unterschiedliche Beziehungen: Wir geben einem Kollegen die Hand, setzen uns nah zu einer vertrauten Person, umarmen gute Freunde oder Familienangehörige, nehmen unsere Kinder oder Partner an die Hand.
- Person-zentrierte Beziehungen reagieren auf emotionale Bedürfnisse. Wir fühlen uns integriert, wenn wir zu einem Menschen oder einer Gruppe von Menschen gehören. Unsere Identität ist wertvoll, wenn andere sie anerkennen. In Zeiten der Not suchen wir Trost bei Menschen, die uns nahestehen.
- Da Menschen mit Demenz Beziehungen über die Wahrnehmung von Berührungen definieren, ist in der Pflege demenzkranker Menschen jede Berührung gleichbedeutend mit der Beziehung.
- Betreuer können über person-zentrierte Berührungen unterschiedliche Arten von Beziehungen aufbauen, die auf die emotionalen Bedürfnisse der Betroffenen eingehen.
- Betreuer, die zu den Betroffenen person-zentrierte Beziehungen aufbauen, praktizieren person-zentrierte Pflege Demenzkranker.

Erklärungen zu diesen Lernzielen finden Sie in den Kapiteln 7 und 8.

In Kapitel 2 habe ich angeregt, dass die Trainer mit den Mitarbeitern über die Berührungsarten diskutieren mit dem Ziel,

- Richtlinien über Berührungsarten ausfindig zu machen, die für den Dienst typisch sind.
- aufzudecken, welche Berührungsarten zwischen Mitarbeitern und Menschen mit Demenz verboten sind und warum.
- aufseiten der Mitarbeiter Unklarheiten über die Rolle von Berührungen im Rahmen der Pflege ausfindig zu machen.
- konträre Einstellungen gegenüber Berührungen innerhalb des Dienstes und der Pflegekultur aufzuspüren.
- die Vorzüge und Risiken einzelner Berührungsarten im Rahmen der Pflege aufzuzeigen.
- Faktoren zu benennen, die die Einstellung der Mitarbeiter gegenüber bestimmten Berührungsarten beeinflussen.
- das Thema Intimität in der Pflege demenzkranker Menschen unter besonderer Berücksichtigung der Aspekte Bedeutung und Ort zu erörtern.
- die Einstellungen der Mitarbeiter gegenüber erotischen Berührungen unter Menschen mit Demenz zu diskutieren.
- herauszufinden, welches Training in Sachen Berührung die Mitarbeiter absolviert haben und um zu erfahren, was sie über die einzelnen Berührungsarten gelernt haben.
- Probleme im Zusammenhang mit der Zustimmung zu einzelnen Berührungsarten zu diskutieren.
- klarzustellen, dass feindselige, aggressive und erotische Berührungen vonseiten der Betreuer inakzeptabel sind.
- zu klären, für welches Pflegemodell die Einstellungen der Mitarbeiter stehen.

In der folgenden Übung zeigen die Trainer anhand der Berührungsarten-Liste den Unterschied zwischen aufgabenorientierten und person-zentrierten Berührungen auf und erläutern, wie sich diese auf Beziehungen, Persönlichkeit und Wohlbefinden auswirken. Für diese Übung brauchen Sie:

- Informationsmaterial zu Übung 3
- Fotos von Menschen in Alltagssituationen und in Pflegesettings, die sich berühren. Die Fotos sollten die in der Berührungsarten-Liste enthaltenen Berührungsarten zeigen (bitte bedenken Sie, dass echte Fotos überzeugender wirken als professionelle, gestellte Fotos). Solche Fotos finden Sie bei Google Images oder in diesem Buch).

1. Schritt: Geben Sie den Teilnehmern eine Kopie der Berührungsarten-Liste (Informationsmaterial zu Übung 3) und bitten Sie sie, sich die einzelnen Berührungsarten anzuschauen und miteinander über deren Bedeutung zu diskutieren. Erläutern Sie die Begriffe, falls erforderlich, und überzeugen Sie sich, dass die Teilnehmer eine Vorstellung davon haben, was die einzelnen Berührungsarten bedeuten.

2. Schritt: Geben Sie den Teilnehmern eine Kopie von Kitwoods Blume (Informationsmaterial zu Übung 3) und erklären Sie den Betreuern, falls erforderlich, die Begriffe Trost, Bindung, Inklusion, Identität und Beschäftigung (in Kapitel 7 werden diese emotionalen Bedürfnisse ausführlicher beschrieben).

3. Schritt: Geben Sie den Teilnehmern Fotos, die die verschiedenen Berührungsarten zeigen und bitten Sie sie, folgende Fragen zu beantworten:

1. Welche Berührungsarten von der Liste sind auf den einzelnen Bildern zu sehen?
2. Auf welche emotionalen Bedürfnisse gehen diese Berührungsarten ein?
3. Welche Berührungsarten reagieren eher auf Bedürfnisse, die mit Körperpflege zu tun haben?
4. Welche Beziehungsarten sind auf den einzelnen Bildern zu sehen?
5. Inwiefern reagieren diese Beziehungen auf die emotionalen Bedürfnisse?
6. Was sagen uns diese Bilder über Berührungen?
7. Was sagen sie uns über die Rolle von Berührungen in der Demenzpflege?
8. Was sagen sie uns über die Rolle von Beziehungen in der Demenzpflege?
9. Wie verbreitet sind solche Beziehungen in Ihrem Pflegesetting?
10. Was verhindert diese Beziehung in Ihrem Pflegesetting und was fördert sie?

4. Schritt: Fassen Sie mithilfe der Antworten auf diese Fragen die Lernziele zusammen.

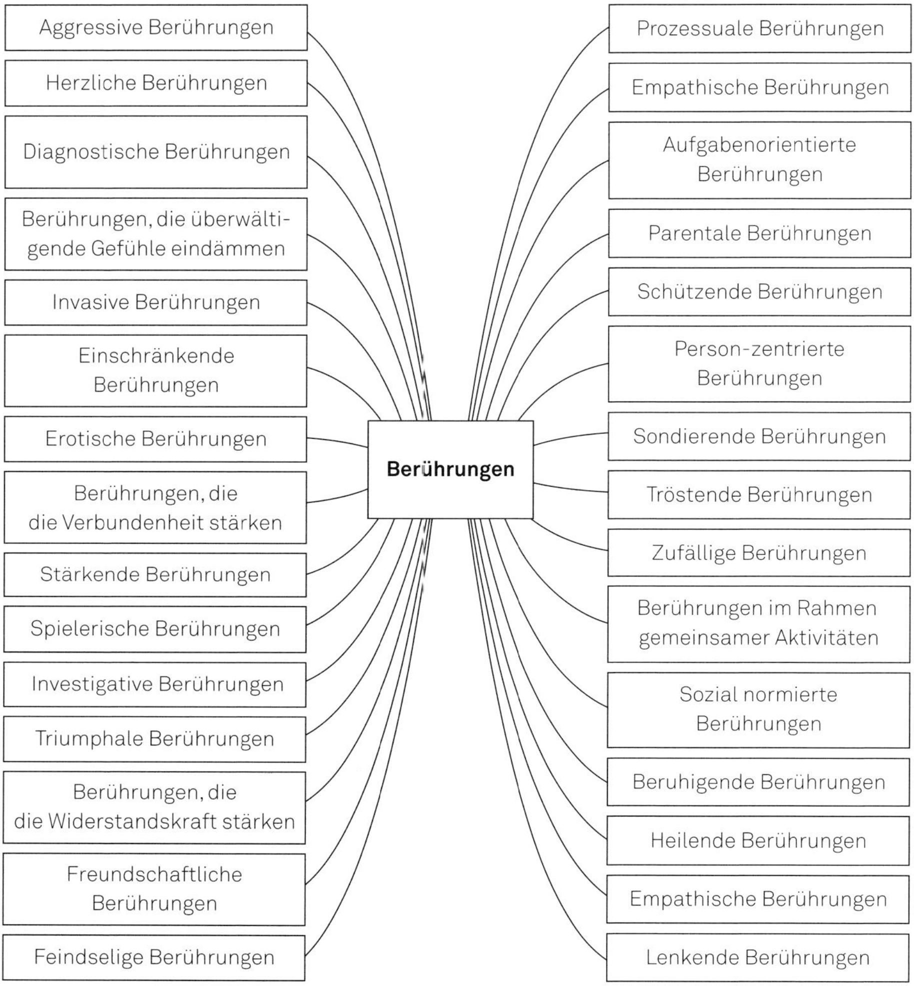

Berührungen
Aggressive Berührungen
Herzliche Berührungen
Diagnostische Berührungen
Berührungen, die überwältigende Gefühle eindämmen
Invasive Berührungen
Einschränkende Berührungen
Erotische Berührungen
Berührungen, die die Verbundenheit stärken
Stärkende Berührungen
Spielerische Berührungen
Investigative Berührungen
Triumphale Berührungen
Berührungen, die die Widerstandskraft stärken
Freundschaftliche Berührungen
Feindselige Berührungen
Prozessuale Berührungen
Empathische Berührungen
Aufgabenorientierte Berührungen
Parentale Berührungen
Schützende Berührungen
Person-zentrierte Berührungen
Sondierende Berührungen
Tröstende Berührungen
Zufällige Berührungen
Berührungen im Rahmen gemeinsamer Aktivitäten
Sozial normierte Berührungen
Beruhigende Berührungen
Heilende Berührungen
Empathische Berührungen
Lenkende Berührungen

Abbildung 2-1: Typologie der Berührungen (Kap. 2)

Trost
Identität
Bindung
Liebe
Beschäftigung
Inklusion

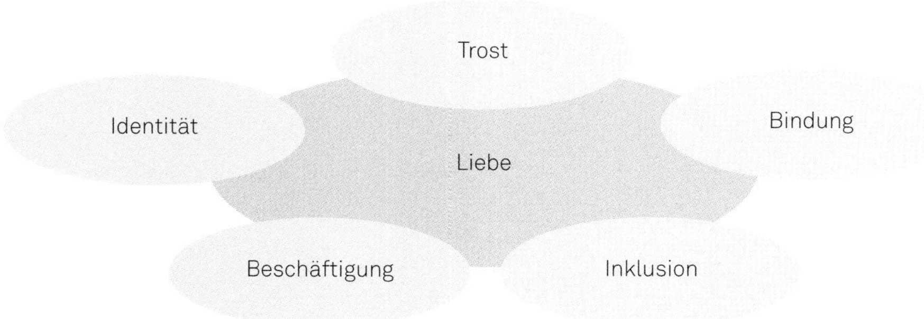

Abbildung 7-2: Kitwoods Blume (Quelle Kitwood, 1997) (Kap. 7)

Übung 4: Die Welt aufgabenorientierter Berührungen

Stimmen Sie die Teilnehmer vor der Übung auf die Lernziele ein:

- Wenn körperliche Bedürfnisse Vorrang vor emotionalen Bedürfnissen haben, finden Berührungen oft nur im Rahmen von Behandlungen und Aufgaben statt.
- Aufgabenorientierte Berührungen reagieren auf Bedürfnisse, die für das Überleben wichtig sind, aber was ihre Wahrnehmung anbelangt, lösen sie meistens negative Gefühle aus.
- Aufgabenorientierte Berührungen im Rahmen von Pflegeroutinen können dazu führen, dass die Betroffenen sich ungeliebt, vernachlässigt, wertlos, verletzlich, nutzlos, herabgesetzt, deprimiert, entwürdigt und wie ein Objekt behandelt fühlen.
- Betreuer, die die Durchführung pflegerischer Aufgaben verändern, tragen dazu bei, dass ihre Berührungen eine pflegerische Intention vermitteln und vermeiden unnötiges Leid.

Erklärungen zu diesen Lernzielen finden Sie in den Kapiteln 9 und 10.

1. Schritt: Nachdem den Teilnehmern den Unterschied zwischen aufgabenorientierten und person-zentrierten Berührungen in einer früheren Übung vermittelt wurde, können Sie die Teilnehmer schätzen lassen, wie hoch von allen in ihrem Pflegesetting vorkommenden Berührungen der Prozentsatz der aufgabenorientierten Berührungen ist. Bitten Sie die Teilnehmer, dass jeder den Prozentsatz für sich schätzt, d. h. ohne sich vorher mit Kollegen zu besprechen. Fordern Sie die Teilnehmer auf, die Zahl auf ein Stück Papier zu schreiben und es Ihnen zu geben. (Versichern Sie den Teilnehmern, dass es sich lediglich um eine Schätzung handelt, die der Realität in keiner Weise entsprechen muss).

2. Schritt: Schreiben Sie die Schätzungen der Teilnehmer auf und ermitteln Sie den durchschnittlichen Prozentsatz. Diskutieren Sie die Schätzungen mit den Teilnehmern und fordern Sie sie auf, sich dazu zu äußern.

3. Schritt: Lassen Sie die Teilnehmer berichten, wie sie sich fühlen würden, wenn beispielsweise 65 % aller Berührungen, die sie empfangen, aufgabenorientierte Berührungen wären: „prozessuale Berührungen“, „orientierende Berührungen“, „diagnostische Berührungen“, „investigative Berührungen“ oder „lenkende Berührungen“. Notieren Sie die von den Teilnehmern genannten Gefühle und bitten Sie sie zu überlegen, warum aufgabenorientierte Berührungen ihnen diese Gefühle vermitteln.

4. Schritt: Lassen Sie die Teilnehmer überlegen, was sie tun können, damit die Wahrnehmung aufgabenorientierter Berührungen in der Demenzpflege keine negativen Gefühle auslöst.

Übung 5: Ein Besuch beim Arzt oder Zahnarzt

Stimmen Sie die Teilnehmer vor der Übung auf die Lernziele ein:

- Menschen mit Demenz empfinden aufgabenorientierte Berührungen meistens als bedrohlich, weil sie so gut wie keine Kontrolle über die Situation, die Beziehung und die Art der Berührung haben. Bei aufgabenorientierten Berührungen werden diese Faktoren von der durchzuführenden Aufgabe bestimmt.
- Die Körpersprache einer Person kann Einfluss darauf haben, wie die Betroffenen aufgabenorientierte Berührungen wahrnehmen. Körperhaltung, Nähe, Bewegungen, Atmung, Blickkontakt, Blick, Gesichtsausdruck und Klang der Stimme können darüber entscheiden, ob die Wahrnehmung als positive oder negativ empfunden wird.
- Eine kognitive Beeinträchtigung mindert oft die Fähigkeit, eine informierte Zustimmung zur Körperpflege zu geben.
- Verbale Erklärungen reichen oft nicht aus, um die Betroffenen zur Zustimmung zu animieren, weil sie genau die Fähigkeit voraussetzen, die beeinträchtigt ist: das logische Denkvermögen.
- Für manche Menschen mit Demenz gibt es keinen Unterschied zwischen aufgabenorientierten Berührungen (z.B. Körperpflege) und expressiven Berührungen (z.B. eine Umarmung), außer im Hinblick darauf, wie diese sich anfühlen.
- Situation, Beziehung, Berührungsart und Körpersprache entscheiden darüber, wie wir Berührungen wahrnehmen und haben einen Einfluss darauf, ob wir unsere Zustimmung dazu geben oder nicht.
- Wenn Menschen mit Demenz die Körperpflege ablehnen, können die Betreuer die Situation, die Beziehung, ihre Körpersprachen und ihren Umgang mit Berührungen verändern, indem sie bei den Betroffenen das nötige Maß an Vertrauen und Motivation aufbauen, das sie zur Zustimmung bewegt.
- Der Aufbau des für die Zustimmung nötigen Vertrauens ist oft mit einer Veränderung der Beziehung, der Körpersprache und des Umgangs mit Berührungen verbunden.
- Der Aufbau der für die Zustimmung nötigen Motivation ist oft mit einer Veränderung der pflegerischen Situation verbunden, dahingehend, dass neben

den körperlichen auch die emotionalen Bedürfnisse der Betroffenen berücksichtigt werden.
- Es ist ratsam, sich mit der Lebensgeschichte der Betroffenen vertraut zu machen, um zu erfahren, was ihrem Leben in der Vergangenheit Trost, Sicherheit und Sinn verliehen hat. Dies hilft, eine „pflegerische Aufgabe“ in eine wohltuende Aktivität zu verwandeln.

Erklärungen zu diesen Lernzielen finden Sie in den Kapiteln 9 und 10.

1. Schritt: Teilen Sie die Teilnehmer in Zweiergruppen ein und fordern Sie sie auf, sich aufgabenorientierte Berührungen ins Gedächtnis zu rufen, die sie selbst erfahren haben, etwa anlässlich eines Besuchs beim Arzt oder Zahnarzt. Achten Sie darauf, dass die Teilnehmer eigene Erfahrungen schildern und keine Plattitüden.

2. Schritt: Fragen Sie die Teilnehmer, was sie vor, während und nach den Berührungen empfunden haben. Diskutieren Sie die Erfahrungen in der Gruppe und halten Sie die von den Teilnehmern beschriebenen Empfindungen fest.

3. Schritt: Fragen Sie die Teilnehmer nach dem Umfang ihrer Kontrolle über die:
- Situation – wann, wo und warum die Berührung stattfindet, z. B. Tageszeit, Intention, Stimmung, Begleitumstände, Umgebung.
- Beziehung – wer wen berührt, z. B. Vertrautheit, soziale Rollen, persönliche Aspekte, Geschlecht, Kultur, Religion.
- Berührungsart – wie die Berührung durchgeführt wird, z. B. Art und Dauer, Körperbereich, Reziprozität.

Weisen Sie darauf hin, dass bei solchen Berührungsarten der Verlust der Kontrolle über diese Faktoren großen Stress erzeugt.

4. Schritt: Bitten Sie die Teilnehmer, sich die Körpersprache der Person vorzustellen, die sie berührt hat – Körperhaltung, Nähe, Blickkontakt, Atmung, Bewegungen, Gesichtsausdruck und Klang der Stimme – und zu überlegen, ob dadurch ihre Wahrnehmung positiv oder negativ beeinflusst wurde.

5. Schritt: Notieren Sie alle negativen Gefühle, die die aufgabenorientierten Berührungen bei den Teilnehmern ausgelöst haben, und fragen Sie sie, warum sie trotz ihrer negativen Gefühle der Behandlung zugestimmt haben. Diskutieren Sie die Gründe, die die Teilnehmer zur Zustimmung bewogen haben und verweisen Sie darauf, dass ihre Gründe logisches Denkvermögen voraussetzen.

Fordern Sie die Teilnehmer auf sich vorzustellen, wie sich eine kognitive Beeinträchtigung auf das logische Denkvermögen auswirkt.

6. Schritt: Fragen Sie die Teilnehmer, wie sie die aufgabenorientierten Berührungen wahrgenommen hätten, wenn ihr logisches Denkvermögen sie nicht in die Lage versetzt hätte, deren Sinn zu verstehen. Wie hätten Sie in diesem Fall reagiert? Schreiben Sie sämtliche Antworten der Teilnehmer auf.

7. Schritt: Machen Sie die Betreuer mit den Faktoren („Schlüssel zur Zustimmung") vertraut, die die Wahrnehmung von Berührungen prägen und weisen Sie darauf hin, dass diese bei Menschen, die nicht logisch denken können, darüber entscheiden, ob sie einer Berührung zustimmen oder nicht. Stellen Sie den Betreuern eine Fallstudie (s. Beispiele in Kapitel 10) vor, die diesen alternativen Ansatz, Betroffene zur Zustimmung zu bewegen, anschaulich beschreibt.

8. Schritt: Bitten Sie die Teilnehmer, an einen von ihnen betreuten Menschen zu denken, der sich Berührungen im Rahmen der Pflege widersetzt. Fordern Sie die Teilnehmer auf, sich unter Berücksichtigung seiner Persönlichkeit und Lebensgeschichte zu überlegen, wie sie nachstehende Faktoren verändern können, um das für seine Zustimmung erforderliche Maß an Vertrauen und Motivation aufzubauen:

- die pflegerische Situation,
- die pflegerische Beziehung,
- ihre Körpersprache,
- ihren Umgang mit Berührungen.

9. Schritt: Fordern Sie die Betreuer auf zu überlegen, wann sie den beschriebenen alternativen Ansatz bei dem Betroffenen ausprobieren wollen und welche Bedingungen gegeben sein müssen, um dieses Schritt zu realisieren.

Anhang 6: Checkliste – Sicherheit im Umgang mit Berührungen

		ja	nein	teilweise
Die aktuelle Situation				
1	Die Betreuer haben über die Rolle freundschaftlicher Berührungen und Nähe in der person-zentrierten Pflege demenzkranker Menschen diskutiert und debattiert.			
2	Die Betreuer haben die in der Liste aufgeführten Berührungsarten diskutiert und deren Rolle in der Pflege demenzkranker Menschen beleuchtet.			
3	Die Betreuer haben die Bedeutung emotionaler Intimität in der person-zentrierten Pflege demenzkranker Menschen diskutiert.			
Entwicklung eines verbindlichen Umgangs mit Berührungen				
4	Allen Betreuern ist bewusst, welche Rolle freundschaftliche Berührungen und Nähe in der person-zentrierten Demenzpflege spielen.			
5	Der Anbieter der Pflegedienstleistungen hat eine schriftliche Erklärung herausgegeben, die den Umgang mit Berührungen klar und überzeugend darlegt.			
6	Die Trainingsmaterialien und -programme wurden überprüft, um festzustellen, ob sie inhaltlich mit dem vom Anbieter der Pflegedienstleistungen bevorzugten Umgang mit Berührungen übereinstimmen.			
7	Der vom Anbieter der Pflegedienstleistungen bevorzugte Umgang mit Berührungen wurde allen Pflegepartnern, Mitarbeitern, Familienangehörigen, externen Gesundheitsfachleuten und lokalen Behörden unterbreitet.			
8	Massagetherapien ergänzen den person-zentrierten Umgang mit Berührungen, sind jedoch kein Ausgleich für eine berührungsfeindliche Pflegekultur.			

		ja	nein	teilweise
Einblick in die Wahrnehmung von Berührungen				
9	Die Betreuer haben sich mit der Trainingsübung „Ein Moment der Berührung“ auseinandergesetzt und die Faktoren ermittelt, die darüber entscheiden, wie Berührungen wahrgenommen werden.			
10	Die Betreuer sind in der Lage, die körperlichen Anzeichen nonverbaler Zustimmung zu einer Berührung zu erkennen.			
11	Die Betreuer kennen die Unterschiede zwischen aufgaben-orientierten und person-zentrierten Berührungen sowie deren Auswirkungen auf das Wohlbefinden der Betroffenen.			
Berührungen und die subjektive Wahrnehmung der Pflege				
12	Die alljährliche Beobachtung und Einschätzung der subjektiven Wahrnehmung von Berührungen im Rahmen der Pflege wird mit einem qualitativen Beobachtungs-Tool vorgenommen.			
13	Im Tagesverlauf sieht man, dass viele verschiedene Arten person-zentrierter Berührungen durchgeführt werden.			
14	Die Betreuer lassen Berührungen vonseiten der Menschen, die sie betreuen, zu und vermitteln dies in ihren Interaktionen.			
15	Die Betreuer bauen person-zentrierte Berührungen in pflegerische Aufgaben ein, um die mit der Wahrnehmung aufgabenorientierter Berührungen einhergehenden Miss-empfindungen zu reduzieren.			
Wissen über Berührungen im Kontext einer Demenz				
16	Die Betreuer haben sich mit der Übung Berührung mit verbundenen Augen auseinandergesetzt und wissen, dass Demenz die Einstellung der Betroffenen gegenüber Berührungen und ihre Sensitivität gegenüber der Körpersprache anderer verändern kann.			
17	Die Betreuer haben sich auf der Basis persönlicher Erfahrungen mit aufgabenorientierten Berührungen auseinandergesetzt, um den „Widerstand gegen die Pflege“ aus der Sicht von Menschen mit Demenz zu verstehen.			
18	Die Betreuer animieren die Betroffenen, aufgabenorientierten Berührungen zuzustimmen, indem sie pflegerische Aufgaben nutzen, um sinnvolle Beziehungen aufzubauen und emotional stärkende Aktivitäten zu realisieren.			

		ja	nein	teilweise
Berührungen und Bindung				
19	Die Betreuer wurden über das Konzept Bindung aufgeklärt und wissen, dass die einzelnen Bindungsstile die Reaktionen der Betroffenen auf die Pflege beeinflussen.			
20	Die Betreuer haben ihren Umgang mit Berührungen und ihre Betreuung auf die jeweiligen Bindungsstile der Betroffenen abgestimmt.			
21	Die Betreuer wissen, dass Menschen, die sich nicht helfen lassen „können" oder „wollen", einen instabilen Bindungsstil haben und nicht mit Absicht Schwierigkeiten machen.			
22	Umgebungsbedingte Stressoren wurden reduziert, um die bindungsbedingten Bedürfnisse der Betroffenen zu zu minimieren.			
Erotische Berührungen und sexuelle Intimität				
23	Die Betreuer haben ihren Umgang mit erotischen Berührungen und sexuellen Beziehungen zwischen Menschen mit Demenz diskutiert und debattiert.			
24	Die Betreuer wissen, dass sexuelle Beziehungen dem Bedürfnis nach Liebe, Trost, Zugehörigkeit und Bindung gerecht werden und das Wohlbefinden fördern können.			
25	Die Reaktionen der Betreuer auf erotische Berührungen und sexuelle Intimität zwischen Menschen mit Demenz stärken die Betroffenen und fördern ihr Wohlbefinden.			
Berührungen und Pflegeumgebungen				
26	Mobiliar und Gestaltung des Pflegesettings ermöglichen den Menschen, die in Pflegeheimen leben und denen, die dort arbeiten, sich ungehindert nahe zu kommen.			
27	In der Pflegeumgebung sind Bilder von freundschaftlichen Berührungen aufgehängt, um die Betreuer daran zu erinnern, wie wichtig es in der Pflege demenzkranker Menschen ist, Zuneidung körperlich zum Ausdruck zu bringen.			
28	In dem Pflegesetting haben die Menschen mit Demenz Zugang zu einer Fülle von Dingen, mit denen sie sich ohne fremde Hilfe beschäftigen können.			

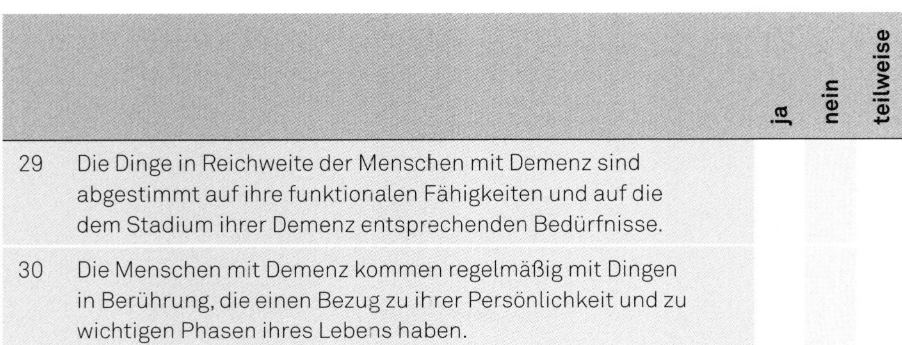

		ja	nein	teilweise
29	Die Dinge in Reichweite der Menschen mit Demenz sind abgestimmt auf ihre funktionalen Fähigkeiten und auf die dem Stadium ihrer Demenz entsprechenden Bedürfnisse.			
30	Die Menschen mit Demenz kommen regelmäßig mit Dingen in Berührung, die einen Bezug zu ihrer Persönlichkeit und zu wichtigen Phasen ihres Lebens haben.			

Literatur

Ainsworth, M. D. S., Blehar, M. C., Waters, E., & Wall, S. (1978). *Patterns of attachment: A psychological study of the strange situation*. Oxford: Lawrence Erlbaum.

Alzheimer's Society. (2015). *Sex and Intimate Relationships*. Retrieved February 5, 2017 from www.alzheimers.org.uk/download/downloads/id/1801/factsheet_sex_and_intimate_rela tionships.pdf

Bowie, P. & Mountain, G. (1993). Using direct observation to record the behaviour of long-stay patients with dementia. *International Journal of Geriatric Psychiatry*, *8*(10), 857–864.

Bowlby, J. (1979). *The Making and Breaking of Affectional Bonds*. London: Tavistock.

Bradford Dementia Group. (2008). *The Bradford Well-Being Profile*. Bradford: University of Bradford, School of Health Studies. Retrieved February 4, 2017 from www.bradford.ac.uk/health/media/facultyofhealthstudies/Bradford-Well-Being-Profile-with-cover-(3).pdf

Bruce, E. (2000). Looking after well-being: A tool for evaluation. *Journal of Dementia Care*, *8*(6), 25–27.

Buber, M. (1970). *I and Thou* (W. Kaufmann, Trans.). Edinburgh: T & T Clark.

Collins, N. L. & Feeney, B. C. (2000). A safe haven: An attachment theory perspective on support seeking and caregiving in intimate relationships. *Journal of Personality and Social Psychology*, *78*(6), 1053–1073.

Cozolino, L. (2002). *The Neuroscience of Psychotherapy: Building and Rebuilding the Human Brain*. London: WW Norton & Company.

Dean, R., Proudfoot, R. & Lindesay, J. (1993). The Quality of Interactions Schedule (QUIS): development, reliability and use in the evaluation of two domus units. *International Journal of Geriatric Psychiatry*, *8*(10), 819–826.

Department of Health. (2005). *Mental Capacity Act*. London, HMSO.

Doidge, N. (2015). *The Brain's Way of Healing: Stories of Remarkable Recoveries and Discoveries*. London: Penguin UK.

England and Wales Court of Appeal. (2014). *IM v LM, AB & Liverpool City Council EWCA Civ. 37*. Available from http://www.bailii.org/ew/cases/EWCA/Civ/2014/37.html

Feil, N. & De Klerk-Rubin, V. (2012). *The validation breakthrough: Simple techniques for communicating with people with Alzheimer's-type dementia*. Towson: Health Professions Press.

Fleischer, S., Berg, A., Zimmermann, M., Wüste, K. & Behrens, J. (2009). Nurse–patient interaction and communication: A systematic literature review. *Journal of Public Health*, *17*(5), 339–353.

Gilbert, D. A. (1998). Relational message themes in nurses' listening behaviour during brief patient–nurse interactions. *Scholarly Inquiry for Nursing Practice*, *12*(1), 5–26.

Gilloran, A.J., McGlew, T., McKee, K., Robertson, A. & Wight, D. (1993). Measuring the quality of care in psychogeriatric wards. *Journal of Advanced Nursing, 18*(2), 269–275.

Godlove, C., Richard, L. & Rodwell, G. (1982). *Time for Action: An Observation Study of Elderly People in Four Different Care Environments.* Sheffield: University of Sheffield, Joint Unit for Social Services Research.

Hallberg, I.R., Norberg, A. & Eriksson, S. (1990). A comparison between the care of vocally disruptive patients and that of other residents at psychogeriatric wards. *Journal of Advanced Nursing, 15*(4), 410–416.

International Longevity Centre UK. (2011). *The Last Taboo: A Guide to Dementia, Sexuality, Intimacy and Sexual Behaviour in Care Homes.* Retrieved February 3, 2017 from www.ilcuk.org.uk/images/uploads/publication-pdfs/pdf_pdf_184.pdf

Kitwood, T. (1997). *Dementia Reconsidered: The Person Comes First.* Buckingham: Open University Press.

Knocker, S. (2015). *Loving: The Essence of Being a Butterfly in Dementia Care.* London: Hawker Publications Ltd.

Knocker, S. (2016). Uniforms: The first and final frontier in dementia care. *Journal of Dementia Care, 24*(6), 16–17.

Le May, A.C. & Redfern, S.J. (1987). A Study of Non-Verbal Communication between Nurses and Elderly Patients. In P. Fielding (Ed.) *Research in the Nursing Care of Elderly People.* London: John Wiley & Sons.

Le May, A.C. & Redfern, S.J. (1989). Touch and Elderly People. In J.W. Wilson Barnett & S. Robinson (Eds.) *Directions in Nursing Research: Ten Years of Progress at London University.* London: Scutari Press.

Levine, P.A. (1997). *Waking the Tiger: Healing Trauma – The Innate Capacity to Transform Overwhelming Experiences.* Berkeley: North Atlantic Books.

Levine, P.A. (2010). *In an Unspoken Voice: How the Body Releases Trauma and Restores Goodness.* Berkeley: North Atlantic Books.

Linden, D.J. (2015). *Touch: The Science of Hand, Heart and Mind.* New York: Penguin Books.

Main, M. & Solomon, J. (1986). Discovery of an Insecure-Disorganized/Disoriented Attachment Pattern. In T.B. Brazelton & M.W. Yogman (Eds.) *Affective Development in Infancy.* Westport: Ablex Publishing.

McCann, K. & McKenna, H.P. (1993). An examination of touch between nurses and elderly patients in a continuing care setting in Northern Ireland. *Journal of Advanced Nursing, 18*(5), 838–846.

Montagu, A. (1986). *Touching: The Human Significance of the Skin.* New York: William Morrow Paperbacks.

Nolan, M., Grant, G. and Nolan, J. (1995). Busy doing nothing: Activity and interaction levels amongst differing populations of elderly patients. *Journal of Advanced Nursing, 22*(3), 528–538.

Oliver, S. & Redfern, S.J. (1991). Interpersonal communication between nurses and elderly patients: Refinement of an observation schedule. *Journal of Advanced Nursing, 16*(1), 30–38.

Pool, J. (2012). *The Pool Activity Level (PAL) Instrument for Occupational Profiling: A Practical Resource for Carers of People with Cognitive Impairment* (4th ed.). London: Jessica Kingsley Publishers.

Porges, S.W. (2011). *The Polyvagal Theory: Neurophysiological Foundations of Emotions, Attachment, Communication, and Self-regulation.* London: WW Norton & Company.

Rook, P. & Ward, R. (2016). *Rook and Ward on Sexual Offences: Law and Practice* (5th ed.). London: Sweet & Maxwell.

Routasalo, P. (1999). Physical touch in nursing studies: A literature review. *Advanced Nursing, 30*(4), 843–850.

Routasalo, P. & Lauri, S. (1996). Developing an instrument for the observation of touching. *Clinical Nurse Specialist, 10*(6), 293–299.

Schore, A. N. (2012). *The Science of the Art of Psychotherapy*. New York: WW Norton & Co.

Schreiner, A. S., Yamamoto, E. & Shiotani, H. (2005). Positive effect among nursing home residents with Alzheimer's dementia: The effect of recreational activity. *Aging and Mental Health, 9*(2), 129–134.

Shakespeare, W. (2003). *Romeo and Juliet*. Cambridge: Cambridge University Press.

Shalamar Children. (2015). *Children's Attachment Theory and How to Use It*. Retrieved February 15, 2017 from https://youtu.be/DnGthYxlu0E

Sheard, D. M. (2011). Achieving: Real outcomes in dementia care homes. Hove: Dementia Care Matters. Retrieved February 3, 2017 from www.dementiacarematters.com/pdf/4-1.pdf

Sheard, D. M. (2014). Achieving culture change: A whole organisation approach. *Nursing and Residential Care, 16*(6), 329–332.

Siegel, D. J. (1999). *The Developing Mind: How Relationships and the Brain Interact to Shape Who We Are*. New York: Guilford Publications.

Snow, T. (2017). *Gems Model*. Retrieved February 2, 2017 from www.teepasnow.com/uploads/main/GEMS_PDF_front.pdf

Stern, D. (2000). *The Interpersonal World of the Infant: A View from Psychoanalysis and Developmental Psychology*. New York: Basic Books.

Suomi, S. J. & Leroy, H. A. (1982). In memoriam: Harry F. Harlow (1905–1981). *American Journal of Primatology, 2*(4), 319–342.

Tanner, L. (2015). Reducing traumatic stress: Understanding attachment and a feeling-based approach to dementia care. *Signpost: Journal of Dementia and Mental Health Care of Older People, 21*(2), 22–29.

Whitman, W. (2015). *Leaves of Grass*. Redditch: Read Books, Ltd.

World Health Organization (2009). *WHO Guidelines on Hand Hygiene in Health Care: First Global Patient Safety Challenge*. Geneva: World Health Organization. Retrieved February 3, 2017 from http://whqlibdoc.who.int/publications/2009/9789241597906_eng.pdf?ua=1

Weiterführende Literatur

Ainsworth, M. D. S., Blehar, M. C., Waters, E. & Wall, S. N. (2015) *Patterns of Attachment: A Psychological Study of the Strange Situation.* New York: Psychology Press.

Ainsworth, M. S. & Bowlby, J. (1991). An ethological approach to personality development. *American Psychologist, 46*(4), 333–341.

Barnett, K. (1972). A survey of the current utilization of touch by health team personnel with hospitalized patients. *International Journal of Nursing Studies, 9*(4), 195–209.

Baum, C., Edwards, D. F. & Morrow-Howell, N. (1993). Identification and measurement of productive behaviors in senile dementia of the Alzheimer type. *The Gerontologist, 33*(3), 403–408.

Beebe, B. & Lachmann, F. M. (2014). *The Origins of Attachment: Infant Research and Adult Treatment.* New York: Routledge.

Berking, M. & Whitley, B. (2014). *Affect Regulation Training: A Practitioners' Manual.* New York: Springer-Verlag.

Boadella, D. (1982). Transference, resonance and interference. *Journal of Biodynamic Psychology, 3*, 54–73.

Bowles, E. J., Griffiths, D. M., Quirk, L., Brownrigg, A. & Croot, K. (2002). Effects of essential oils and touch on resistance to nursing care procedures and other dementia-related behaviours in a residential care facility. *International Journal of Aromatherapy, 12*(1), 22–29.

Brennan, K. A., Wu, S. & Love, J. (1998). Adult Romantic Attachment and Individual Differences in Attitudes toward Physical Contact in the Context of Adult Romantic Relationships. In J. A. Simpson & W. S. Rholes (Eds.) *Attachment Theory and Close Relationships.* New York: Guilford Press.

Bruce, E. & Wey, S. (2001). Looking after well-being: How it works in practice. *Journal of Dementia* Care, 9(4), 27–29.

Bush, E. (2001) The use of human touch to improve the well-being of older adults: A holistic nursing intervention. *Journal of Holistic Nursing, 19*(3), 256–270.

Collins, N. L. & Feeney, B. C. (2004). Working models of attachment shape perceptions of social support: Evidence from experimental and observational studies. *Journal of Personality and Social Psychology, 87*(3), 363–383.

Damasio, A. (2000). *The Feeling of What Happens: Body Emotion and the Making of Consciousness.* London: Vintage Books.

Edvardsson, J. D., Sandman, P. O. & Rasmussen, B. H. (2003). Meanings of giving touch in the care of older patients: Becoming a valuable person and professional. *Journal of Clinical Nursing, 12*(4), 601–609.

Edwards, S. C. (1998). An anthropological interpretation of nurses' and patients' perceptions of the use of space and touch. *Journal of Advanced Nursing, 28*(4), 809–817.

Ernst, E. (2003). The safety of massage therapy. *Rheumatology, 42*(9), 1101–1106.

Fosha, D. (2003). Dyadic Regulation and Experimental Work with Emotion and Relatedness in Trauma and Disorganized Attachment. In M.F. Solomon & D.J. Siegel (Eds.) *Healing Trauma*. New York: Norton.

Fredriksson, L. (1999). Modes of relating in a caring conversation: A research synthesis on presence, touch and listening. *Journal of Advanced Nursing, 30*(5), 1167–1176.

Gerhardt, S. (2004). *Why Love Matters: How Affection Shapes a Baby's Brain*. New York: Routledge.

Gibson, F. (1999). Can we risk person-centred communication? *Journal of Dementia Care*, 7, 20–24.

Gleeson, M. & Higgins, A. (2009). Touch in mental health nursing: An exploratory study of nurses' views and perceptions. *Journal of Psychiatric and Mental Health Nursing, 16*(4), 382–389.

Gleeson, M. & Timmins, F. (2004). Touch: A fundamental aspect of communication with older people experiencing dementia. *Nursing Older People, 16*(2), 18–21.

Goldschmidt, B. & Van Meines, N. (2012). *Comforting Touch in Dementia and End of Life Care*. London: Singing Dragon.

Gross, J. (2014). *Handbook of Emotion Regulation*. New York: Guilford Press.

Hall, G. & Buckwalter, K. (1987). Progressively lowered stress threshold: A conceptual model for the care of adults with Alzheimer's disease. *Archives of Psychiatric Nursing, 1*(6), 399–406.

Hansen, N.V., Jørgensen, T. & Ørtenblad, L. (2006). Massage and touch for dementia. *Cochrane Database of Systematic Review*, 4, 1–18.

Harris, M. & Richards, K.C. (2010). The physiological and psychological effects of slow-stroke back massage and hand massage on relaxation in older people. *Journal of Clinical Nursing, 19*(7/8), 917–926.

Hicks-Moore, S.L. & Robinson, B.A. (2008). Two interventions to decrease agitation in individuals with Alzheimer's Disease. *International Journal of Social Research and Practice: Dementia, 1*(7), 95–108.

Holliday-Welsh, D.M., Gessert, C.E. & Renier, C.M. (2009). Massage in the management of agitation in nursing home residents with cognitive impairment. *Geriatric Nursing, 30*(2), 108–117.

Hollinger, L.M. & Buschmann, M.B. T. (1993). Factors influencing the perception of touch by elderly nursing home residents and their health care givers. *International Journal of Nursing Studies, 30*(5), 445–461.

Juhan, D. (2003). *Job's Body: A Handbook for Bodywork*. Barrytown, NY: Barrytown/Station Hill Press, Inc.

Kane, H.S., Jaremka, L.M., Guichard, A.C., Ford, M.B., Collins, N.L. & Feeney, B.C. (2007). Feeling supported and feeling satisfied: How one partner's attachment style predicts the other partner's relationship experiences. *Journal of Social and Personal Relationships, 24*(4), 535–555.

Kim, E.J. & Buschmann, M.T. (1999). The effect of expressive physical touch on patients with dementia. *International Journal of Nursing Studies, 36*(3), 235– 243.

Kim, E.J. & Buschmann, M. (2004). Touch-stress model and Alzheimer's disease. *Journal of Gerontological Nursing, 30*(12), 33–39.

Kolcaba, K., Schirm, V. & Steiner, R. (2006). Effects of hand massage on comfort of nursing home residents. *Geriatric Nursing, 27*(2), 85–91.

Kramer, N. & Smith, M. (1999). Music and touch therapies for nursing home residents with severe dementia. *Psychologists in Long Term Care Newsletter, 12*(4), 7–8.

Kurtz, E. & Ketcham, K. (1992). *The Spirituality of Imperfection: Storytelling and the Journey to Wholeness.* New York: Random House.

Levine, P.A. (1997). *Waking the Tiger: Healing Trauma – The Innate Capacity to Transform Overwhelming Experiences.* Berkeley, CA: North Atlantic Books.

Marar, Z. (2012). *Intimacy.* Durham: Acumen Publishing.

Marx, M.S., Werner, P. & Cohen-Mansfield, J. (1989). Agitation and touch in the nursing home. *Psychological Reports, 64* (Suppl. 3), 1019–1026.

Mays, N. & Pope, C. (1995). Qualitative research: Observational methods in health care settings. *British Medical Journal, 311*(6998), 182–184.

McGilchrist, I. (2009). *The Master and His Emissary: The Divided Brain and the Making of the Western World.* New Haven: Yale University Press.

Moore, J.R. & Gilbert, D.A. (1995). Elderly residents: Perceptions of nurses' comforting touch. *Journal of Gerontological Nursing, 21*(1), 6–9.

Moyer, C.A., Rounds, J. & Hannum, J.W. (2004). A meta-analysis of massage therapy research. *Psychological Bulletin, 130*(1), 3–18.

Nathan, B. (1999). *Touch and Emotion in Manual Therapy.* London: Churchill Livingstone.

National Institute for Health and Clinical Excellence. (2006). *Dementia: Supporting People with Dementia and their Carers in Health and Social Care.* London: NICE. Retrieved March, 3 2017 from www.nice.org.uk/guidance/cg42

Nelson, D. (2001). *From the Heart through the Hands: The Power of Touch in Caregiving.* Forres: Findhorn Press.

Nolan, M., Keady, J. & Grant, G. (1995). Developing a typology of family care: Implications for nurses and other service providers. *Journal of Advanced Nursing, 21*(2), 256–265.

Ogden, P., Minton, K. & Pain, C. (2006). Trauma and the Body. New York: Norton.

Remington, R. (2002). Calming music and hand massage with agitated elderly. *Nursing Research, 51*(5), 317–323.

Rogers, C. (1961). *On Becoming a Person: A Therapist's View of Psychotherapy.* Boston, MA: Houghton Mifflin.

Rogers, C.R. (1992). The necessary and sufficient conditions of therapeutic personality change. *Journal of Consulting and Clinical Psychology, 60*(6), 827–832.

Rothschild, B. (2003). *The Body Remembers: The Psychophysiology of Trauma and Trauma Treatment.* New York: Norton.

Routasalo, P. (1996). Non-necessary touch in the nursing care of elderly people. *Advanced Nursing, 23*(5), 904–911.

Routasalo, P. & Isola, A. (1996). The right to touch and be touched. *Nursing Ethics, 3*(2), 165–176.

Samples-Steele, C.R. (2011). *Adult Attachment as a Predictor of Touch Attitudes and Touch Behavior in Romantic Relationships.* Doctoral dissertation, University of Michigan.

Sansone, P. & Schmitt, L. (2000). Providing tender touch massage to elderly nursing home residents: A demonstration project. *Geriatric Nursing, 21*(6), 303–308.

Schore, A.N. (2015). *Affect Regulation and the Origin of the Self: The Neurobiology of Emotional Development*. New York: Routledge.

Skovdahl, K., Sörlie, V. & Kihlgren, M. (2007). Tactile stimulation associated with nursing care to individuals with dementia showing aggressive or restless tendencies: An intervention study in dementia care. *International Journal of Older People Nursing, 2*(3),162–170.

Smith, E.W., Clance, P.R. & Imes, S. (Eds.). (2001). *Touch in Psychotherapy: Theory, Research, and Practice*. New York: Guilford Press.

Snyder, M., Egan, E.C. & Burns, K.R. (1995a). Efficacy of hand massage in decreasing agitation behaviors associated with care activities in persons with dementia: A simple, easily instituted method of relaxation may decrease agitation and disruptive behaviors. *Geriatric Nursing, 16*(2), 60–63.

Snyder, M., Egan, E.C. & Burns, K.R. (1995b). Interventions for decreasing agitation behaviors in persons with dementia. *Journal of Gerontological Nursing, 21*(7), 34–40.

Stern, D. (1991). *Diary of a Baby: What your Child, Sees, Feels, and Experiences*. New York: Basic Books.

Stern, D. (2010). *Forms of Vitality: Exploring Dynamic Experience in Psychology, the Arts, Psychotherapy, and Development*. Oxford: Oxford University Press.

Suzuki, M., Tatsumi, A., Otsuka, T., Kikuchi, K., Mizuta, A., Makino, K., ... Saruhara, T. (2010). Physical and psychological effects of a 6-week tactile massage on elderly patients with severe dementia. *American Journal of Alzheimer's Disease and Other Dementias, 25*(8), 680–686.

Tanner, L. (2013). A biodynamic approach to touch in dementia care. *Journal of Biodynamic Massage, 16*(1), 4–6.

Tanner, L. (2014). Reaching towards deeper levels of communication. *Journal of Dementia Care, 22*(1), 26–28.

Taylor, S., Klein, L., Lewis, B., Gruenewald,T., Gurung, R. & Updegraff, J. (2008). Behavioral responses to stress: Tend and befriend, not fight or flight. *Psychology Review, 107*(3), 419–429.

Tollison, P., Synatschk, K. & Logan, G. (2011) *Self-Regulation for Kids K-12: Strategies for Calming Minds and Behavior*. Austin,TX: PRO-ED.

Totton, N. (2003). *Body Psychotherapy: An Introduction*. Maidenhead: Open University Press.

Twelftree, H. & Qazi, A. (2006). Relationship between anxiety and agitation in dementia. *Aging and Mental Health, 10*(4), 362–367.

Vortherms, R.C. (1991). Clinically improving communication through touch. *Journal of Gerontological Nursing*, 17(5), 6–10.

Ward, R., Vass, A.A., Aggarwal, N., Garfield, C. & Cybyk, B. (2008). A different story: Exploring patterns of communication in residential dementia care. *Ageing and Society, 28*(5), 629–651.

Wegela, K.K. (1996). *How to Be a Help Instead of a Nuisance*. Boston, MA: Shambhala.

Westland, G. (2009). Considerations of verbal and non-verbal communication in body psychotherapy. *Body, Movement and Dance in Psychotherapy, 4*(2), 121–134.

Westland, G. (2015). *Verbal and Non-Verbal Communication in Psychotherapy*. London: WW Norton & Company.

Williams-Burgess, C., Ugarriza, D. & Gabbai, M. (1996). Agitation in older persons with dementia: A research synthesis. *Online Journal of Knowledge Synthesis for Nursing, 3*(1), 97–107.

Dementia Care Literatur im Verlag Hogrefe

MENSCHEN MIT DEMENZ begleiten, pflegen und versorgen

Das Dementia-Care-Programm des Verlages Hogrefe

Angehörigenarbeit

Wilz, G., Schinkötte, D. & Kalytta T. (2015). *Therapeutische Unterstützung für pflegende Angehörige von Menschen mit Demenz.* Göttingen: Hogrefe.

Woods, B., Keady, J. & Seddon, D. (2009). *Angehörigenintegration.* Bern: Huber.

Aktivierung

Spector, A., Thorgrimsen, L., Woods, B. & Orrell, M. (2012). *Kognitive Anregung (CST) für Menschen mit Demenz.* Bern: Huber.

Tschan, E. (2014). *Integrative Aktivierende Alltagsgestaltung – Konzept und Anwendung.* Bern: Huber.

Zoutewelle-Moris, S. (2013). *Wenn es Schokolade regnet – 99 kreative Ideen für die Arbeit mit Menschen mit Demenz.* Bern: Huber.

Assessment

Becker, S., Kaspar, R. & Kruse, A. (2010). *H.I.L.DE – Heidelberger Instrument zur Erfassung der Lebensqualität demenzkranker Menschen.* Bern: Huber.

Gupta, A. (2012). *Assessmentinstrumente für alte Menschen.* Bern: Huber.

Riesner, C. (Hrsg.). (2014). *Dementia Care Mapping (DCM) – Evaluation und Anwendung im deutschsprachigen Raum.* Bern: Huber.

Beratung/Patientenedukation

Lippinska, D. (2010). *Menschen mit Demenz person-zentriert beraten.* Bern: Huber.

Demenz-Begleiter

Werner, S. (2013). *Praxishandbuch für Demenzbegleiter.* Bern: Huber.

Werner, S. (2015). *Praxishandbuch für Alltagsbegleiter.* Bern: Hogrefe.

Werner, S. (2016). *Alltagsbegleiter Notes.* Bern: Hogrefe.

Werner, S. (2017). *Demenzbegleiter Notes.* Bern: Hogrefe.

Demenzerkrankung

Hafner, M. & Meier, A. (2005). *Geriatrische Krankheitslehre I – Psychiatrische und neurogene Symptome.* Bern: Huber.

Hülshoff, T. (2008). *Das Gehirn.* Bern: Huber.

Jahn, T. (2015). *Demenzen.* Göttingen: Hogrefe.

Martin, M. & Schelling H. R. (Hrsg.). (2005). *Demenz in Schlüsselbegriffen.* Bern: Huber.

Demenz-Forschung/Epidemiologie

Innes, A. (Hrsg.). (2014). *Demenzforschung.* Bern: Huber.

Doblhammer, G. (2012). *Demografie der Demenz.* Bern: Huber.

Empirisch neurokognitive Ansätze

Bonner, C. (2013). *Stressmindernde Pflege bei Menschen mit Demenz.* Bern: Huber.

Lind, S. (2007). *Demenzkranke Menschen pflegen.* Bern: Huber.

Lind, S. (2011). *Fortbildungsprogramm Demenzpflege.* Bern: Huber.

Held, C. (2018). *Was ist gute Demenzpflege?* (2. Aufl.). Bern: Hogrefe.

Savaskan, E. & Haasemann, W. (2017). *Leitlinie Delir.* Bern: Hogrefe.

Smith, P. T. M. (2017). *Stressreduzierende Pflege von Menschen mit Demenz.* Bern: Hogrefe.

Weih, M. (2011). *Wie war das noch mal? – Lernen, Vergessen und die Alzheimer-Krankheit.* Bern: Huber.

Demenz und Zivilgesellschaft

Robert Bosch Stiftung. (Hrsg.). (2007). *Gemeinsam für ein besseres Leben mit Demenz.* Bern: Huber.

Whitehouse, P. J. & George, D. (2009). *Mythos Alzheimer.* Bern: Huber.

Wißmann, P., Eisenberg, S., Grambow, E., Koczy, P., Kruse, A., Kuhn, C., ... Zegelin, A. (2007). *Demenzkranken begegnen.* Bern: Huber.

Ernährung

Rückert, W., Arnold, R., Bauer-Söllner, B., Brinner, C., Ding-Greiner, C., Kolb, C., ... Vanorek, R. (2007). *Ernährung bei Demenz.* Bern: Huber.

Ethik

Petzold, C., Brucker, U., Ohnsorge, K., Reisach, B., Robertz-Grossmann, B., Roser, T., ... Wilkening, K. (2007). *Ethik und Recht.* Bern: Huber.

Evaluation

Becker, S., Kaspar, R. & Kruse, A. (2010). *H.I.L.DE – Heidelberger Instrument zur Erfassung der Lebensqualität demenzkranker Menschen.* Bern: Huber.

Innes, A. & McCabe, L. (Hrsg.). (2013). *Demenzevaluation.* Bern: Huber.

Riesner, C. (Hrsg.). (2014). *Dementia Care Mapping (DCM) – Evaluation und Anwendung im deutschsprachigen Raum.* Bern: Huber.

Frühe Demenz

Bredenkamp, R., Albota, M., Beyreuther, K., Bruder, J., Kurz, A., Langehennig, M., ... Weyerer, S. (2007). *Die Krankheit frühzeitig auffangen.* Bern: Huber.

Bölicke, C., Mösle R., Romero, B., Sauerbrey, G., Schlichting, R., Weritz-Hanf, P., Zieschang, T. (2007). *Ressourcen erhalten.* Bern: Huber.

Moniz-Cook, E. & Manthorpe, J. (2010). *Frühe Diagnose Demenz. Rechtzeitige evidenzbasierte psychosoziale Intervention bei Menschen mit Demenz.* Bern: Huber.

Swafer, K. (2017). *„Was zur Hölle geschieht in meinem Hirn?“* Bern: Hogrefe.

Gedächtnistraining

Oswald, W. D. (2014). *Aktiv gegen Demenz.* Göttingen: Hogrefe.

Herausforderndes Verhalten bei Menschen mit Demenz (BPSD)

Barrick, A. E. (2010). *Körperpflege ohne Kampf.* Bern: Huber.

Bonifas, R. (2018). *Mobbing und Bullying unter alten Menschen.* Bern: Hogrefe

James, I. A. (2019). *Herausforderndes Verhalten bei Menschen mit Demenz.* (2. Aufl.). Bern: Huber.

Marshall, M. & Allan, K. (2010). *„Ich muss nach Hause“. Ruhelose Menschen mit einer Demenz verstehen.* Bern: Huber.

Urselmann, W. (2013). *Schreien und Rufen – Herausforderndes Verhalten bei Menschen mit Demenz.* Bern: Huber

Weber-Long, S. (2018). *Herausforderndes Verhalten.* Bern: Hogrefe. (Plan)

White, E. (2013). *Sexualität bei Menschen mit Demenz.* Bern: Huber.

Kommunikation

Böhme, G. (2007). *Förderung der kommunikativen Fähigkeiten bei Demenz.* Bern: Huber.

McCarthy, B. (2012). *Nur nicht den Verstand verlieren. Gute Kommunikation trotz(t) Demenz.* Bern. Huber.

Sachweh, S. (2008). *Spurenlesen im Sprachdschungel. Kommunikation und Verständigung mit demenzkranken Menschen.* Bern: Huber.

Sachweh, S. (2012). *„Noch ein Löffelchen?“ – Effektive Kommunikation in der Altenpflege.* (3. Aufl.). Bern: Huber.

Kunstgestützte, kreative Therapien

Basting, A. D. (2012). *Vergiss das Vergessen. Besser leben mit Demenz.* Bern: Huber.

Killick, J. & Craig, C. (2013). *Kreativität und Kommunikation bei Menschen mit Demenz.* Bern: Huber.

Sulser, R. (2010). *Ausdrucksmalen für Menschen mit Demenz.* (2. Aufl.). Bern: Huber.

Zeisel, J. (2011). *„Ich bin noch hier“ Menschen mit Alzheimer-Demenz kreativ begleiten – eine neue Philosophie.* Bern: Huber.

Körperorientierte Therapien bei Menschen mit Demenz

Tanner, L. J. (2018). *Berührungen und Beziehungen bei Menschen mit Demenz.* Bern: Hogrefe.

Naturgestützte Therapie, Dementia Green Care

Chalfont, G. (2009). *Naturgestützte Therapie.* Bern: Huber.

Chalfont, G. (2018). *Praxishandbuch Dementia Green Care.* Bern: Hogrefe.

Föhn, M. & Dietrich, C. (Hrsg.). (2013). *Gärten und Demenz – Gestaltung und Nutzung von Außenanlagen für Menschen mit Demenz.* Bern: Huber.

Germann-Tillmann, T., Merklin, L. & Näf A. S. (2018). *Tiergestützte Intervention.* (2. Aufl.). Bern: Hogrefe.

Gilliard, J. & Marshall, M. (Hrsg.). (2014). *Naturgestützte Pflege von Menschen mit Demenz.* Bern: Huber.

Schneiter, R. & Föhn, M. (Hrsg.). (2018). *Lehrbuch Gartentherapie.* (2. Aufl.). Bern: Hogrefe.

Waldboth, V., Suter-Riederer, S., Föhn, M., Schneiter-Ulmann, R. & Imhof, L. (2017). *Pflanzengestützte Pflege.* Bern: Hogrefe.

Management, Patientensicherheit, Risikomanagement

Baker, C. (2015). *Exzellente Pflege von Menschen mit Demenz entwickeln.* Bern: Huber.

Loveday, B. (2015). *Demenzteams führen und leiten.* Bern: Huber.

McCormack, B., Manley, K. & Garbett, R. (Hrsg.). *Praxisentwicklung in der Pflege.* Bern: Huber.

Sanderson, H. & Bailey, G. (2015). *Praxishandbuch person-zentrierte Pflege.* Bern: Huber.

Mäeutik

van der Kooij, C. (2012). *„Ein Lächeln im Vorübergehen“ – Erlebnisorientierte Altenpflege mit Hilfe der Mäeutik.* Bern: Huber.

van der Kooij, C. (2015). *Die Magie der Bewohnerbesprechung.* Bern: Hogrefe.

van der Kooij, C. (2017). *Das mäeutische Pflege- und Betreuungsmodell.* (2. Aufl.). Bern: Hogrefe.

Montessori-basierte Ansätze

Camp, C. (2015). *Tatort Demenz – Menschen mit Demenz verstehen. Praxishandbuch für Demenz-Detektive.* Bern: Hogrefe.

Person-zentrierte Pflege, Dementia Care Mapping (DCM)

Baker, C. (2015). *Exzellente Pflege von Menschen mit Demenz entwickeln.* Bern: Huber.

Brooker, D. (2008). *Person-zentriert pflegen. Das VIPS-Modell zur Pflege und Betreuung von Menschen mit Demenz.* Bern: Huber.

Kitwood, T. (2016). *Demenz* (7. Aufl.). Bern: Hogrefe.

Kuhn, D., Verity, J. (2012). *Die Kunst der Pflege von Menschen mit Demenz.* Bern: Huber.

Loveday, B. (2015). *Demenzteams führen und leiten.* Bern: Huber.

Riesner, C. (Hrsg.). (2014). *Dementia Care Mapping (DCM) – Evaluation und Anwendung im deutschsprachigen Raum.* Bern: Huber.

Sanderson, H., Bailey, G. (2015). *Praxishandbuch person-zentrierte Pflege.* Bern: Huber.

Palliative Dementia Care

Dibelius, O., Offermanns, P. & Schmidt, S. (2016). *Palliative Care von Menschen mit Demenz.* Bern: Hogrefe.

Kostrzewa, S. (2010). *Palliative Pflege von Menschen mit Demenz.* (2. Aufl.). Bern: Huber.

Kostrzewa, S. (2013). *Menschen mit geistiger Behinderung palliativ pflegen und begleiten.* Bern: Huber.

Pflegeprozess und Pflegephänomene bei Menschen mit Demenz

Barrick, A. E. (2010). *Körperpflege ohne Kampf.* Bern: Huber.

Fischer, T. (2012). *Schmerzeinschätzung bei Menschen mit schwerer Demenz.* Bern: Huber.

Gogl, A. (Hrsg.). (2013). *Selbstvernachlässigung bei alten Menschen.* Bern: Huber.

Gupta, A. (2012). *Assessmentinstrumente für alte Menschen.* Bern: Huber.
Handel, E. (Hrsg.). (2009). *Praxishandbuch ZOPA - Schmerzeinschätzung bei Patienten mit kognitiven und/oder Bewusstseinsbeeinträchtigungen.* Bern: Huber.
James, I. A. (2012). *Herausforderndes Verhalten bei Menschen mit Demenz. Einschätzen, verstehen, behandeln.* Bern: Huber.
James, I. A. (2019). *Herausforderndes Verhalten bei Menschen mit Demenz. Einschätzen, verstehen, behandeln.* (2. Aufl.). Bern: Hogrefe.
Lindesay, J., MacDonald, A. & Rockwood K. (2009). *Akute Verwirrtheit - Delir im Alter.* Bern: Huber.
Marshall, M., Allan, K. (2010). *„Ich muss nach Hause". Ruhelose Menschen mit einer Demenz verstehen.* Bern: Huber.
May, H., Edwards, P. & Brooker, D. (2011). *Professionelle Pflegeprozessplanung. Person-zentrierte Pflegeplanung für Menschen mit Demenz.* Bern: Huber.
Urselmann, W. (2013). *Schreien und Rufen - Herausforderndes Verhalten bei Menschen mit Demenz.* Bern: Huber
Weber-Long, S. (2018). *Herausforderndes Verhalten.* Bern: Hogrefe.
White, E. (2013). *Sexualität bei Menschen mit Demenz.* Bern: Huber.

Positive Demenzpflege
Clarke, C. & Wolverson, E. (2018). *Positive Demenzpflege.* Bern: Hogrefe

Rehabilitation
Gogia, P.P. & Rastogi, N. (2014). *Alzheimer-Rehabilitation. Menschen mit Demenz stabilisieren und rehabilitieren.* Bern: Huber.
Röse, K.M. (2017). *Betätigung von Menschen mit Demenz im Kontext Pflegeheim.* Bern: Hogrefe.

Ratgeber (Außenansichten)
Basting, A.D. (2012). *Vergiss das Vergessen. Besser leben mit Demenz.* Bern: Huber.
Buell-Whitworth, H., Whitworth, J. (2013). *Das Levy-Body-Demenz-Buch.* Bern: Huber.
Bowlby Sifton, C. (2011). *Das Demenz-Buch* (2. Aufl.). Bern: Huber.
Klessmann, E. (2011). *Wenn Eltern Kinder werden und doch die Eltern bleiben* (7. Aufl.). Bern: Huber.
Mace, N.L. & Rabins, P.V. (2012). *Der 36-Stunden-Tag.* (6. Aufl.). Bern : Huber.
Whitehouse, P.J. & George, D. (2009). *Mythos Alzheimer.* Bern: Huber.

Ratgeber (Innenansichten)
Bryden, C. (2011). *Mein Tanz mit der Demenz - Trotzdem positiv leben.* Bern: Huber.
Bryden, C. (2016). *Nichts über uns, ohne uns!* Bern: Hogrefe.
Inauen, F. (2016). *Eins nach dem anderen - Texte und Zeichnungen einer Demenz.* Bern: Hogrefe.
Snyder, L. (2011). *Wie sich Alzheimer anfühlt.* Bern: Huber.
Swaffer, K. (2017). *"Was zur Hölle passiert in meinem Hirn?".* Bern: Hogrefe.
Taylor, R. (2011). *Alzheimer und Ich.* (3. Aufl.). Bern: Huber.
Taylor, R.(2011). *Der Moralische Imperativ des Pflegens.* Bern: Huber.
Taylor, R. (2011). *Im Dunkeln würfeln.* Bern: Huber.
Taylor, R. (2013). *Hallo Mr. Alzheimer.* Bern: Huber.

Reminiszenz/Biografiearbeit/ROT

Schweitzer P. & Bruce, E. (2010). *Das Reminiszenzbuch.* Bern: Huber.

Technische Unterstützung

Heeg, S., Heusel, C., Kühnle, E., Külz, S., von Lützau-Hohlbein, H., Mollenkopf, H., ... Schweizer R. (2007). *Technische Unterstützung bei Demenz.* Bern: Huber.

Transkulturelle Pflege und Kompetenz

Dibelius, O., Feldhaus-Plumin, E. & Piechotta-Henze, G. (Hrsg.). (2015). *Lebenswelten von Menschen mit Migrationserfahrung und Demenz.* Bern: Hogrefe.

Krasberg, U. (2013). *„Hab ich vergessen, ich hab' nämlich Alzheimer".* Bern: Huber.

Umgebungsgestaltung, Milieu, Wohnen, Architektur

Chalfont, G. (2009). *Naturgestützte Therapie.* Bern: Huber.

Chalfont, G. (2018). *Praxishandbuch Dementia Green Care.* Bern: Hogrefe.

Föhn, M. & Dietrich, C. (Hrsg.). (2013). *Gärten und Demenz – Gestaltung und Nutzung von Außenanlagen für Menschen mit Demenz.* Bern: Huber.

Germann-Tillmann, T., Merklin, L. & Näf A. S. (2014). *Tiergestützte Intervention.* Bern: Huber.

Gilliard, J. & Marshall, M. (Hrsg.). (2014). *Naturgestützte Pflege von Menschen mit Demenz.* Bern: Huber.

Schneiter, R. & Föhn, M. (Hrsg.). (2018). *Lehrbuch Gartentherapie.* (2. Aufl.). Bern: Huber.

Waldboth, V., Suter-Riederer, S., Föhn, M., Schneiter-Ulmann, R. & Imhof, L. (2017). *Pflanzengestützte Pflege.* Bern: Hogrefe.

Zusammenstellung: Jürgen Georg (Stand: 6-2018)

Autoren- und Herausgeberverzeichnis

Luke J. Tanner ist Massagetherapeut, Körperpsychotherapeut und Dementia Care Trainer. Er beschreibt sich und seine Arbeit auf seiner Webseite wie folgt:

Person-zentriert – Luke Tanner erkannte während seiner Arbeit in einem buddhistischen Kloster in Frankreich, dass das individuelle Wohlbefinden mit person-zentrierten Beziehungen wächst. Diese Erfahrung einer mitfühlenden (compassionate) und sorgenden (caring) Gemeinschaft ist das Herz seiner (körper)therapeutischen Arbeit, seiner Schulungen und Beratungstätigkeit.

Einfühlsam - Luke is ausgebildet in Körperpsychotherapie, Bindungstheorie, Person-zentrierter Psychologie und hat intensiv geforscht zur Frage, welche Bedeutung Berührung und non-verbale Komunikation in der Pflege spielen.

Praktisch – In Zusammenarbeit mit anderen Pflegefachpersonen, Experten für psychische Gesundheit, Health Professionals und Massagetherapeuten hat Luke Tanner ein sehr effektives Ausbildungsprogramm über Berührung, non-verbale Kommunikation und die Pflege und Versorgung von Menschen mit Demenz im Endstadium entwickelt.

Erfahren – Luke Tanner hat hunderte Pflegende u.a. Gesundheitsberufe bezüglich seines Programms „Berührung, non-verbale Kommunikation und die Pflege und Versorgung von Menschen mit Demenz im Endstadium“ ausgebildet. Seine Erfahrungen und Erkenntnisse hat er mit Health Professionals an Konferenzen und Kongressen in Heimen, Hospizen und Hochschulen in Grossbritannien und Irland geteilt.

Carsten Niebergall ist Gerontologe und Philosoph mit praktischer Erfahrung in der Demenzpflege. Er hat den Fachbereich Alter am Bildungsinstitut der Tertianum-Gruppe in Berlingen und bei Careum Weiterbildung in Aarau geleitet. Carsten Niebergall ist als Autor, Dozent und Moderator tätig.

Sachwortverzeichnis

D

E